医院运营精细化管理理论与实战

主 编 丁朝霞 杨 涛

副主编 张 苏 周璐琳 黄映青 张 涛
　　　　王文生 文 辉 罗海良

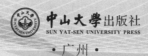

中山大学出版社
SUN YAT-SEN UNIVERSITY PRESS

·广州·

图书在版编目（CIP）数据

医院运营精细化管理理论与实战/丁朝霞，杨涛主编 . —广州：中山大学出版社，2017.11

ISBN 978 - 7 - 306 - 05881 - 2

Ⅰ. ①医… Ⅱ. ①丁… ②杨… Ⅲ. ①医院—运营管理 Ⅳ. ①R197.32

中国版本图书馆 CIP 数据核字（2016）第 252518 号

出 版 人：徐 劲
策划编辑：熊锡源
责任编辑：熊锡源
封面设计：曾 斌
责任校对：林彩云
责任技编：何雅涛
出版发行：中山大学出版社
电　　话：编辑部 020 - 84110283，84111996，84111997，84113349
　　　　　发行部 020 - 84111998，84111981，84111160
地　　址：广州市新港西路 135 号
邮　　编：510275　　　传　　真：020 - 84036565
网　　址：http：//www.zsup.com.cn
　　　　　E - mail：zdcbs@mail.sysu.edu.cn
印 刷 者：佛山市浩文彩色印刷有限公司
规　　格：787mm×1092mm　　1/16　　24.75 印张　　610 千字
版次印次：2017 年 11 月第 1 版　2017 年 11 月第 1 次印刷
定　　价：58.00 元

序

随着医院改革的发展，医疗卫生行业发生了很大的变化。社会转型对医院管理提出了新挑战，医改背景对医院管理提出了新要求，医学发展对医院管理有了新促进，法制社会对医院管理产生了新变化。为了实现具有核心竞争力的现代化医院的战略目标，促使医院管理由粗放式管理向精细化管理转化、由随意性管理向制度化管理转化、由经验式管理向科学化管理转化、由管理医院向经营医院转化、由机会型医院向战略型医院转变，实现医院可持续发展，增强医院核心竞争力，医院管理层适时地提出精细化管理，是医院长远发展的必要，也是市场变革的需要。在这种背景下，现代化医院必须更新原有的管理模式，从以"人治"为核心的粗放式管理向以"法治"为核心的精细化管理转变。提倡采用精细化管理的理念，对医院的业务流程进行整合与再造，用标准化、精细化的职能分工来提高医院的运营质量和效率有着重要的意义。

精细化管理在医院的管理中越来越重要。多年来，卫计委通过制定和颁布了一系列的文件和规定，包括出台了有关医疗管理质量控制制度、三甲评审细则，内部控制规范和精细化管理的相关内容，规范了医院管理体系，丰富了医院管理的内容，大大地提升了医院精细化管理的水平。2010年财政部及卫生部联合颁布了新《医院财务管理制度》，首次将医院的财务精细化管理深入到医疗改革过程中。本书选择追求卓越管理的医院——ABC医院运营精细化管理的实践作为案例，研究他们在医院运营精细化管理的理念、基础建设深化应用、数据利用和运营精细化管理实践的成果。他们的特点在于，第一，运用精细化管理理论以及医院行业的精细化管理经验，将其管理经验上升为理论体系，通过一系列的实践工作，将医院精细化管理落到实处，并形成一套完整的范例。这个阶段可以说是从理论到实践。第二，经过精心的整理和归纳，把已落地的精细化管理具体做法和精细化管理理念进行提炼和升华，形成一套比较完整的医院精细化管理实践和理论。这个阶段可以说是从实践到理论。第三，将经过检验的医院精细化管理理论进行推广，用以指导医院管理的具体工作，并可以供其他医院参考、观摩、学习交流。这个阶段可以说是将经升华的理论用于指导和推广到实践中去。

与此同时，广大的在校学生和企业、医院的管理者、财经工作者对精细化管理的学习需求和热情也日益增加，组织撰写一套切合实际，并有前瞻性，符合经营管理者和医院卫生实务工作者需求的书籍是十分迫切和必要的。医院运营精细化管理是一个较好的视角，《医院运营精细化管理理论与实战》一书，旨在提醒医学界，从粗放到精细，是中国卫生医疗机构发展的必由之路。

中山大学丁朝霞博士组织一批具有扎实的基础理论基础和丰富实践经验的管理专家，精心组织撰写了《医院运营精细化管理理论与实战》。杨涛等专家长期在 ABC 医院一线上摸爬滚打、经过各种各样的艰难磨炼、不断探索医院运营精细化管理的理论和实践，在运营精细化方面做了有益的尝试并取得较好的成果。作者团队潜心研究 ABC 医院运营精细化管理的实践和做法，部分人员长期在 ABC 医院进行实地调研、评估和访谈，在实地考察中提炼其精华，经过精心归纳、总结、升华完成这本书。本书的主要特点是突出理论与案例相结合，"专"与"通"相结合，既介绍了前沿研究动态，又提炼了一线卫生医疗机构最先进的管理做法。该书平实易解，是一本卫生医疗机构管理人员必备的随身实用手册。

最后，衷心感谢丁朝霞博士等在第一线的专家、领导、管理工作者为推动我国管理的发展，特别是医疗管理的发展做出的辛勤努力，相信读者一定能够从这本书中获益匪浅。

张立民

2017 年 8 月

编者的话

精细化最早是由日本的丰田汽车在20世纪50年代提出的，它源于生产领域，并延伸到企业管理的方方面面。在20世纪90年代起成为一种普遍管理理念，主要出现在大规模工业制造业，如汽车、家用电器等产业中。企业通过精细化管理优化其生产流程、管理流程。"零缺陷""标准化生产""零库存"ERP等成为精细化管理的代名词，并被许多知名企业广泛应用。在我国，精细化管理的研究曾经盛极一时，但从2000年后期至今逐渐归于沉寂，经典著作和学术论文较少，规范的研究成果寥寥无几。仅有一些"碎片式"的成果，缺乏系统的研究成果。一些成果过于简单化和经验化，许多研究只是简单地指出做法，缺乏对原因及过程的分析。经验主义的内容比较多，缺乏必要的理论诠释。面对这种现状，有必要对精细化管理进行系统化的研究。也正是基于此，本书先从企业、医院的管理"碎片性"的现象入手，研究我国医疗机构，乃至一般组织的精细化管理的机制和思路，旨在为案例便于推广。

目前，很多医院的管理仍处于粗放式管理和粗放式经营。医院长期习惯于大而全，小而全，不讲效益、疏于管理、工作穷于应付、得过且过的粗放管理的客观环境，也就是说处于各种"惯性管理"之中。一些实践型的医院管理者为了要提高医院管理水平，提高工作效率、提高服务质量、节约运营成本，在医院管理实践中运用了精细的方法，使各项管理更加标准化和规范化。不少追求卓越的医院管理者认识到，运用精细化管理医院，是医院现代化管理的客观要求，也是医学科学技术日益发展的必然趋势。通过医院的精细化管理的实践，对精细化在理论上有基本的认知，在行动上追求医院运营管理的标准化、专业化、规范化，强调在医院管理的全过程都要注意对细节的观察和把握，从而提高医院的运营质量和效率。他们在推进医院精细化管理中有什么理论依据？有什么策略和措施？有什么经验和体会？这些都是值得探究的。

本书试图从精细化管理原理入手，阐述精细化管理的体系，并结合大量的企业精细化管理案例，使读者对精细化管理有了全面系统的认识。针对医院这个行业的特点，研究医院运营精细化管理的背景、现状、问题、内涵、内容、环节、要点、实施过程、途径、基础等整个体系。仅有理论的研究是不足够的，现象虽不能作为一门科学的研究对象，它可以是科学研究入手的基础。本书以ABC医院运营精细化管理的实践作为案例，研究他们在医院运营精细化管理的理念、基础建设深化应用、数据利用和运营精细化管理的成果。

本书的特点是：1. 理论联系实践，重视实操性。2. 语言生动，漫画解读，图表结合。3. 编排尽量活泼，好懂易读，便于读者理解和掌握。以轻松的语言和妙趣横生的例子穿插在各章内容，从而帮助读者快乐、简单地掌握管理的要点和关键环节。本书含有大量实际经验和做法、例子、趣闻，以案例贯穿全书各章节，提高可读性、可理解性、可实操性。文中所涉及的数据为虚拟数据。

本书编者从事管理和教学已有20多年，多年参与医院管理，积累了丰富的教学经验和工作经验。内容来源于一线的工作经验和思考，加上长期的科研及案例的成果，理论联系实际。本书共分为两编：上编"医院运营精细化管理的理论"，下编"医院运营精细化管理的实战"。具体章节的编写情况是：丁朝霞编写第一章、第二章、第七章的主要部分、第八章。张苏编写第四章、第六章的第一至第三节、第九章，周璐琳编写第三章、第七章的第三至第五节，黄映青、张文娟编写第五章以及第六章的第四至第七节。丁朝霞负责总撰稿。张文娟、郑泽匡、黄亮、陈秋云对本书进行了细心的校对。刘建立、付清萌、宋立夫为本书精心构思并创作漫画插图。

由于时间仓促，编者水平有限，错漏之处在所难免，请广大读者不吝给予批评指正。

编者

2017 年 8 月于康乐园

目　　录

上编　医院运营精细化管理的理论

下编　医院运营精细化管理的实战

文中案例、小故事和小知识目录

上 编

医院运营精细化管理的理论

第一章　精细化管理原理

第一节　管　理

思考:

1. 什么是管理?

2. 管理的研究经过哪些阶段? 都有些什么理论?

3. 现代管理面临的转变有哪些?

4. 经验型的管理方式是什么?

5. 如何由经验型的管理方式转换为科学型的管理方式?

一、什么是管理

（一）各个学派的不同解释

管理从概念上可分为狭义和广义。狭义的管理是指为保证一个单位全部业务活动而实施的一系列计划、组织、协调、控制和决策的活动，对应的英文是 Manage 或 Run。广义的管理是指应用科学的手段安排组织社会活动，使其有序进行，其对应的英文是 Administration 或 Regulation。

关于管理，古代和现代、中国和西方有着不同的解释。

在中国，"管"原意为细长而中空之物，其四周被堵塞，中央可通达。使之闭塞为堵，

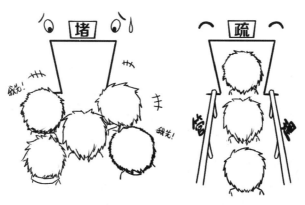

使之通行为疏。管，就表示有堵有疏、疏堵结合。所以，管既包含疏通、引导、促进、肯定、打开之意；又包含限制、规避、约束、否定、闭合之意。理，本义为顺玉之纹而剖析；代表事物的道理、发展的规律，包含合理、顺理的意思。管理犹如治水，疏堵结合、顺应规律而已。所以，管理就是合理地疏与堵的思维与行为（《极简管理：中国式管理操作系统》）。

在西方，"科学管理之父"弗雷德里克·泰罗（Frederick Winslow Taylor）认为："管理就是确切地知道你要别人干什么，并使他用最好的方法去干"（《科学管理原理》）。在泰罗看来，管理就是指挥他人能用最好的办法去工作。诺贝尔奖获得者赫伯特·西蒙（Herbert A. Simon）对管理的定义是："管理就是制定决策"（《管理决策新科学》）。彼得·德鲁克（Peter F. Drucker）认为："管理是一种工作，它有自己的技巧、工具和方法；管理是一种器官，是赋予组织以生命的、能动的、动态的器官；管理是一门科学，一种系统化的并到处适用的知识；同时管理也是一种文化。"（《管理——任务、责任、实践》。亨利·法约尔（Henri Fayol）在其名著《工业管理与一般管理》中给出管理概念之后，它就产生了整整一个世纪的影响，对西方管理理论的发展具有重大的影响力。法约尔认为管理是所有的人类组织都有的一种活动，这种活动由五项要素组成的：计划、组织、指挥、协调和控制。法约尔对管理的看法受后人的推崇与肯定，形成了管理过程学派。斯蒂芬·罗宾斯认为管理是指同别人一起，或通过别人使活动完成得更有效的过程。

（二）管理的定义

按照前文各个学派，结合现代管理理念，管理是指以人为中心，通过计划、组织、指挥、协调、控制等手段，对组织所拥有的人力、物力、财力、信息等资源进行有效的决策、计划、组织、领导、控制，以达到既定组织目标的过程。简易来讲，管理是由计划、组织、指挥、协调及控制等职能组成的活动过程。

管理主体是一个组织，这个组织可能是国家，可能是一个单位，也可能是一个正式组织或非正式组织。

管理主体所面临的对象有四个方面：①人。一般是指决策者、执行者、监督者。②财物。财是指资金，物是指土地、生产设备及工具、物料等。③信息。一般是指管理机制、技术与方法，以及管理用的各种信息等。④时空。指的是时点和持续时间、地理位置及空间范围。

管理一般认为是与权力相关的约束和控制。从更深的层面理解，管理其实是"管"和"理"的统一体。所谓"管"就是监督和控制；所谓"理"就是指导和服务。管理的核心是控制。因为只有有效的控制资源，并把资源调配到最需要它的地方，才能发挥最大的效益。否则，松散的管理是很难在一个组织和企业中发挥团队的效力，不可能使有限资源实现利益的最大化。"理"是"管"的途径，"管"是"理"的目的。所以，管理是一个矛盾的、有机的统一体。"理"比"管"更重要。人们往往只知道"管"，而不知道"理"'，"管"中经常采用权力式的强行约束和控制，结果适得其反。因此管理过程应更注重"理"。

从监督和控制的意义上说，"管"主要是针对人们的贪、私、粗等弱点来进行的。如果没有管理或管理不当的话，人们的劣性就会向恶性发展，从而影响管理的效果，使管理达不到理想的效果。从指导和服务的意义上说，"理"主要是引导员工朝着正确的方向行进，激发员工内在的动力。

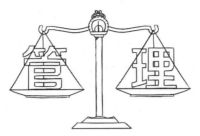

管理的奥妙在于保持"管"和"理"天平的平衡

在管理实践中，避免或者防止人的弱点主要有两个方面，一个是文化上的，一个是人性上的。所谓文化上的，主要是指中国长期以来受自给自足的农耕生产方式的影响，使人们存在着三个方面的弱点：一、不善于合作，喜欢各自为战；二、做事粗放，缺乏精细的精神和作风；三是裙带关系，凡事讲关系，喜欢"走后门"，容易扭曲和破坏管理规则。这些弱点都是与管理，尤其与精细化管理的思想是背道而驰的。

所谓人性上的，主要是指：一是没有自制力，即如果没有外在的压力，人们是不愿意做事的，这导致了企业的执行力下降，总是不能按期完成计划和任务；二是无法控制欲望，一方面在物质上占小便宜，想用最小的付出，得到最大的回报。而这些弱点和管理的目标是一致的。管理就是使有限的资源发挥最大的效益的过程。就企业来说，管理者希望员工最大限度地发挥潜力；而对员工个人来说，他们也想用最少的付出，得到最大的回报。而这两者是矛盾的。

人性上的弱点，是全世界都要面临且都在想方设法解决的问题，当然也是企业所面临的问题。在管理中更主要的问题是文化上的难题，即文化上的弱点。在管理中一定要想办法遏制、防止乃至克服这些弱点，否则根本就达不到管理的效果。

在管理实践中，人们已经想出了一些办法来克服这些弱点，比如，针对人们没有自制力的弱点，管理者设计出了计件工资的付酬方式，让员工多劳多得。很多企业采用的责任制以及工资或奖金与职责挂钩的企业，是一种比较有效的办法。而对于做事粗放的作风，就需明确工作要求，制定工作标准，并与个人收入挂钩。而裙带关系则是一个影响企业发展的长期性的问题，需要企业从完善治理结构上下功夫。

在实践中，西方发达国家的一些先进的管理经验不能有效地在我国本土企业发挥其作用，也主要是由于这种文化上弱点的存在。所以，国内企业目前更应该着力于文化上弱点的解决。

（三）管理的过程

管理的过程包括6个环节：①管理规则的确定。一般是指制订组织运行规则，如章程及制度等。②管理资源的配置。包括人员配置及职责划分与确定、设备及工具、空间等资源配置与分配。③目标的设立与分解。通过制订具体的计划和层层分解下去的任务书。④组织与实施、过程控制。这过程包括了部署、检查、监督与协调。⑤效果评价。一般是通过指标评价体系进行考核。⑥总结与处理。一般是进行奖惩。

（四）管理的手段

管理的手段一般有五种类型。①强制。通过战争、政权、暴力、抢夺、强行等。②交换。通过双方意愿交换。③惩罚。包括强制、法律、行政、经济等方式。④激励。包括物质性的和非物质性。⑤沟通与说服。

（五）管理人员

人员可以分为作业人员和管理人员。作业人员是指是指直接在某岗位或某任务中制造产品或提供服务，不负有监管他人工作责任的人员。管理人员是指在一个组织中负责对人力、金融、物资和信息情报等资源进行计划、组织、指挥、协调和控制的人员。管理人员通过别人来完成工作、做决策、分配资源、指导别人的行为来达到工作的目标。

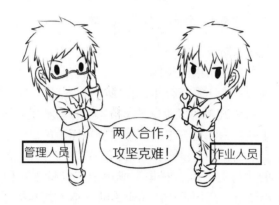

（六）管理的职能

按照法约尔的观点，管理的基本职能分为计划、组织、指挥、协调和控制。经过不同的学派的发展，增加了人员配备、领导激励、创新作为管理的职能。因此，管理的职能可分为七类：

（1）决策。决策是组织或个人为了实现某个目的而对未来一定时期内有关活动的方向、内容及方式的选择或者调整的过程。简单地说决策就是定夺、决断和选择。决策是计划的核心问题，只有对计划目标和实施方法等要素进行科学的决策，才能制定出科学合理的计划。一般认为决策是管理工作的本质。

（2）计划。计划就是确定组织未来发展目标以及实现目标的方式。

（3）组织。组织就是服从计划，并反映着组织计划完成目标的方式。

（4）人员管理。人员管理就是对各种人员进行恰当而有效的选择、培训、以及考评，其目的是为了配备合适的人员去充实组织机构规定的各项职务，以保证组织活动的正常进行，进而实现组织既定目标。人员配备与管理的其他四个职能，包括计划、组织、指导与领导、控制，都有着密切的关系，直接影响到组织目标能否实现。

（5）指导与领导。指导与领导就是对组织内每名成员和全体成员的行为进行引导和施加影响的活动过程，其目的在于使个体和群体能够自觉自愿而有信心地为实现组织既定目标而努力。指导与领导所涉及的是主管人员与下属之间的相互关系。

（6）控制。控制就是按既定目标和标准对组织的活动进行监督、检查，发现偏差，采取纠正措施，使工作能按原定计划进行，或适当调整计划以达预期目的。控制工作是一个延续不断的、反复发生的过程，其目的在于保证组织实际的活动及其成果同预期目标相一致。

（7）创新。创新就是随着科学技术的发展，社会经济活动空前活跃，市场需求瞬息万变，社会关系日益复杂，使得每一位管理者时刻都会遇到新情况新问题。迫切的变化要求创新，创新在管理循环中处于轴心地位。

（七）管理的任务与意义

管理的任务是设计和维持一种环境，使在这一环境中工作的人们能够用尽可能少的支出实现既定的目标，或者以现有的资源实现最大的目标。有四种方式：①产出不变，支出减少；②支出不变，产出增多；③支出减少，产出增多；④支出增多，产出增加更多。支出包括资金、人力、时间、物料、能源等的消耗。管理的目的是以越少的资源投入、耗费，取得越大的功业、效果。

管理的意义在于更有效地开展活动，改善工作，提高效率、效益和效果。

二、管理的理论研究阶段

西方经济管理理论走过了四个阶段。每一个阶段都贯穿着科学的精神，精细化的思想，辩证的灵魂，使企业从粗放管理一步步走向精细管理与和谐管理，极大地提高了企业的效率、质量与规模。

第一个阶段，就是19世纪末到20世纪初形成的所谓"古典管理理论"。这一学派的代表人物有美国的泰罗（Frederick W. Taylor）、法国的法约尔（Henri Fayol）、德国的韦伯（Max weber）以及后来的美国人古利克（Luther Gulick）和英国人厄威克（Lyn‐dall Ur‐wick）等人。该理论可以归结为一种管理方式或方法，因为人的科学工作和协作及对人的激励与效率关系的研究是为了发展出相应的管理方式方法。泰罗等人探讨了工厂提高劳动生产率的问题，制定标准的操作方法，对全体工人进行训练，并且把工人使用的工具、机械、材料以及作业环境加以标准化，形成标准化管理方法，同时提倡实行一种有差别的、刺激性的计件工资制度。

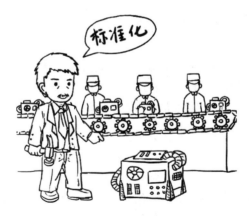

法约尔对计划职能、执行职能、管理职能在组织结构上进行了探讨，把管理案例分成5个因素：计划、组织、指挥、协调、控制。提出了14条管理原则，即：①分工；②权限与责任；③纪律；④命令的统一性；⑤指挥的统一性；⑥个别利益服从于整体利益；⑦报酬；⑧集权；⑨等级系列；⑩秩序；⑪公平；⑫保持人员稳定；⑬首创精神；⑭集体精神。还强调管理教育的重要性，认为可以通过教育使人们学会进行管理并提高管理水平。韦伯提出了所谓理想的行政组织体系理论，主张为了实现一个组织的目标，要把组织中的全部活动划分为各种作业单元，分配给组织中的各个成员。员工按照职权的等级原则组织起来的，每一职位有明文规定的权利和义务，形成一个指挥体系或阶层体系。组织中，人员的作用完全根据职务上的要求，通过正式考试或教育训练来实行。管理人员有固定的薪金和明文规定的升迁制度，是一种"职业的"管理人员。这种行政组织体系能提高工作效率，在精确性、稳定性、纪律性和可靠性方面优于其他组织体系。

厄威克和古利克对泰罗、法约尔、韦伯等人倡导的古典管理理论系统地加以整理。厄威克提出适用于一切组织的 8 项原则：①目标原则，即所有的组织都应当表现出一个目标；②相符原则，即权力和组织必须相符；③职责原则，即上级对所属下级工作的职责是绝对的；④组织阶层原则；⑤控制广度原则，即每一个上级所管辖的相互之间有工作联系的下级人员不应超过五人或六人；⑥专业化原则，即每一个的工作应限制为一种单一的职能；⑦协调原则；⑧明确性原则，即对于每项职务都要有明确的规定。

古利克提出了有名的 POSDC—ORB，即管理七职能论：①计划（Planning）。这是为了实现企业所设定目标而制定出所要做的事情的纲要，以及如何做的方法。②组织（Organising）。为了实现企业所设定的目标，就必须建立权力的正式机构和组织体系，并规定各级的职责范围和协作关系。③人事（Staffing）。包括职工的选择、训练、培养和恰当安排等。④指挥（Directing）。包括对下属的领导、监督和激励。⑤协调（Coordinating）。这是为了使企业各部门之间工作和谐，步调一致，共同实现企业的目标。⑥报告（Reporting）。包括下级对上级的报告和上级对下级的考绩、调查和审核。⑦预算（Budgeting）。包括财务计划、会计、控制等。

第二个阶段是 20 世纪 20 年代开始的"人际关系"，"行为科学"的理论。代表人物有梅奥（Elton Mayo）和罗特利斯伯格（Fritz J. Roethlisberger）。他们进行霍桑工厂试验，以实验的结果为依据，提出：①工人是"社会人"，是复杂的社会系统的成员。所以，工人不是单纯追求金钱收入，他们还有社会、心理方面的需求，即追求人与人之间的友情、安全感、归属感和受人尊重等。因此，必须从社会、心理方面来鼓励工人提高劳动生产率。②企业中除了"正式组织"之外，还存在着"非正式组织"，即企业成员在共同工作的过程中，由于抱有共同的社会感情而形成的非正式团体。这些团体有自然形成的规范或惯例，其成员必须服从。古典管理理论只讨论正式组织，而梅奥等则认为还存在着非正式组织，并强调它同正式组织是相互依存的，对生产率的提高有很大的影响。③新型的领导能力在于，通过对职工满足度的提高而激励职工的需要得到满足的程度。

在梅奥等人奠定了行为科学的基础上，后人研究行为科学得到发展，这一阶段主要体

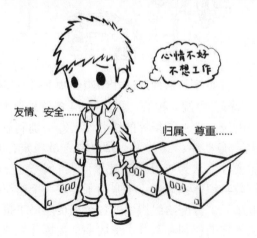

现在四个领域：

第一领域：有关人的需要、动机和激励的问题。代表性的理论有：①美国的马斯洛（Abraham H. Maslow）的"人类需要层次论"。马斯洛把人的需要按其重要性和发生的先后次序分成以下五个层次：第一层，生理上的需要，包括维持生活所必需的各种物质上的需要，如衣食、住房、医药等。第二层，安全上的需要，如生活有保障、不会失业、生病或老年有所依靠等。第三层，感情和归属上的需要，社交需要，交往、友谊和爱等。第四层，尊严的需要。第五层，自我实现的需要，也就是通常所说的事业心。马斯洛认为，人们一般按照这个层次来追求各项需要的满足，以此来解释人们行为的动机。②美国的赫茨伯格（Fre-derick Herzberg）的"激励因素——保健因素理论"。赫茨伯格提出工作环境或工作关系方面的因素是保健因素。所谓保健因素是指对职工满足的效果，类似卫生保健对身体健康所起的作用一样。卫生保健不能直接提高健康状况，但有预防作用。同样的，保健因素不能直接起激励职工的作用，但能预防职工产生不满。属于保健因素的有：公司政策和管理、监督、工资、同事关系、工作条件等。至于使职工产生满意作用的因素，只有激励因素，即属于工作本身或工作内容方面的因素，如成就、上级赏识、工作本身、责任、进步等。③斯金纳（B. F. Skinner）的"强化理论"。这是以学习的强化原则为基础的对理解和修正人们行为的一种探讨。从其最基本的形式来讲，强化指的是对一种行为的肯定或否定的后果（报酬或惩罚），至少在一定程度上会决定这种行为是否重复。④弗鲁姆（Victor H. Vroom）的"期望概率模式理论"。这种理论认为，选择性行动成果的强度（即职工对某一行动成果的评价）和期望概率（即职工认为某一行动成功的可能性的程度）两者决定激励力的大小，激励力促使行动，行动取得成果，通过成果使职工得到满足。

第二领域：同企业管理有关的所谓"人性"问题。代表性的理论有：①美国麻省理工学院教授麦格雷戈（Douglas Megregor）的"X 理论——Y 理论"。他在研究企业管理时，发现企业管理中出现的问题，不少是由于管理人员对工人的片面认识，即认为工人劳动效率不高，是由于"工人的本性不诚实、懒惰、愚露、不负责任等等造成的"，这就是"X 理论"。与此相反，认为人不是被动的，人的行为受动机的支配，只要给其创造一定的条件，他就会努力工作，达到确定的目标，希望自己的工作取得成就。从这个认识出发，如果工人的工作没干好，就得从管理本身去找妨碍劳动者发挥积极性的因素。这就是"Y 理论"。显然，"Y 理论"比"X 理论"是大大地前进了。麦格雷戈在《企业的人事方面》等著作中，把传统的管理观点叫作"X 理论"，那是以对工人的管束和强制为主的。他主张以诱导的办法，鼓励职工发挥主动性和积极性，他把这种管理观点，叫做"Y 理论"。麦格雷戈认为，只有"Y 理论"才能在管理上取得成功。②美国的阿吉里斯（Chris Argyris）的"不成熟——成熟理论"。他在《个性和组织》等著作中提出，在人的个性发展方面，如同婴儿成长为成人一样，也有一个从不成熟到成熟的连续发展过程，这个过程就是从被动到主动、从依赖到独立、从缺乏自觉到自觉和自制。一个人在这个发展过程中所处的位置，就体现他自我实现的程度。而正式组织的基本性质使个人保持在"不成熟"阶段，并妨碍他自我实现。消除个性和组织之间的不调和并使之调和起来的办法是：扩大职工的工作范围；采用参与式的、以职工为中心的领导方式，使职工有从事多种工作的经验；加重职工的责任；更多地依靠职工的自我指挥和自我控制，等等。

第三领域：企业中的非正式组织以及人与人的关系问题。代表性的理论有：①原籍德国、后来移居美国的卢因（Kurt Lewin）的"团体力学理论"。这个理论主要论述了作为非正式组织的团体的要素、目标、内聚力、规范、结构、领导方式、参与者、行为分类、规模、对变动的反应等。②美国人布雷德福（Leland Bradford）的"敏感性训练"。目的是通过受训者在团体学习环境中的相互影响，提高受训者对自己的感情和情绪、自己在组织中所扮演的角色、自己同别人的相互影响关系的敏感性，进而改变个人和团体的行为，达到提高工作效率和满足个人需求的目标。

第四领域：企业中领导方式的问题。在这方面有代表性的理论有：①美国的坦南鲍姆（Robert Tannenbaum）和施米特（Warreu H. Schmidt）的"领导方式连续统一体理论"。他们认为，在企业的领导方式中，从专权式的、以上司为中心的领导方式到极为民主的、以职工为中心的领导方式之间，存在着多种多样的领导方式，是一个连续的统一体。至于到底应选择哪一种领导方式，不能一概而论，要考虑经理、职工、形势、长期战略等方面的因素，才能在这个连续统一体中选择一个当时当地最合适的领导模式。②美国密西根大学的利克特（Rensis Likert）的"支持关系理论"。他在《管理的新模式》等著作中指出，一个企业的领导者在管理中的经验和接触是有助于他们个人价值和重要性的感觉的。这种关系就叫作支持关系。他还指出，一个企业的领导者在管理中如果以职工为中心，较多关心职工的需要和愿望等，则该企业的生产率就较高；同职工接触时间较多者，领导方式愈是民主、合理者，其生产率亦愈高。③美国俄亥俄大学的斯托格第（RaIPh M. Stogdill）和沙特尔（Carroll L. Shartle）等人的"双因素模式"。他们认为，组织中的领导行为包含两个因素：主动结构（以工作为中心）和体谅（以人际关系为中心）。这两种因素不是互相排斥的，应该结合起来，才能实现效率高的领导。而这两种因素的结合可以有多种情况。④美国的布莱克（Robert R. Blake）和穆顿（Jane S. Mouton）两人的"管理方格法"。他们在《新管理方格》等著作中提出，为了避免企业领导工作中趋于极端的方式，即或者以职工为中心或者采取 X 理论，或者采取 Y 理论，应采取各种不同的综合的领导方式。他们以对生产的关心为横轴，对职工的关心为纵轴，每根轴线分为九小格，共分成八十一个小方格，代表各种不同结合的领导方式。他们认为，把对生产的高度关心同对职工的高度关心结合起来的领导方式是效率最高的。

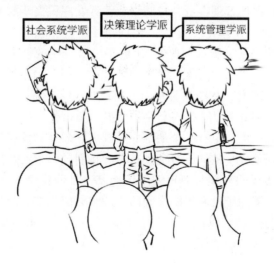

第三阶段是管理理论丛林阶段。在第二次世界大战以后出现的当代西方管理理论的一些学派，主要有社会系统学派、决策理论学派、系统管理学派、经验主义学派、权变理论学派和管理科学派等等。

社会系统学派的代表人物有巴纳德（C. I. Barnard）。巴纳德认为，社会的各级组织都是一个协作的系统，即由相互进行协作的各个人组成的系统。这些协作系统是正式组织，都包含有三个要素：协作的意愿、共同的目标、信息联系。非正式组织也起着重要的作用，它同正式组织互相创造条件，在某些方面对正式组织产生积极的影响。至于组织中经理人员的作用，就是在协作系统中作为互相联系中心，并对协作的努力进行协调，以便组织能够维持运转。

决策理论学派的代表人物有美国卡内基——梅隆大学的西蒙（H. A. Simon）、马奇（J. G. March）等人。它吸收了行为科学系统理论、运筹学和计算机程序等学科的内容后得到发展。西蒙等人认为，决策贯彻管理的全过程，管理就是决策。组织是由作为决策者的个人所组成的系统。他们并对决策的过程、决策的准则、程序化的决策和非程序化的决策、组织机构建立同决策过程的联系等作了分析。

系统管理学派代表人物有卡斯特（F. E. Kast）、罗森茨韦克（J. E. Rosenzweig）。他们认为，从系统的观点来考察和管理企业，有助于提高企业的效率，使各个系统和有关部门的相互联系网络更清楚，更好地实现企业的总目标。系统管理理论中的许多内容有助于自动化、控制论、管理情报系统、权变理论的发展。

经验主义学派的代表人物有美国的德鲁克（Peter Drucker）、戴尔（E. Dale）等人。他们认为，古典管理理论和行为科学都不能完全适应企业发展的实际需要，应该从企业管理的实际出发，以大企业的管理经验为主要研究对象，加以概括和理论化，向企业管理人员提供实际的建议。

权变理论学派认为在企业管理中要根据企业所处的内外条件随机应变，没有什么一成不变、普遍适用的"最好的"管理理论和方法。由于科技、经济、政治上的剧烈变动和职工队伍构成及文化技术水平的改变，使得权变理论有一定的实用价值。

管理科学学派的代表人物有美国的伯法（E. S. Buffa）等人。管理就是用数学模式与程序来表示计划、组织、控制、决策等合乎逻辑的程序，求出最优的解答，以达到企业的目标。管理科学就是制定用于管理决策的数学模式与程序的系统，并把它们通过电子计算机应用于企业管理。

美国管理学者孔茨（Harold koontz）1980 年认为至少已发展到有 11 个学派，除了前面已提到的以外，还有组织行为学派、社会技术系统学派、经理角色学派、经营管理理论学派等。

第四阶段是新的管理理论丛林的阶段，包括学习型组织理论；企业再造理论；知识管理理论；管理创新理论；信息管理理论；企业能力理论；冲突风险理论；竞争合作理论；人本管理理论；集成管理理论；物流管理理论；项目管理理论。这些流派主要是从组织、管理方式以及经营方面发表自己的管理的看法和理论主张。

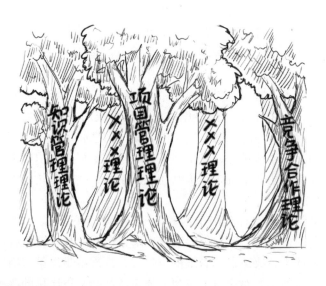

三、现代管理的趋势

现代管理的发展有着以下的趋势，这些趋势无不与精细化管理有着密切联系。

1. 管理从随意化向规范化转变

随意化管理是在创业初期通常的管理模式。在改革开放的初期，社会处于供不应求、机会很多的状态，对于新兴行业，只要随意组织人员将产品生产出来了，就能获得丰厚的利润，而且还有很丰厚的利润，管理还提不上日程。随着企业规模的逐步壮大，企业的管理者就应该及时调整管理方式，但很多企业仍然采取创业初期个人化的、随意性的管理方式，凭着自己的喜好及依赖员工自觉性来实行管理。结果，大量的企业就因为管理者本人的失误而遭到毁灭。早期创业致富的那些人大部分退出历史舞台，基本上是由于这一层原因。企业要长期发展下去，管理必须从随意化向规范化、制度化转变。大型企业如果不能让精细化的思想落地生根，企业将很难生存下去。实现规范化、制度化的途径是实施精细化管理。根据细节管理的理论，一个管理好的企业，是不追求奇迹的；奇迹是实行精细化管理的一种必然的结果。企业要追求在完善的规则和制度下，发挥每一个成员的积极性，最大限度地发挥企业的潜力，使有限的资源发挥最大的效益，使企业在不知不觉中创造奇迹。所以，现代企业的管理不断由随意化向规范化、制度化管理转变，前提是要实行精细化管理。

2. 从注重外部发展向内涵挖掘潜力转变

企业的发展一开始是向外部寻找机会，当机会不多时，企业慢慢转向内功的修炼。比如，20 世纪 80 年代后期，企业关注市场，市场决定企业命运；90 年代中期，企业关注战略，全国都在讲战略；2000 年以后，企业则关注执行力，强调重视细节。精细化管理可以提高内部管理要效益。当整个市场趋于饱和之后，企业间竞争的重点必然要由对外扩张转向内部潜力的挖掘。精细化管理是企业内部潜力挖掘的重要手段，将企业有限的资源发挥出最大的效益。由于在生产过程中，物质的价值是不增值的，随着工序把物质的价值转移到另一种物品上，只有劳动力的价值是能增值的。所以，最大限度地发挥有限资源的潜力，主要是发挥人员的潜力。实施精细化管理，重点在于加强人力资源的投资和开发，建立适应市场竞争的学习型组织。因此，推行精细化管理，是企业发展到一定阶段的必然要求，也是内部潜力挖掘的重要手段。

3. 管理从经验型管理向科学型管理转变

创业初期的小企业都是以经验型管理为主。此时即使想实施科学管理，也不具备这样的条件和能力。当企业到了快速增长期，仍然采取经验型的管理方式，靠经验去实施管理，那未来将难以完全适应发展的需要。

那么，什么是经验型的管理方式？如何由经验型的管理方式转换为科学型的管理方式？

经验型的管理方式是指凭经验进行管理，把那些在过去的管理实践得来的知识和技能运用到管理当中的一种管理方式。对于经验型管理方式的企业来说，在遇到具体的问题时，凭经验进行管理的人会说：就这样做，以前就这样做的。

那么，经验型的管理方式是不是对大型企业没有作用？其实不然，由实践得来的知识和技能，不但不是没有用处，相反是非常有用的。一个成熟的管理制度，应该是把在实践中得来的经验不断加以总结和固定，上升为制度层面，经过积累逐步形成的，从而形成的制度才是行之有效制度。但是如果仅仅凭经验进行管理，就变成了所谓的经验型管理了。所以，经验型管理其实是把过去的经验固定化、模式化，用来应付千变万化的管理现状，对于大型的企业来说，无法满足管理的需求。经验型管理有一定的局限性，第一，从适用范围来说适用于那些规模较小的企业，当企业达到一定规模时，仅单凭经验管理的方法根本无法满足企业发展的需要。第二，从管理的效果来讲，经验型的管理只能满足于"差不多"，无法适应现代大企业高质量和高标准的管理要求。

所以，由经验型管理向科学型、学习型、分析型、研究型管理的转变，是管理适应时代要求所必须进行的转变，也是精细化管理的要求。通过学习不断提高分析问题、解决问题的能力。对企业的现状进行分析研究，精确地记录和储备各种数据，以便为科学决策提供依据，以实现经验型管理向科学型管理转变。

4. 由粗放型经营向精细化管理发展

前面讲的几个转变，归由到底是向精细化管理转变。那么粗放型管理和精细化管理有什么区别，他们各自又有什么特征？

粗放管理表现在以下几个方面：①依靠投资和需求拉动增长。粗放型管理追求由投资和需求所拉动规模的增长，而不是依靠挖掘企业内部潜力的内涵式发展。很多企业依赖外部的机会不断发展壮大，员工数量、销售收入在短短的几年内就呈几何式急剧发展。随着经济从卖方市场转变为买方市场，市场竞争的日趋激烈，粗放性管理模式很难适应新的市场情况，很多企业很快便衰败灭亡了。②浮于表面，过于形式。依靠机会发展的企业管理者往往文化程度并不高，基于追求潮流，他们会热衷于形式上的理论研究，的确是有在探索管理思路和经营战略，但多采用形式主义的方法，缺乏深入细致的研究，追求建立企业制度和企业文化，制订的制度只是挂在墙上，口号只是停留在空喊。问题是没有付诸行动，或者说照搬照抄来的制度根本无法施行。总结经验在于粗放型管理的企业不善于将这些思想和管理理论落实到企业具体的管理行动中，并归纳或总结为企业行之有效的操作步骤。将管理当作一种表演，没有一套切实有效的管理办法和操作步骤。③停留在"差不多"的标准。粗放型管理往往满足于"差不多"的管理模式，与精细化管理中要求准确、科学的管理要求相反。"差不多"管理对产品合格率、每道工序的产能、有效工时确认，材料成本等情况应该如何都缺乏精确有效的管理数字，而"差不多"造成的无效工时、物料浪费、现金流动性逐步减弱企业浑然不觉是粗放管理造成的企业竞争力减弱，反而觉得管理得不错。

因此，粗放管理无法有效地提高企业的生产效率、产品和服务质量，不能适应企业长远发展的要求，随着市场的逐渐成熟和市场竞争的日趋激烈，粗放型管理必须转变为精细化管理，否则企业根本就没有生存的余地。

那么，精细化管理的特征是什么？相比粗放管理，精细化管理具有以下特征：①强调数据化、精确性。精细化管理要求每一个管理环节数据化，只有数据化才有可能有精确性。企业的每一个环节养成了精确的习惯，每一个执行细节上才可以做到精确化、数据化。同时精确的数据成为管理者进行决策的重要依据，使决策更具科学性和可操作性。精细化管理不再像粗放型管理那样采用"差不多"的说法，而更多的是要依靠严谨的行为，从而达到提高效益的目的。②完善管理流程，并不断持续改进。精细化的管理需要在企业的流程的每一个环节中得到体现，不断地改进和优化流程是精细化管理的主要特征。当外部的机会开始越来越少，进入微利时代时，企业的利润空间必然会下降。强调不断地改善流程，能够给企业带来额外的利润，这个前提就是实施精细化管理。完善流程不是一次性的行为，随着环境和条件的变化，流程需要不断改进和完善。精细化作为一个需要持续改进的过程来说，需要运用先进的管理方法，来实现对管理进程的不断调整、持续改进。很多企业经常照抄其他企业的现成的管理制度和管理流程，认为只要照抄就可以改变企业的现状。其实，这是对精细化管理的误解。精细化管理没有固定的模式，不能照搬别人的精细化管理模式，要企业从自身管理的实践经验中不断地总结，不断地提升。别人的经验可以借鉴，但绝不能简单地移植。③以人为核心。管理最核心的问题是人的问题，精细化管理更是强调以人为核心。管理就是使有限的资源发挥最大的效能的过程。而在一个企业中人的资源是最重要的资源，要创造最大效益，就必须使人的潜力得到最大程度的发挥。精细化管理最大的难题在于如何发挥人的潜能。

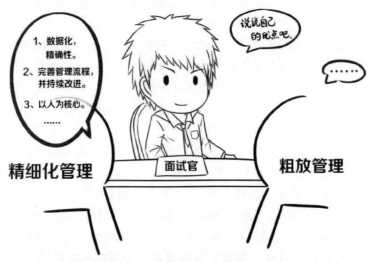

随着市场逐步走向成熟、市场竞争的日趋激烈和企业对管理认识的不断深入，粗放管理的诸多弊端和对企业发展的不良后果日渐显示出来，向科学、精细化管理方式的转变，

成为一种必然的趋势。向精细化管理转变的要求之一，就是改变企业粗放的经营管理模式，向着精细化管理的方向迈进。

第二节 精细化管理

思考：

1. 战后日本创造"经济奇迹"的奥秘在哪里？
2. 西方管理理论为何难以解决中国管理的实践问题？
3. 中国学者提出"中国模式"或"中国特色"，为何在国际上的管理学讨论较少有话语权？
4. 精细化管理研究的现状如何呢？
5. 精细化管理研究的问题在哪？
6. 什么是精细化管理？
7. 精细化管理的误区有哪些？
8. 为何要实施精细化管理？
9. 如何推进精细化管理？

一、"经济奇迹"的奥秘——精细化管理

"二战"结束后，日本人在短短的时间内创造出震惊世界的"经济奇迹"，许多产品在世界上处于领先地位。至1980年，日本的GDP已然跃居世界第三位，仅次于美国和苏联。1974—1980年，日本的经济增长率是美国同期的3倍。是什么原因让日本的经济突飞猛进？很多学者对此进行探索，这些经典性文献包括《Z理论》（William G. Ouchi, 1981），《日本的管理艺术》（Richard Pascale, 1981），《公司文化》（Terrence E. Deal and Allan A. Kennedy, 1982）和《成功之路》（彼得斯和沃特曼，1982），这些著作的其中一个共识是，日本企业成功之路的原因之一是得益于日本的管理，特别是日本的精细化管理。

以丰田公司为例，2004年丰田仅生产了678万辆汽车，但净收益却高达86.4亿欧元，利润比通用和福特这两家美国汽车公司的利润之和还高出两倍多，其拥有的证券总值也高于美国通用、福特、克莱斯勒汽车"三巨头"的总值。丰田究竟有何过人之处？其实，丰田公司并没有什么三头六臂，它在管理上成功的秘诀可以归纳为两个字：精细。因此，在市场充分竞争的条件下，只有靠精细化的管理才能真正出效益。

不少中国企业具备一流设施，与国外企业相比一点也不差，但是，产品和服务质量却无法与国外企业相提并论。原因在于管理的问题，管理的精细化程度不够，只局限于表面、粗放的层面上。管理不够精细导致一流设备的效益无法发挥。很多中国学者提出"中国模式"，那能否通过研究和挖掘中国管理的实践问题？有无可能寻找为本土特色的中国

管理模式？管理学界发现，许多根植于欧美的西方管理理论很难解读中国管理的实践问题。波兰尼 1967 年指出，因为我们的隐性知识依赖于本土环境，不应该简单地假设我们的意识具有普遍性。中国学者提出"中国模式"，但在国际上的管理学的讨论很少有话语权。原因是中国的管理学家没有发掘出"中国模式"成功的管理因素。"就解释现实世界的经济现象而言，如果将现代管理实践排除在外，如同人体解剖模型只承认骨骼系统而忽视血液循环和神经系统一样，是有问题的"（Amar V. Bhide，2000）。因此，我们旨在从活生生的管理实践中提炼出"血液循环和神经系统"等成功因素。

二、名人的精细化观点

老子曾经说过："天下难事，必做于易；天下大事，必做于细。"体现的是做大事要从细小处做起的思想。此句出自老子《道德经·第六十三章》："图难于其易，为大于其细。天下难事必作于易，天下大事必作于细。是以圣人终不为大，故能成其大。夫轻诺必寡信，多易必多难。是以圣人犹难之，故终无难矣。"它的意思是："做那些别人还没觉察到就该做的工作，办那些还没发生事故之前就该办的事，体味那些没有散发出气味之前的气味。要把小的征兆当成大事，把少的征兆当成多的后果。用恩德对待他人的怨恨。解决难事要从还容易解决时去谋划，做大事要从细小处做起。天下的难事都是从容易的时候发展起来的，天下的大事都是从细小的地方一步步形成的。须先从细易处着手，凡是可能发生的危机早已被预见，并已将他们转为例行作业了。因此圣人始终不直接去做大事，所以能够成就大的功业。轻易许诺肯定难以兑现，把事看得太容易肯定会遇到太多的困难。因此圣人要把它看得困难一些，所以最终不会遇到困难。""图难于其易"，这是提醒人们处理艰难的事情，须先从细易处着手。面临着细易的事情，却不可轻心。"难之"，这是一种慎重的态度，缜密的思考、细心而为之。

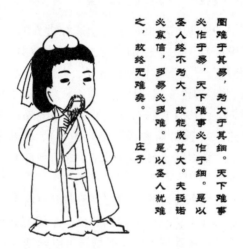

图难于其易，为大于其细。天下难事必作于易，天下难事必作于细。是以圣人终不为大，故能成其大。夫轻诺必寡信，多易必多难。是以圣人犹难之，故终无难矣。——庄子

同样的，韩非子曾在《韩非子·喻老》提到："有形之类，大必起于小；行久之物，族必起于少"。其意思是，有形的东西，大的一定是从小的发展起来的；经久的事物，多的一定是从少的发展起来的。其意思也就是说，把大事做小，小事才可做大；把小事坚持，大事才能持久。

老子和韩非子的观点，说明天下的大事都是从细小的地方一步步形成的。体现的是细

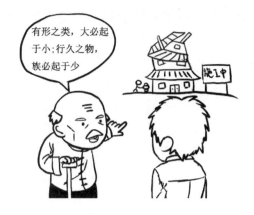

节决定成败，用现代管理的观点来说，就是要将精细化管理的理念运用到企业、生活和做人做事之中。

下面看看现代的管理人士的观点。美国管理学家德鲁克在《卓有成效的管理者》一书中指出："管理好的企业，总是单调无味，没有任何激动人心的事件。那是因为凡是可能发生的危机早已被预见，并已将他们转为例行作业了。"这种思想体现了管理需要从小积累，也体现了老子所说的"做那些别人还没觉察到就该做的工作，办那些还没发生事故之前就该办的事"，表面无为实际是有为的思想。

万科集团董事长王石认为："加入 WTO 后，中国企业还想继续健康地发展，必须专业化、精细化。"同时又提出："精细化是未来十年的必经之路。"同时他又提出："万科第二个十年通过专业化获得了成功，但光有专业化还不够，今后的十年将致力于精细化。"

国务院发展研究中心研究员、著名经济学家吴敬琏教授两次到浙江宁波考察后，曾指出民营经济应该走"精细化"发展的路子，具体表现在专业化、归核化和国际化。

青钢在引进的英国二手设备高速线材轧机正式投入生产线材后连续几年，尽管管理人员努力调试，但始终未能达到设计生产能力。直到后来当上钢铁集团董事长王玉科当了该线材厂厂长在深入了解该厂的技术和管理调研之后得出结论："设备没有达产的关键不在技术，而在管理。技术仅是手段，科学管理才是核心。而管理要靠高素质的人来实施，因此必须管好人。怎样管好人？只有靠科学合理的制度。"

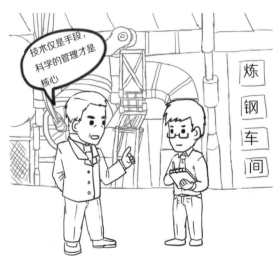

为何来自学界和商界的精英人物都提出和推崇精细化？原因何在？因为精细化是时代发展的趋势，也是企业管理的必经之路。在市场趋向成熟进入微利的时代，企业可以说是针尖上找擂台，拼的就是精细。因此，精细化是时代发展的趋势，也是决定企业竞争成败的关键。

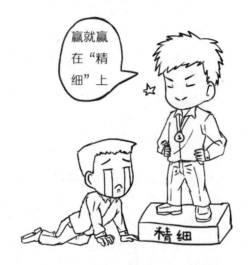

三、什么是精细化

精细在现代汉语中有精致细密之意。文言文中有精明能干、细心仔细的意思。精细有三种基本解释。一是精美细腻；二是精明能干；三是精密细致；四为细心仔细。这几种意思分别有以下典故：

1. 精美细腻《论语·乡党》："食不厌精，脍不厌细。"后谓服食精美为精细。①《三国志·吴志·是仪传》："服不精细，食不重膳，拯赡贫困，家无储蓄。"②《南史·齐纪上·高帝》："谷中精细者，稻也。"③宋吴自牧《梦粱录·天晓诸人出市》："六部前丁香馄饨，此味精细尤佳。"

2. 精明能干。①元朝的关汉卿《裴度还带》第二折："他显耀些饱暖衣食，卖弄些精细伶俐。"②明朝的高明《琵琶记·两贤相遘》："怎生得精细妇人，与他使唤方好。"③《老残游记》第十八回："这里白公对王子谨道：'贵县差人有精细点的吗？'"

3. 精密细致。①南朝的梁元帝《金楼子·聚书》："书极精细。"②宋朝的赵升《朝野类要·举业》："若武举人召试合职，则为舍人，所试文字，尤精细于常制。"③清李斗《扬州画舫录·小秦淮录》："〔黄秀才文旸〕为《古今通考》六卷，辨'安阳'、'平阳'为战国钱，识'神农钱'为倒文，皆极精细。"④鲁迅的《三闲集·文艺与革命》："他们也许只顾到艺术的精细微妙，并没想到如何激动民众。"

4. 细心仔细。①北魏的贾思勰《齐民要术·造神麴并酒》："造酒法……冷暖之法，悉如常酿，要在精细也。"②明朝的王守仁《传习录》卷下："我亦近年体贴出来如此分明，初犹疑只依他恐有不足，精细看无些小欠阙。"③明朝的冯梦龙《喻世明言》第一卷："婆子道：'大娘忒精细了。'当下开了箱儿，把东西逐件搬出。三巧儿品评价钱，都不甚远。"④《红楼梦》第九十回："你还精细些，少不得多分点心儿，严紧严紧他们才好。"⑤鲁迅的《书信集·致王志之》："因此，看文章也不能精细，所以你的小说，也只能大略一看，难以静心校读，有所批评了。"

以上是过去的解释，对于现代来说，"精"指的是完美、深入、高品质。"细"指的是周密详尽、微小。正所谓"精到点上，细到实处"。精细化首先是一种意识，是一种理念，是一种作风，是一种认真的态度，是一种精益求精的文化。精细化是相对的，也是动态的，精细化永无止境，追求卓越。其次，精细化是指在现有规范化的程序、环节、部位上的行为或状态等向更精准和细致的方向发展，精细化后形成的标准或规定又成为更高层次的规范，也就是说精细化和规范化是相辅相成、互为基础、循环递进式发展或形成的。

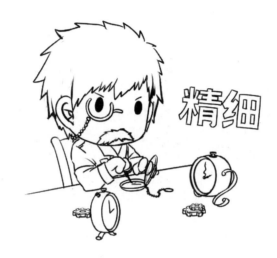

四、什么是精细化管理

精细化管理可以说是微利时代企业管理的制胜之道。企业的利润分为两种类型：一种是机会带来的利润，一种是管理利润。第一种是企业进入新兴市场所带来的机会利润，以及因为市场垄断所带来的垄断利润。第二种是通过完善管理，挖掘潜力，最大程度发挥现有资源的效能所产生的利润。第一种利润随着市场的充分竞争，社会的利润平均化，企业的利润逐渐下降，这是行业发展的规律。因此，只有建立了完善的管理规范，具备专业优势，能最大限度地发挥内部潜力的企业，才能在竞争中立于不败之地。

企业机会利润的存在，有利也有弊。利在于它为企业积累了大量的资金，使企业有能力进行企业发展的转型。弊在于由于机会成本的存在，掩盖了管理中的问题，容易使经营者短视，以为自身环境和行业地位不错，不能谋及长远，不利于提高管理水平。

在如今价格透明的竞争社会环境下，除少数垄断行业和开辟了新领域的行业之外，行业利润普遍下降，企业的利润相应下降。大家都普遍觉得"生意难做了"，但对于促进企业加强管理、提高管理水平是一件好事。因此，告别暴利、进入微利时代，也就是改变粗放的经营模式，走向精细化的时代。

那么，什么是精细化管理？

管理的精细化，就是将管理的对象逐一分解、量化为具体的数字、程序、责任，使每一项工作内容都能看得见、摸得着，使每一个问题都有专人负责。精细化管理是管理者用来调整产品、服务和运营过程的技术方法。它以规范化为前提，系统化为保证，数据化为标准，信息化为手段，把服务者的焦点专注到了满足被服务者的需求上，以获得更高效率、更多效益和更强竞争力。

精细化管理本质上强调的是一个持续改进、不断完善的过程。精细化管理是企业科学、合理地组织与配置各种生产要素，对其原有的经营模式、组织结构、管理机制、产品开发、生产制造、零部件供应、市场预测和营销与售后服务等方面的不断改善，精简从原材料到成品的整个物流过程中的一切浪费和烦冗的环节，使产品能快速适应市场需求的不断变化，最终实现企业持续快速的发展。

精细化管理的内涵是精确定位，精益求精，细化目标，细化考核。"精确定位"是指对每个单位、部门和岗位的职能职责都要规范清晰、有机衔接；"精益求精"是要求对待工作标准高、要求严，做到尽善尽美；"细化目标"是指以任务进行层层分解，指标落实到人；"细化考核"是指考核时，做到定量准确，考核及时，奖惩兑现。精细化管理的宗旨是：杜绝浪费，永远追求效率。核心和灵魂是：持续改进，不断创新，追求永无止境。

伴随着社会分工越来越细和专业化程度越来越高，实施精细化管理已经成为企业做强、做大的根本途径。精细已成为企业竞争中重要的表现形式，精细化管理已经成为决定未来企业竞争成败的关键。同时，精细化管理在政府机构、军队、事业单位、社团组织等公共服务领域也得到成功引入。

精细化管理成为管理工作的核心，有三个概念：

第一个是全面管理，管理要体现在各个方面，无论是资产、财务，还是人力、动力，都要体现精细化。

第二个是全员管理，精细应体现在每个职工的日常工作中去，并依靠全体职工的参与来组织、实施企业的活动，其中涉及岗位职能的定量、复合、工作流程的标准化以及工作效果的最佳化；

第三个过程管理。"精细"两个字体现在管理的各个环节之中，每一个环节都不能松懈、疏忽，应该做到环环紧扣、道道把关，细节管理，现代企业之间的竞争其实就是细节管理功力高低的竞争。

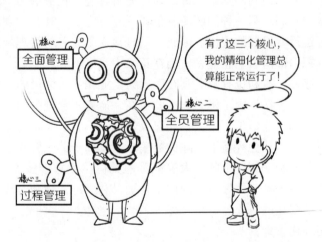

五、精细化管理研究的现状和问题

理论来自于实践，也是实践的升华，对实践起着重要的指导意义。为了更好地理解精细化管理，有必要对该领域国内外研究成果及目前的行业现状、问题进行深入研究，这样可以取其精华去其糟粕，有针对性运用到实践中。

（一）国外精细化管理研究现状和实践

在理论研究方面，泰勒于 1911 年发表的《科学管理原理》，系统地提出了科学管理的基本思想、基本内容以及科学管理的具体方法①。他的这本著作可以说是世界上第一本与精细化管理相关的著作。之后，以科学化管理为基础的各种管理论著不断涌现，逐步形成了科学管理体系，其产生的效益也是十分巨大的②。

日本企业在 20 世纪 50 年代为了加强对产品的生产质量管理，通过一系列技术手段提高劳动生产效率，从而提出精益生产的概念，实行精益化改革，这些精细化管理的措施在日本国内各大企业广泛实施后，使日本的企业尤其是制造业在规模和效益上都有了急速的提升，让日本成为世界第二大经济体。精益企业和精益生产理念随着日本经济的崛起迅速传遍全世界③。

这个阶段的企业的精细化管理更多的是体现在其科学化的方面，是建立在科学化基础之上的管理。但这些科学化管理是建立在完全正常状态下采集的数据，忽略了人作为生产力的一部分所应有的特殊性；同时缺乏人性化的管理，将人视为机器，导致员工的反感甚至是敌对，使管理的执行程度降低，甚至无法执行。随着社会的进步和人的自觉性，精细化管理的发展又提出了新的要求。1993 年《企业再造》指出企业应对原有的作业流程进行改造，并对其中不合理的环节进行变革④，明确提出了作业流程精细化的管理思路，提出了企业管理中不合理的和冗余的工作流程导致企业效率低下的问题，应及时加以避免和改造，可以说，企业管理向精细化管理转变迈出了更近的一步。1996 年，《精益思想》通过对精益生产进行全面分析，系统说明精益生产在制造业中产生的影响和可借鉴的经验，将精益生产这种方式由生产经验提升为理论研究。

精益思想已经成为全世界各行各业发展的共同取向。精益思想的核心就是"消除浪费、流程精简、持续改进"。在国外企业实践中，精细化管理理论在 20 世纪 50 年代被日本丰田汽车广泛应用于生产。很多日本企业引进了美国先进的生产和管理理论，精细化管理就是其中之一。精细化管理的核心就是消灭企业在生产环节上包括库存在内的所有浪费，以最少的人力、财力、时间、设备等投入为客户在合适的时间、合适的地点、以具有竞争力的价格提供合适数量的合适产品。精益生产使日本汽车公司跻身于世界前列。美国麻省理工学院早期对精益方式的研究主要集中在精益制造方面。到了 20 世纪 90 年代末，转向研究项目的全生命期的过程的精益研究，而不仅仅是制造过程，并运用到实践中。

---

① Frederick Window Taylor. The Principles of Scientific Management ［M］. Bibliobazaar. 2009.

② Glenn Maples. Anna Greco. Teaehing Project Management and Cost Engineering ［J］. AACE International Transaction. Morgantown. 2005.

③ James P. Womack，Daniel T. Jones. The Machine That Changed the World ［M］Free Press. 2007.

④ Michael Hammer，James Champy. Reengineering the Corporation：A Manifesto for Business Revolution ［M］. Harper Collins Publishers. 1993.

1993 年，美国国家航空航天局、美国国防部、美国空军、麻省理工学院等共同发起成立"精益航空宇宙进取计划"，尝试将精益方式应用于航空航天产品的研制。"精益航空宇宙进取计划"总结整个企业的精益，以制造为中心扩展到企业的所有过程的增值。美国沃尔玛最开始主要经营名牌商品，但由于国家经济不景气，于是及时调整经营产品为有一定影响的大众优质商品，通过折扣的大批量、规模化采购来降低进价，再以低于当地市场价进行销售。沃尔玛能成为全球第一大零售商，就是这样很好的运用和研究精益核心思想的结果。英国最大超市连锁集团 Tesco 着力于精细化管理的研究，Tesco 认为：要想在成本方面超越沃尔玛，必须采用"大型商场"的方式来吸引顾客，另一方面，要想有更高效的物流，就必须采用丰田的物流模式，Tesco 最终成为世界第三大零售商。

可以看出，国外对精细化管理理论包括了科学化管理，工作效率精确计量、工作流程的精简和对人性的管理，并不断地从生产经验提炼到理论研究。

（二）国内精细化管理研究现状和实践

随着改革的深入和企业的发展，我国的企业开始关注国际上先进的管理理念，各种先进的管理方法和手段陆续被国内企业加以运用和借鉴。1979 年邓小平访问日本，开启中日两国经济合作，同时精细化管理理论被引入中国。汪中求认为，在中国企业的管理变革中，由粗放型经营向精细化管理发展，是中国企业变革的重要转变之一，同时中国企业的管理还将从随意性、经验型、外延式、机会性向规范化、科学型、内涵式、战略型转变，这种转变必将推动企业管理从家族式的管理向国际化靠拢，使国内企业走向更加广阔的国际化市场，中国的企业将更好的融于国际竞争当中①。李秀连提出，精细化管理可以有效地实现企业自身的持续发展，实现向管理要效益，更好地适应市场需求②。张洪认为，实行制度化、规范化管理是其管理核心，精细化管理的目的是落实责任、规范行为，精细化管理是社会化大生产逐渐深化和发展的必然要求③。魏星认为，精细化管理的内涵是对企业各项工作流程进行科学细化和合理优化的过程，其建立的基础是企业的规范化和标准化④。温德诚认为，精细化管理就是精细操作，可以避免企业漏洞，强化链接协作管理，提高员工素质，从而提高企业整体效益，其实施保障是实行精细的管理制度⑤。

【案例】京东的精细化管理

作为国内最大的自营式电商，京东一直以高性价比的商品、完善的售后服务保障消费者权益，并努力通过坚持创新与内部规范为消费者带来高于预期的消费体验。京东通过精细化管理提高服务时效。与"等待商品到货，期盼早日使用"相比，退换货多是因为商品出现问题，急需解决，因此对时效性有更高需求。于 2014

---

① 汪中求．精细化管理［M］．新华出版社，2005．
② 李秀连．企业如何开展精细化管理［J］．经济师，2007（09）．
③ 张洪．当心精细化管理的陷阱［J］．中国邮政，2005．
④ 魏星．关于精细化管理的几点思考［J］．大众用电，2006．
⑤ 温德成．精细化管理Ⅱ—执行力升级计划［M］．新华出版社，2007．

年1月1日提前试行《消费者权益保护法》（以下简称"新《消法》"）的京东，凭借其自有物流体系、自营售后，构建起售后环节的差异化优势。为了保障消费者的知情合法权益，在消费者告知环节上，2014年5月，京东整体更新网站系统，对不支持无理由退货的特殊商品开发了网页标注和确认功能，按照新《消法》的相关要求，实现客户购物双环节确认。在商品信息页面及结账支付页面显著位置对"7天无理由退货"情况予以说明，做到"一人一物一确认"。

从硬件上看，京东拥有全国电商行业中最大的仓储设施与维修中心。截至2014年12月31日，京东在全国范围内拥有7大物流中心，在40座城市运营了123个大型仓库，拥有3210个配送站和自提点，覆盖全国范围内的1862个区县，且全部自营。基于庞大的自营物流体系，京东不仅可以更加快捷地为客户办理退换货服务，也可以降低订单的物流成本。同时，京东在全国建立7家业内独有的维修中心，已获取40余家厂商服务授权，可免费为客户提供原厂授权售后到家服务，避免客户奔波于服务站。

从软件上看，京东拥有一个对接京东各环节的复杂而完善的售后服务系统，并通过人工智能的应用，对售后服务进行精细化的管理，客户只需在网上提交服务申请就可获得7×10小时透明化处理。同时，京东与工商局等部门建立了直属沟通接口，接入了绿色通道等快速解决问题的流程，从而保证客户的问题得到快速解决。

从人员上看，京东在北京、上海、广州、成都、武汉、沈阳、西安7个城市建立售后服务团队，售后服务员工达到1300余人，覆盖大陆地区所有客户需求，为客户提供7×10小时的售后服务。

如今，随着人们使用智能手机越来越多，京东同步升级PC端和移动端的售后系统，以更快速地为客户提供服务。张晓磊表示，这个过程一定是以更加平稳的精细化管理为基础。"未来的售后服务，人工智能将占据越来越重要的比例。如客户的识别和精准定位，如果某消费者风险值比较高，那么一些特色服务就会被暂停；但如果某消费者信用度很高，就拥有特色服务的高权限；再比如客户处于什么位置，能够匹配什么样的售后服务，系统都可以做自动判断。"

有目标、有计划、有执行、有持续改进的循环工作流程才能更好地实现精细化管理。

在以往的粗放式管理下，各自为政、局部利益大于全体利益时有发生，导致实施的项目功败垂成，尤其是在后期结算后才能知道项目的最终效益，而不是按照之前设计和规划的路线走，实现预定的目标。因此，总体运筹的做法，就是要在项目实施前，通过对人员和资金的全面、细致、深入规划，然后在执行中逐个节点控制，实现组织的预定目标的过程。

（三）小结

从上面的内容可以看出，精益生产比泰勒的科学管理推进了一大步，将研究角度从科学管理对人的工作效率和状况的精确计量为主，发展到对工作流程的规范精简、对人力资源的合理开发和运用、产品生产和库存的比例关系、管理投入和成本的分析等方面的精细化分析，这种管理模式实现了从科学化管理到精细化管理的跨越式转变。对于国内来说，精细化管理目前已成为企业管理的核心，企业在实现精细化管理时开始注重构筑科学管理体系，通过各种激励手段，提升企业人员队伍素质，加强企业信息化建设，将精细化管理渗透到企业管理的各个方面。

从精细化管理研究的脉络看，精细化管理研究曾盛极一时，但从 2000 年后期至今，却逐渐归于沉寂，经典著作和学术论文凤毛麟角。规范的研究成果寥寥无几。迄今为止的精细化管理，仍然是一些精细化管理的一般原理和方法的研究，而对于不同情境下管理特征及其影响因素的研究，仅有一些"碎片式"的成果，缺乏系统的研究成果。更没有形成独立的学科体系、分析范式和框架。从此种意义上来讲，精细化管理的研究还是一个刚刚打开、尚未深入观察的"黑箱"。目前，该领域的研究基本存在着一些问题：一是相当一些成果过于简单化和经验化。许多研究只是简单地指出做法，缺乏对原因及过程的分析。经验主义的内容比较多，缺乏必要的理论诠释。二是研究对象不清晰，研究边界模糊。缺乏高度的抽象、归纳和综合，缺乏独立的科学范畴，因而难以形成完整的学科体系。三是研究范式没能确立，方法论开发比较薄弱。正是基于这种现状，很有必要对精细化管理进行系统化的研究。

从研究的角度看，现象是事物本质的表征化的，零散的、碎片性的特征或元素，不具有统计意义。但现象虽不能作为一门科学的研究对象，它可以是科学研究入手的基础。

也正是基于此，有必要先从企业、医院的管理"碎片性"的现象入手，研究我国医疗机构，乃至全国的组织精细化管理的机制和思路，以此作为案例以进行推广。

六、为什么要实施精细化管理

据不完全统计，中国小企业的平均寿命为 3～4 年，企业集团的平均寿命也只有 7～8 年，究其原因，主要是企业采取粗放式管理，在精细化方面做得不够。

随着改革开放的推进，中国的市场经济开始从萌芽到逐步走向理性，投资机会的边际增加量减少，投资收益率也逐步降低，企业间的竞争压力日趋增大。企业所需要的就绝不是简单的投资判断或一两个点子，而是需要管理改善和管理现代化。在这种条件下，企业应当切实地改造旧有的管理理念，采用先进的管理模式，在减少产品成本的基础上，做到整条供应链的双赢。

【小知识】节约成本还是技术革新

我们在降低成本方面的成就有 80% 来自追求低成本的企业文化，只有 20% 源于技术革新。

——美国努克钢铁公司 CEO 约翰·克伦蒂

注：努克是美国第四大钢铁公司，其每吨钢材的成本比平均水平低 40—50 美元，在行业不景气的情况下取得了骄人的业绩。其市值在 32 年里的平均增长率达到 35%。

在传统的观点中，一般认为企业的发展需要不断创新，但实际上，更能够给企业带来利润的奥秘的机会来源于节约成本，前提是企业得依赖于精细化管理。我国企业的粗放性管理主要是体现在两个方面：一是高消耗高投入，能源消耗大。二是日常的管理系统运转不畅，人浮于事。

第一方面，高消耗高投入，能源消耗大。

据《21世纪经济报道》报道，在"2012中美清洁能源论坛"上，国家能源局原局长张国宝公开表示，我国能源消费增长较快，2011年的一次能源消费总量已超过美国。

"这意味着中国已是世界第一大能源消费国。"厦门大学中国能源经济研究中心主任林伯强分析说。在碳排放压力之外，更大的挑战在于中国的能源消费还在持续增长，年均增速在5%～6%，未来中国的能源供应问题让人担忧。

从全球来看，欧盟每年能源消费增长维持在1%～2%的速度，美国已经进入微量增长阶段，但中国现在每年的能源消费还在以5%～6%的速度增长，如此发展下去，能源消费总量将十分惊人。

"我国以煤炭为主的能源结构短期内难以改变，根据中国工程院的研究，现在的煤炭生产已经超过了科学产能的范围。那么未来要供应65亿吨的标煤，调集国内外能否满足供应？估计会有很大的缺口。"清华大学公共管理学院教授、气候变化与低碳发展政策研究中心主任齐晔分析。

点评：所担忧的问题不应只着眼于如何填补能源缺口上，而同时应该关注能源的利用率。衡量中国经济的任何一面，往往都会被其规模感所震撼，也即大而不强，第一能源消费国的帽子戴上去未必好看，能源利用率第一才是真的第一[1]。

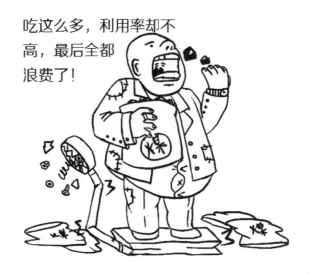

下面是1990—2010年我国能源消费与GDP增长变化情况，该图是以每亿吨标准煤的消耗费为标准。从图可看出，20年来我国的GDP不断上升，每亿吨标准煤消耗量呈现持续上升的趋势，特别是2003年至2007年呈现快速增长，2007年之后能源消费量呈下降趋势但仍然在上升，只是上升速度趋缓。所幸的是，2008年之后单位GDP能源消费呈下降趋势。单位GDP在2010年最低，能源消费GDP的年均增速自2007年后差异明显。从图

---

[1] http://stock.sohu.com/20120530/n344390084.shtml.

表还可以看出，GDP 增长是影响能源消费增长的重要因素。

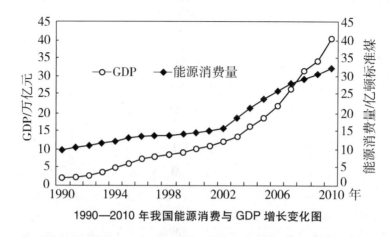

1990—2010 年我国能源消费与 GDP 增长变化图

因此要考虑把强国梦幻化成那"赶超英美"的生产数据是否妥当；改革开放初期，我们把富国梦量化成那不断飙升的 GDP 数据，以致衍生出可怕的"唯 GDP 论"、"财富论"。对一个事物进行评价时，数据有着其一定的客观性、合理性，数据成了科学的度量，成了度量一切的标准。但当把一个标准的作用放至无限大的时候，也是这个标准产生异化的时候。在数据说明一切的思维下，产量喜报捷报，但质量却不敢恭维，大跃进变成了数据的浮夸，变成了经济大倒退；GDP 一路飙升，但其中有多少是注了水分的数据，不得而知，而在光鲜的 GDP 数据的掩盖，又有多少民生问题被解决了？又有多少百姓诉求被接纳了？目前政府已不再只是一味追求 GDP 发展的数据，国务院政府报告也不再把保持 8% 当作预期目标，而把目光放在了民生问题的解决上，民众的幸福成为关注的热点。这一点，是在运用数据化工具时需要着重考虑的。

我国在能源领域面临非常大的挑战。能源消费扩张非常迅猛，消费总量从 2000 年不足 14 亿吨标准煤，猛涨到 2013 年的 37.5 亿吨标准煤。按照这种趋势，未来我国的能源消费量将难以想象。能源结构仍然以煤炭为主。这既不符合国际上近年来多元、低碳的发展趋势，也让环境付出了沉重代价。能源生产和消费到了必须要有大变革的时候。对于整个国家来说，需要扭转追求经济扩张型增长的思维惯性。我国已经告别高速增长期，以往扩张型、高投资高消耗的经济增长方式必须转变为讲求实效、提升附加值的发展方式。

第二方面，日常的管理系统运转不畅，人浮于事。

粗放性管理不仅表现在国家整体能源的损耗上，也体现在日常的管理上。很多企业，特别是国有企业，在人、财、物、工序、时间、信息资源等诸多方面都存在着浪费现象，低效占有财物，不计算成本，不考虑投入产出比，系统设备闲置；工作衔接不合理，系统运转不畅，人浮于事，用非所长，有人没事干；工时安排不合理，无效劳动，做无用功；人员作风疲沓，工作拖拉，任务落实不到位；收集到的大量信息没能进行有效的处理，信息的价值没能真正挖掘出来等。

通过精细化管理，可以帮助我们节省成本，提高工作效率。以平时煮一个鸡蛋的事例，中国和日本来的方法不同说明精细化管理的作用。

表1.2　中国与日本煮鸡蛋不同方案比较

序号	流程方法	中国	日本
1	烧煮容器	大口锅	长宽高4厘米的特制容器
2	加水	500毫升	50毫升
3	水开的时间	3分钟时间	1分钟左右水开
4	水开后煮鸡蛋时间	10分钟	3分钟

中国所用时间及所花燃料都是日本3倍，所用水量是日本的10倍，在煮一个鸡蛋的情况下，导致成本高、效率低下。当然如果是大规模煮蛋，有可能是中国的方式的成本下降。由此可见精细化管理的重要性。

精细管理强调精确化和量化，强调执行力的有效体现。同时以提高企业经营绩效为目的，通过对企业战略目标的细化、分解和落实，改变粗放性管理的弱点，保证企业战略能够在各个环节有效贯彻并发挥作用。精细化管理是为适应集约化和规模化的生产方式，建立目标细分、标准细分、任务细分、流程细分，实施精确计划、精确决策、精确控制、精确考核的一种科学管理模式。通过制度、规则，细分下达落实等手段，使得人人有事做，事事有人管，处处有标准。粗放型的管理形式无法有效地提高企业的生产效率、产品和服务质量。精细化管理的要求之一，就是改变企业粗放的经营模式，使企业向着精细化管理的方向迈进。

戴·克公司的领笔流程体现了细节流程对精细化管理的影响是多么重要。

细节决定成败-戴·克公司的领笔流程

```
  ┌──────┐
  │ 申请 │
  └──────┘
     │
     ▼
  ┌────────────────────────────┐
  │ 登记：部门、领用人、日期、数量 │
  └────────────────────────────┘
     │
     ▼                        生产调度员领笔规定
  ┌──────┐                  1. 领笔的时间间隔为两个月。
  │ 试笔 │                  2. 如果笔因损坏而不能使用，以坏换新。
  └──────┘                  3. 如果笔芯提前用完，以空笔芯换新。
     │                        4. 如果提前用完，费用自理。
     ▼
  ┌──────┐
  │ 交接 │
  └──────┘
```

从戴·克公司的领笔流程的细节，可以看出这个公司规定是如此具体、细致。通过时间间隔、以坏换新、以空笔芯换新，提前用完费用自理等完整的流程和各种情况的设置，杜绝浪费，从而保证预算的完成，利润的实现。而相反，如果没有完整的流程，这种管理仍然是粗放性管理，无法起到精细化管理的效果。

在此举一个反面的例子，由于没有具体流程、没有章法导致崩溃的例子。

甲午战争前，大清北洋水师并非弱不禁风，相反实力可谓雄踞亚洲，甚至引起日本的恐慌。但当时也有日本人轻蔑地说："谓中国海军之可虑，则实不足以知中国也。盖中国之积习，往往有可行之法，而绝无行法之人；有绝妙之言，而绝无践言之事。"① 从1874年讨论南北洋海防，到1895年北洋海军覆灭，前后历时21年。这只舰队曾无比显赫，成为洋务运动中的一颗明珠，中国军事近代化事业的象征。然而好景不长，很快，海军便从它的巅峰状态跌落下来，直至全军覆灭……这说明北洋水师并不弱。当时的日本对中国做事风格进行评价，不少日军战场回忆录提到，清兵装备很好，但不懂正确使用武器，放炮开枪毫无章法，盲目射击，往往把自己的优势军备无谓消耗后，在日军的进攻下只能土崩瓦解。

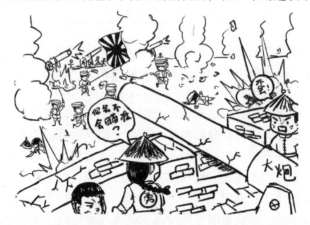

不少日军战场回忆录提到，清兵装备很好，但不懂正确使用武器，放炮开枪毫无章法，盲目射击，往往把自己的优势军备无谓消耗后，在日军的进攻下只能土崩瓦解。

下面用一张图来说明流程的科学程度对员工岗位的态度影响程度。这张图用坐标形式表现了精细化管理在理清了业务流程和成员岗位职责的前提下，逐步提升的发展层次和发展方向②。

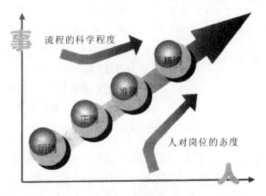

通过细化企业管理单元，明确管理目标，改进管理方式，确保企业管理思想高效、准

---

① 人民论坛：抓落实，一肩担子挑到底，2015年01月26日08：24 来源：人民网－人民日报.
② 汪中求吴宏彪刘兴旺著，《精细化管理》，新华出版社，2005年05月第1版.

确、到位的落实。通过精细化管理，实现零浪费，高效率，做到人尽其责，物尽其用，设备、系统高效率地运转，员工快节奏地工作，最大限度地发挥人财物在企业管理中的作用。

七、精细化管理的体系

（一）精细化管理的特征

1. 专业化

专业化是精细化的前提。由于资源是有限的，管理才有存在的价值，假如资源是无限的，那就不需要管理了。管理之目的在于使有限的资源发挥最大的效能。如何使有限的资源发挥最大的效能？在同等条件下，要想把事情做得精，必须投入更多的时间、更多的人力和物力，这就必须把有限的资源投入到最能产生效益的事情上去。因此，企业必须要走专业化的发展道路。

前文所提到的吴敬琏教授指出民营经济应该走"精细化"的路子，其具体表现在专业化、归核化和国际化。专业化发展是精细化发展的前提，而专业化必须要做到企业内部的产业专业化、管理专业化和资本专业化。

（1）专业化需要专注。

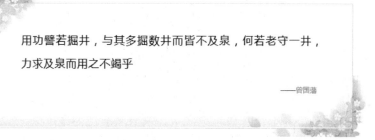

> 用功譬若掘井，与其多掘数井而皆不及泉，何若老守一井，力求及泉而用之不竭乎
>
> ——曾国藩

有一年的高考作文题："与其多挖井而不及泉，不如深挖一井"，用的就是曾国藩先生所提的"掘数十井而不及泉，不如掘一井而见泉"的观点。也就是说，与其心猿意马到处去掘数口井而掘不到水，还不如专心专一掘一口井，力求掘到水，而取之不尽、用之不竭"。这种思想准确到位地描述了把有限资源集中投入的思想。这同军事上集中优势兵力、各个歼灭敌人是一样的道理。

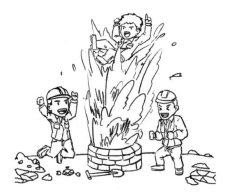

吴敬琏教授所提到的归核化发展其实就是集中资本、技术和管理优势，实现专业化从而步入精细化发展的根本。要想做精，只有从专入手。专业化是精细化的途径，做专才能做精。而要实行专业化，就要求着眼于长远发展。粗放式经营的企业，大都力求短期效益，期望通过广告轰炸或其他一些所谓的"绝招"，使企业一夜暴富，而不愿意在管理上下功夫，做长期的耐心细致的工作。现在一些企业大打价格战，实在是一种在缺乏品牌效应情况下的一种无奈的选译。与此相应，那些企图采取广告战、价格战等方式寻求企业的发展突破，是粗放式管理的一种表现形式。企业不努力于挖掘企业内部的潜力，是难以持久的。

在中国，为何有那么多企业习惯追逐多元化或不断地换行业，一个原因是不知道自己该做什么，能做什么，能做好什么。从有效资源发挥最大效益角度来看，实行专业化，企业才可以集中最有效的资源，打造自己的核心竞争力。没有核心竞争力的企业，就会被市场淘汰。另一个重要的原因，就是在中国的市场成长期为企业创造了太多的成长机会，企业只要随便抓住其中一个就可以有增长，就可以有利润。正如张维迎教授所言："过去，中国的企业家找到一个洞钻进去，坐在那儿就成了菩萨。未来，所有的洞都被人家填满了，你要在人家那里戳一个洞然后坐进去，看看你能不能成为菩萨。"

【小故事】只追一只羊

《人与自然》节目曾经播放过这样一个画面：在一望无际的非洲拉马河畔，一只非洲豹向一群羚羊扑去，羚羊拼命地四散奔逃。非洲豹的眼睛盯着一只未成年的羚羊，穷追不舍。在追与逃的过程中，非洲豹超过了一只又一只站在旁边惊恐观望的大羚羊。但对那些和它挨得很近的羚羊，它却像未看见一样，一次次放过它们。终于，那只未成年的羚羊被凶悍的非洲豹扑倒了，挣扎着倒在了血泊中。

在猎豹追捕到那只小羚羊的镜头之后，央视的赵忠祥老师有一段很动人的解说，"为什么只追这一只羊？是因为猎豹傻吗？不！只追一只羊，恰恰是它的智慧所在。被追的羊已经疲惫，其他的羚羊并没有跑累，如果猎豹改变目标，其他的羚羊一旦起跑，转瞬之间就会把疲惫不堪的猎豹远远甩到身后。所以，猎豹只紧紧盯着被自己追累了的那只羊……"

这个小故事告诉一个道理：惟专注才能"捕捉"到自己最重要的目标。只要看好目标，就不会轻易变换。如果不断变换自己追逐的目标，最后很可能就是找不到北，毫无所获。

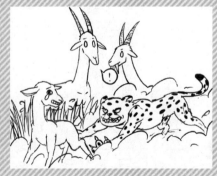

分析起来豹子看起来有点愣。为什么不放弃先前那只小羚羊而改追其他离得更近的羚羊呢？因为豹子已经跑累了，而其他羚羊并没有跑累。如果在追赶途中改变了目标，其他羚羊一旦起跑，转瞬之间就会把疲惫不堪的豹子甩到身后，因此豹子始终不丢开已经被自己追赶累了的羚羊。对于企业来说，既然选择了这个行业，就要执着地走下去，要有"只追一只羊"的执着和专一。

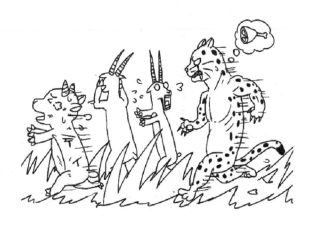

【小故事】猴子与专家股票的比较

有两组数据，第一个数据：一百个投资股票的人，就有九十九个人认定自己是聪明人，不聪明我来股市干吗呢？另外一个数据是：一百个投资股票的人，目前来看就有九十多个亏损。这两组数据虽然不是很准确，但却很准确的表述了一个道理：多数亏钱的人是聪明人，不是傻子。

曾经有国外的研究者把猴子选的股票和号称是专家的人选的股票做比较，结果是猴子的成绩大大超过专家。人不能太聪明了，要适当学习一些傻子有普通人没有的优点，尤其是在行情来了的时候。

做傻子的人，最大的优点就是什么舒服做什么。这种简单的生活态度，需要聪明人花好几年不一定能够顿悟，因为聪明人思考问题的出发点是利益，而不是是否舒服，这给做股民的聪明人调节自己的生活态度带来了一定的难度。牛市做多，熊市做空，投资者才能舒服。但聪明人爱和市场对着干：6000多点的时候看多的眼望穿秋水；1700点的时候看空的破罐子破摔。聪明人爱痛苦，怎么痛苦怎么来。聪明人还有个缺点，那就是想享尽天下好事，有行情的时候最怕的就是频繁换股。傻子值得聪明人学习的优点就是做自己喜欢的事。行情来了，就学学那只傻乎乎的豹子，追那只最有把握的"小羚羊"。目标不能好高骛远，只做最看好最有把握的股票，并且一直追下去，才能有更大的概率取得成功。

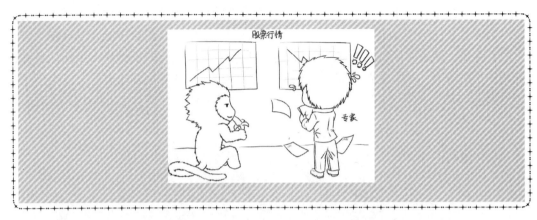

　　由此可见，当机会来临的时候，追逐机会的中途可能出现各种目标的诱惑，如果随便停止或随意改变，最终将一无所获。

【小故事】布里丹毛驴效应

　　布里丹是大学教授，他的贡献主要在于他证明了两个相反而又完全平衡的推力下，要随意行动是不可能的。他举的实例就是一头驴在两捆完全等量的草堆之间是完全平衡的，驴无理由选择吃其中哪一捆草，那么它永远无法做出决定，只得最后饿死。故事是这样的：

　　布里丹养了一头小毛驴，他每天要向附近的农民买一堆草料来喂。

　　这天，送草的农民额外多送了一堆草料放在旁边。这下子，毛驴站在两堆数量、质量和与它的距离完全相等的干草之间，可为难坏了。它虽然享有充分的选择自由，但由于两堆干草价值相等，客观上无法分辨优劣，于是它左看看，右瞅瞅，始终无法分清究竟选择哪一堆好。

　　于是，这头可怜的毛驴就这样站在原地，一会儿考虑数量，一会儿考虑质量，一会儿分析颜色，一会儿分析新鲜度，犹犹豫豫，来来回回，在无所适从中活活地饿死了。

　　那头毛驴最终之所以饿死，导致它们最后悲剧的原因就在于它们左右都不想放弃，不懂得如何决策。人们把这种决策过程中犹豫不定、迟疑不决的现象称之为"布里丹毛驴效应"。

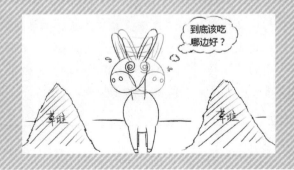

"鱼和熊掌不可兼得"。"布里丹效应"产生的根源之一，恰恰是违背这条目标定律，既想得到鱼，又想得到熊掌，其行为结果是鱼和熊掌皆失。这种思维与行为方式，表面上看是追求完美，实际上是贻误良机，是在可能与不可能、可行与不可行、正确与谬误之间错误地选择了后者，是最大的不完美。

企业和人一样，经常面临着种种抉择，如何选择对成败得失关系极大，都希望得到最佳的结果，常常在抉择之前反复权衡利弊，再三仔细斟酌，甚至犹豫不决，举棋不定，最后反而得不偿失，因此，企业明白自己应在哪个行业发展，明确自己的发展方向相当重要。

（2）要处理好专业化和多元化的关系。

专业化是与多元化相对的，企业坚持专业化，就应考虑是否合适发展专业化。

多元化作为重要的经营战略之一，20世纪六七十年代曾被西方的大企业广泛采用。但多元化经营必须具备一些必要的前提条件，比如，只有当本业吸纳不了剩余的资本时，企业才有资格考虑多元化的问题。是否实行多元化，还要分辨企业在进入一个新行业时有没有必要的技术、管理和销售能力，因为在不同的行业里这三个要素是不同的。同时，自20世纪80年代末期，世界范围内出现企业回归主业、突出核心能力的趋势。

> **【小知识】多元化战略的前提条件**
>
> 韦尔奇提出多元化战略的四个前提条件：
> 一是基础投资1亿美元以上；
> 二是该行业年增长率30%以上；
> 三是进入后科学预测未来3年能进入行业前3名；
> 四是企业现有人才能组建出新公司的管理班子。

美国通用电气公司80年代中后期对多元化实行了全面重组，提出了所要经营的产业在本行业"数一数二"的原则，将200多个子公司重组为13个，将采购流程都外包给别的专搞物流的公司，主要是集中力量和资源，突出自身的核心能力。该公司的总裁说："通用汽车最大的能耐是制造汽车，采购不是我最大的能耐。"可口可乐80年代末退出葡萄酒行业，奔驰公司90年代退出飞机、交通业。韩国大企业在遭遇1997年金融风暴扫荡后，现在将其从事多元化业务平均砍掉15个，政府也规定，每个大企业最多只能从事4至5个行业。企业的核心能力不要求在每个业务方面都有高超的能力，那些对本企业增值不至关重要的业务可以外包给别人或由别人来掌握。

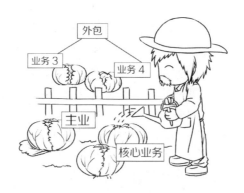

　　绝大多数的中国企业不适合搞多元化战略。现在中国的企业无论是在资金，还是在技术和人才方面都缺乏足够的优势，因此只有把有限的资源集中在专业的领域内，才有可能创造出相对优势。专业做好了，才能形成自己的核心竞争能力，才能经久不衰。

【小知识】兰契斯特法则——专业与多元的界限

　　一个企业的产品的市场占有率达到多少时，才能形成市场垄断：

　　市场占有率下限目标值：26.12%，未及该占有率，即使是第一位的企业，仍然是不安全的；

　　市场占有率相对安全值：41.67%；

　　市场占有率上限目标值：73.88%，市场独占条件。

　　在遵守兰契斯特法则[①]的前提下，那些在市场上占据垄断地位的企业可以采取多元化的策略，另辟路径，扩大自己的规模。在那些已经发展成熟的市场上，除了新兴产品，每种产品都由四五家大企业垄断了整个市场。在中国现有比较成熟的市场上，垄断趋势已经很明显了，新兴的企业要想进入这个市场是非常不容易的。

【案例】联想——没有专业化的教训

　　联想在经营中体现了专业化的重要。联想曾是国内，也是亚洲市场上电脑销售量最大的公司，但其电脑的市场占有率远没有达到兰契斯特法则所要求的最低值。在这种情况下，联想便开始实施多元化战略，联想极力选定的新增长业务，普遍表现不佳，非核心业务如手机、合同制造（主机板）业务都不太理想，同时核心业务的地位正在下降。联想在国内的电脑市占率出现下滑。柳传志对此的总结是："有段时间，我们过于自满，我们应该先二元化而后尝试多元化。"

---

① 《营销人的自我营销》.

即使必须实行多元化，包括市场的多元化，也须先国内市场，后国际市场；放眼世界舞台，站稳国内市场。这是中国企业国际市场战略的最佳选择。企业如果能在全国的巨大市场中牢固地占据垄断地位，那么，无论面对什么样的强手竞争，都有实力相抗衡。所以，那些急于走向世界的中国企业，先看看自己的后院是否稳固。中国的企业走向国际前一定要先占领国内市场，然后才占领国际市场，即由内而外的策略。联想在实行战略多元化战略时，没有稳固地做好国内电脑市场，结果是让美国的戴尔有了可乘之机，迅速地扩大在中国的电脑市场份额。柳传志总结认为，联想"没看好后院，低估了戴尔的实力"。联想的教训绝不只是联想的，更应该是整个中国企业的。

对于多元化的抉择，有两个原则：一是对于中国企业来说，不主张多元化经营，二是必须实行多元经营的话，应遵循先专业后多元、先国内后国外的原则。对于管理来说，企业走多元化是多一种选择，但需要企业在专业领域里形成了核心竞争力并在相应领域里占据垄断地位的时候，才可以向多元化发展。

2. 系统化

管理是一项系统工程。同样的，精细化管理也是一项系统工程。精细化管理需要一系列的、有机组合的、朝向总体目标的、协调一致的管理工作来完成。也就是说，精细化管理依赖于系统做任何一项工作，它是一项系统工程，不是某一个单一的动作或程序所能达到目的的。

当某个人犯错误导致系统出现状况或问题时，应分析错误的起因，考虑是偶然出现的问题比如某个疏忽造成的，还是系统性错误而造成的问题。要把问题放到系统中去检讨，去系统地观察问题和思考问题，这样才有助于最终解决问题。这才符合前面讲到老子、韩非子和德鲁克所提到的，"须先从细易处着手"，"凡是可能发生的危机早已被预见，并已将他们转为例行作业"的思想。

（1）整体系统的重要性。

企业的成功与否，取决于是否建立一套高效运行的系统。一个组织要想实现自己的目标，必须建立一套以目标为导向、以制度作保证、以文化为灵魂的组织系统。所以，精细化管理需要建立一个高效的、运行良好的系统。每一个组织都有一套自己的运行系统，但每个系统的稳定性、运行效率等指标是大不相同的。比如，万科的系统，即使是房地产界，很多业内人士也低估了万科一整套系统的能量和价值。

【案例】万科——强大的运行系统

万科集团的管理系统有着特殊的魅力。有两件事可以表现：

一是王石离开公司后，万科照常运转。同样都是房地产公司的董事长，万科的王石可以一年内几个月不在公司，去发展自己喜欢的登山、飞伞等极限运动；而其他绝大部分房地产公司的董事长，不仅公司的业绩没有能超过万科，而且董事长很少能离开公司一段时间，更有甚者，一些公司的董事长在外地开一周的会都开不下去，中途就得跑回公司处理事情。这表明，这些公司对董事长、总经理的依赖特别强，公司的运转不是靠一套制度和流程去推动，而是靠公司高层一两个人去推动。

二是这几年离开万科的金牌经理人也不少，但是万科的业务和发展速度不仅没有受到影响，而且还以每年30%以上的速度增长。

这就表明，万科的稳健成长，更多的是依赖于一套规范的制度和流程在运转，而不是依赖于公司的能人，尤其不是依赖于公司的某几个知名经理。

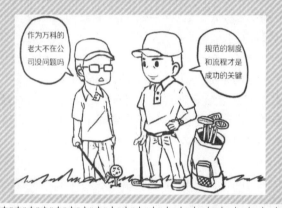

[案例] 万科的一整套系统的能量

万科总经理郁亮在接受专访时告诉说，万科已经在房地产的项目定位、住宅产品生产、职业经理的培养、跨地域管理模式、投诉服务等环节和方面形成了很多规范的做法、指引和制度，这使得万科形成了一整套企业运转系统。

系统素描

万科总部，是整个系统的心脏和大脑。只要是经过最高领导或者最高职能部门的认可，哪怕是最细小的信息和指令，都能在最短的时间内及时准确地传达到位于各个城市的万科一线全资子公司，并落定在正在同时开展的多个项目上。

"强势总部"形成的奥秘，并不主要在于流行的"矩阵式组织结构"管理模式，而在于总部与子公司权力的划分，万科将诸如投资决策权、财务承诺权、融资权、人事权和工资制订权等很多权力都"上移"到了总部，子公司更多地只是一个执行和操作的机构，这才是秘密所在。举一个比较典型的财权例子，万科的资金由总部统一管理，一线公司的主要款项支付都是通过集团结算网络统一支付，各一线公司的主要销售回款也集中存放在集团资金中心。

万科采用矩阵式组织结构来对子公司进行管理，子公司职能部门受子公司总经理领导，同时受总公司职能部门直线管理。尽管万科一直坚持采用"总部相对集权"的管理模式，但也并不是所有的权力都集中在总部，总公司与子公司、总公司职能部门与子公司职能部门之间也并不完全是指挥与被指挥、领导与被领导的关系，而是根据发展的需要和职能的种类，有些部门总部集权的程度极高，比如财务管理部门、资金管理部门、规划设计部门等；而其他职能部门，包括营销企划部门、工程管理中心等部门，总部更多的是通过制定政策和管理制度、规范业务流程和监督项目执行，来指导和服务子公司。这样既保证了总部对子公司的掌控和管理，又保证了一线子公司有相当的自主权，从而在具体业务中发挥自己的活力。

项目定位与发展流程、人事管理流程、财务管理流程、资金管理流程和行政管理流程，组成了万科整个系统的骨架和躯干。这些规范的制度和流程，是万科在多年的发展中一点一滴积累和沉淀下来的，这些制度和流程不断地成文化、规范化和优化，经过多年的使用和完善，这套系统已经成为万科核心竞争力的重要组成部分，对公司的健康、持续、高速发展起到了决定作用。

甚至在一些具体的事情上，万科都已经把做事情的流程规范化了，使得在很多细微事务上都有章可循。同时，万科内部形成了万科"忠实于制度"、"忠实于流程"的价值观和企业文化，这些制度和规范得以自觉和充分落实。

万科的内部网——集团站有数十条公司业务和事务的指引，只要是在公司可以归为同一类事情的，基本上都有一套规范的文字来指引，从而避免了同一件事情很多职员都要去摸索、主管部门和负责人都要去解释很多遍的情况发生。比如，员工的培训、转正、保障、离职、结婚、生子等琐碎事务，都有一套相应的指引，员工只要到公司的内部网上去点击，就对这些事务的步骤、细节一清二楚了。这样，既让员工做到了心中有数，有章可循，节约了个人的时间，又减轻了组织的运转成本。

万科在制度和流程管理上有不少创新，把很多具体事务性的工作上升到了制度和流程层面，这些标志着企业系统的健全和成熟。譬如，企业如何对待媒体采访，如何对待媒体的负面报道，就各有一款专门的制度来指引、来规范，制度内容中涉及了负面报道的定义、适用范围和接待负面报道的流程等条款，还有"要避免沟通内容成为采访内容"的字句。在国内很多企业还不太会接待媒体采访时，万科已经把应对媒体不同种类的问题都制度化了。万科制度之规范、条款之专业、逻辑之严密见于字里行间。

有了这套系统，使得万科在顺境时表现为企业肌体的健康、运转的正常和发展的稳健；而当市场大势低迷甚至险恶时，这套系统又能保障万科能将风险减小到最低限度，缩短渡过难关的时间。

万科的核心能力表现在这套系统、制度和流程上，但制度不是万能的，因为制度的执行是有成本的。而以"七个尊重"为核心的人文精神和企业价值观的形成和认可，是万科这套系统正常运转、制度真正执行、指引充分使用的基石，这才是万科最珍贵的。

系统对社会责任的反应

万科总经理郁亮在企业发展的顺境中提出了"3+1"的经营管理目标——万科

的目标是成为最受投资者欢迎、最受客户欢迎、最受员工欢迎和最受社会尊敬的企业，万科的经营管理会围绕这个目标来运作。郁亮认为，这"三个最受欢迎、一个最受尊敬"是对万科愿景"成为中国房地产行业领跑者"的具体解释和最新阐述。

把最受社会尊敬列为企业经营管理的目标之一，这在国内企业中是少见的，也是领先的。

很多企业对社会责任的承诺，更多的是停留在口头上，而万科不是这样。当拖欠民工工资成为政府部门重视、媒体关注的热点话题时，万科这套系统又开始运转了。这时，万科这套系统就不仅仅是人们心目中想象的只对"利润"、"经济效益"敏感的冷血的赚钱机器了，而更像是对社会、弱势群体充满良知和温暖的慈祥老人了。

万科集团工程管理部和财务部就向自己的一线公司发出通知，要求防止拖欠民工工资的事情在万科的项目上发生。万科集团工程管理部、财务部、审计法务部等四部门又制定出了防止拖欠民工工资的具体措施，从而实现未雨绸缪的目的。

在解决拖欠民工工资这一社会问题上，万科承担社会责任的主要方式是把必须按时支付民工工资的约定以及拖欠民工工资的违约责任写进合同中，具体解决方案是：今后所有新招标项目，必须在合同中明确约定承建商按时支付民工工资的条款，甲方有权对此进行核查。在承建商的选择和评估中应增加相应的内容，对有这方面不良记录的承建商应取消其投标资格。而对那些已经签订、还未履行完毕的施工合同，应尽快要求施工单位出具承诺函，如果承建商发生拖欠、克扣工人工资行为的，万科有权从工程款中扣除相应款项，直接支付给工人，并有权解除承建合同。

在深圳万科总部，记者亲眼看到了这些防止拖欠民工工资的公司文件和复印件。这些通知中还列出了施工合同应补充的"承包方责任"、"违约责任"的详细条款以及承诺函的参考格式。敏感地区的一线公司也把解决建筑商拖欠民工工资的具体方案上报到了集团。

尽管拖欠民工工资与房地产开发商并没有直接的关系，这件事情更多的是与地方政府、建筑承包方联系在一起的，"拖欠民工工资与我们没有法律关系，并不代表我们没有社会责任，在这件事情上万科完全可以做出自己的努力。"郁亮总经理说。

所以，要做好精细化管理，就必须从优化系统开始，否则就只能是做表面功夫。精细化管理是企业整体的事，需要对企业流程体系的系统设计，整体资源协调配合。所以，如果进行精细化管理，首要的工作是系统设计的优化，要着眼于组织资源利用的最大化，考虑整体流程的各个衔接点、流程的配合，并实现各块资源的最优配置等细节的问题。

（2）系统的落地：僵化——固化——优化的路径。

华为总裁任正非提出过一个有名的理论：在引进新管理体系的时候，要先僵化，后优化，再固化。他曾说："5 年之内不许你们幼稚创新，顾问们说什么，用什么样的方法，即便认为他不合理也不许你们动。5 年之后，把人家的系统用好了，我可以授权你们进行最局部的改动。至于进行结构性改动，那是 10 年之后的事情。"他的意思是一个系统建立起来后，首先要僵化，即要对维持系统有效运行的规则要僵化地、不折不扣地执行。

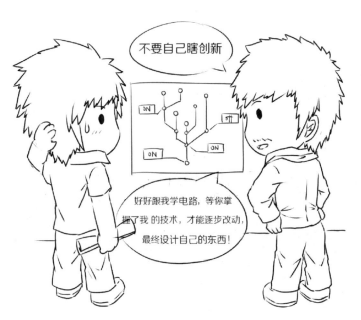

任正非语录

对成功的理解。什么叫成功？是像日本那些企业那样，经九死一生还能好好地活着，这才是真正的成功。华为没有成功，只是在成长。

职业化、规范化、表格化、模板化的管理还十分欠缺。华为是一群从青纱帐里出来的土八路，还习惯于埋个地雷、端个炮楼的工作方法。还不习惯于职业化、表格化、模板化、规范化的管理。重复劳动、重叠的管理还十分多，这就是效率不高的根源。

在引进新管理体系时，要先僵化，后优化，再固化。

——任正非

任正非为什么这么说？这正是他的谋略所在。很多著名的咨询公司在中国企业的战略案例出现滑铁卢。比如麦肯锡管理咨询公司，被美国《财富》杂志誉为"世界上最著名、最严守秘密、最有名望、最富有成效、最值得信赖和最令人仰慕的"的企业咨询公司，业务网络遍及全球，在 43 个国家拥有 82 家分公司，全球 500 强公司中的一半以上是它的客户。麦肯锡为全球最大的 200 家公司中的 147 家提供咨询服务，这些公司包括 120 家全融服务企业中的 80 家，11 家最大的化学制品公司中的 9 家和 22 家最大的医疗保健品企业中的 15 家，与多家客户拥有长达 15 年之久的合作。1993 年麦肯锡进入中国以来，做了 500

多个项目，其业绩，不仅本土咨询公司望尘莫及，即使是波士顿、埃哲森、罗兰贝格等国际咨询机构也无法比肩。应该说，麦肯锡的故事营销做得很出色。麦肯锡在中国是一个神话，一个传奇。但是，随着麦肯锡的客户越来越多，一些不成功案例开始出现了。于是媒体上又爆炒诸如"麦肯锡兵败实达"、"麦肯锡兵败康佳"之类的新闻。神话与神话的破灭，背后有什么问题？

首先需要了解咨询是做什么的。一，麦肯锡是干什么的；二，企业要麦肯锡干什么。第一问题，麦肯锡是做搞咨询的，就是利用外脑来当参谋，提供新的管理理念，协助经营者设计新的企业架构与业务流程。而有些企业，受神话蛊惑，对麦肯锡期望过高，把它当成妙手回春的华佗，哪有不败的道理。实达花费500万请麦肯锡做咨询，觉得自己亏；而乐百士花费1000万却说值。原因何在？这牵涉到第二个问题了：企业要麦肯锡来干什么。实达把麦肯锡请来当包治百病的神医，不仅虚耗数百万咨询费，而且原有架构、流程打散，新架构没能有效运作起来，营业损失巨大。

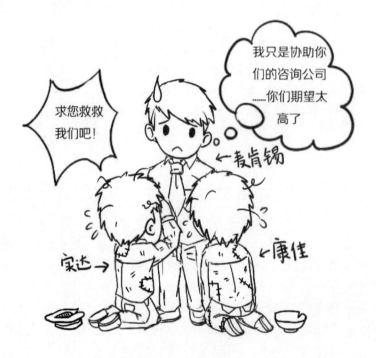

但在中国与知名企业的合作中连遭败绩，导致一时间有了"洋咨询不服水土"的议论。有人认为国际咨询公司对中国企业的社会生态环境和运作特点缺乏切身体验。每一个不合理的缺陷，都是有其故意或不得已的理由的。比如，中国企业中普遍存在一个现象，一些关键岗位如财务、采购等主管，昏庸糊涂而贪婪，下级可能有一些精明强干的，却屈居其下。出现这种情况的原因是整个社会的诚信缺乏，企业家要不断权衡"能力"与"信任"这两个因素。西方企业的职业化程度高，而中国企业大多数建立血缘、人缘、地缘的基础上。这一点影响到企业的组织结构和激励制约机制的设计。另一个原因是合作企业对麦肯锡期望过高。但麦肯锡对中国企业的企业病产生的原因缺乏深度把握的能力。诊断没有找到真正的病因，后续的管理支持就只能碰运气。

有两个问题需要考虑的是，一是大公司面临着国际系统方案如何本土化、系统不能实现目标时如何改进系统的问题。每一个系统都会通过一些细节性的错误来反映系统内的问题，如果这些问题是在系统范围内的，那么这些细节错误是可以容忍的，只要加以改进即可，万不可随意更换系统。只有在细节错误的数量超过了系统可容纳的错误的时候，才应该考虑更换系统；同时，更换系统还有一个系统控制问题，即操作者是否有能力来操控系统。有些企业整改没有成功，都是与断然更换系统有关。二是系统以及规则如何落地的问题。在中国，缺少的不是高瞻远瞩的战略家，缺少的是精益求精的执行者；不缺少各类管理制度，缺少的是对规章条款不折不扣的执行。很多企业的员工很聪明，特别是高知识分子集中的企业，往往聪明过多用于怎么绕过、修改或者破坏规则，或者自己制定规则，把规则当作一种工具，用来约束别人，而把自己当作一个享有豁免权的人独立于规则之外，不受规则的约束。每个人都想这样做，所以就等于没有规则。

下面分析任正非提出三部曲的原因及其做法。

任正非认为，如果在还没有引进的管理方法中实践，一上来就民主的让大家进行"优化"，一定会意见不一，因为每个人都有自己的经验，单凭过去的经验来套新的规则，会陷入形而上学。何况，华为又是高知识分子密度很大的地方，任正非深知这一点。他在一次讲话中说："华为员工很聪明，容易形成很多思想和见解，认识不统一，就容易分散精力。"另外，一个新的管理方法的引进，一定会触及一部分人的利益，戳痛个别人。这些人在"优化"的时候，自然会千方百计地找出理由，坚持不懈地抵触，越民主，越容易形成重重阻力，最后导致新管理的流产，这是一切软弱的改革者的软肋。但是，任正非也预料到"先僵化"会产生弊端，一个是形而上学，一个是教条主义。他的先僵化，后优化，再固化的体系是这样分成三步的：

【案例】

任正非的"先僵化，后优化，再固化"

一、僵化：站在巨人的肩膀上

僵化就是学习初期阶段的"削足适履"。任总在与 Hay 公司高级顾问 Vicky-Wrigbt 谈话时明确指出："我们引进 Hay 公司的薪酬和绩效管理，是因为我们已经看到，继续沿用过去的土办法尽管眼前还能活着，但不能保证我们今后继续活下去。现在我们需要脱下'草鞋'，换上一双'美国鞋'。穿新鞋走老路当然不行，我们要走的是世界上领先企业所走过的路。这些企业已经活了很长时间，他们走过的路被证明是一条企业生存之路，这就是我们先僵化和机械的引进 Hay 系统的唯一理由。任总是从发展的角度和针对东方人的特性来看到先僵化的："现阶段还不具备条件搞中国版本，要先僵化，现阶段的核心是教条、机械地落实 Hay 体系"。"我们向西方学习过程中，要防止东方人好于幻想的习惯，否则不可能真正学习到管理的真谛"。

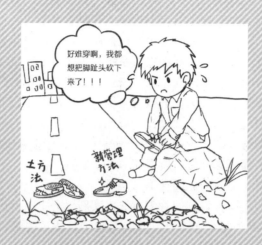

对学习 IBM 的管理，任总强调了同样的意思："要学会明白 IBM 是怎样做的，学习人家先进经验，要多听取顾问的意见。首先高中级干部要接受培训搞明白，在不懂之前不要误导顾问，否则就会作茧自缚。而我们现在只明白 IT 这个名词概念，还不明白 IT 的真正内涵，在没有理解 IT 内涵前，千万不要有改进别人的思想"。

任总在第一阶段汇报会上谈到公司引进 IT 管理系统的原则时，又明确指出了这一思路，并给出了大概的时间表："我们切忌产生中国版本、华为版本的幻想。引进要先僵化，后优化，还要注意固化。在当前二、三年之内以理解消化为主，二、三年后，有适当的改进。"

先僵化，说起来容易做起来难，削足适履肯定是个痛苦的过程。但削比不削好，早削比晚削好。总体来讲，公司还处于老实、认真、系统学习国外先进管理的阶段。在今后学习某种新的管理系统时，初期也应采取先僵化的方针。

二、优化：掌握自我批判武器

我们不能脱离公司的历史和发展阶段来讨论学习模式。公司提出要花十年时间实现与国际管理水平接轨，这说明在一个较长的时期内，公司都将处于一个规范化的阶段，一个追求管理进步的阶段。任总强调说："华为公司从一个小公司发展过来，特别是在中国发展起来的，外部资源不像美国公司那样丰富，发展是凭着感觉走，缺乏理性、科学性和规律性，因此要借助美国的经验和方法。我们必须全面、充分、真实的理解 Hay 公司提供的西方公司的薪酬思想，而不是简单机械的引进片面、支离破碎的东西"。

毋庸置疑，辨证、历史地看待僵化是极其重要的。两三年前我们引进的管理体系有的可能已经过去了僵化期，需要优化以至进入固化阶段了。也可能是在这一意义上，在十大管理要点中，简化、优化、固化成了不同往年的新组合。

僵化是有阶段性的。僵化是指一种学习方式，僵化不是妄自菲薄，更不是僵死。

任总以与 Hay 公司的合作为例讲到："当我们的人力资源管理系统规范了，公司成熟稳定之后，我们就会打破 Hay 公司的体系，进行创新"。这就是由僵化阶段进入优化阶段。

优化对象分为两块，一是国外引进的，一是自己创造的。

学习外国的，除了要注意不能耍小聪明还没学会就要改进之外，还要注意不在优化时全盘推翻，我们坚持的优化原则是改良主义。

改进自己的，则要防止故步自封和缺少自我批判精神。只有认真地自我批判，才能在实践中不断吸收先进，优化自己。公司认为自我批判是个人进步的好方法，并把能不能掌握自我批判武器，作为考核和使用干部的指标之一。任正非说："不能掌握这个武器的员工，希望各级部门不要对他们再提拔了。两年后，还不能掌握和使用这个武器的干部要降低使用。在职在位的干部要奋斗不息、进取不止"。《管理优化报》有一篇《还能改进吗？还能改进吗？》的文章，很好地表述了优化过程的连续性和优化课题的多样性。只要我们有了这样良好的思维和行为模式，优化就会成为一种企业文化，持续的管理进步就有了保障。

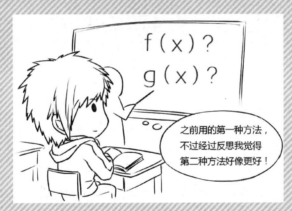

优化的目的是为了使我们的管理变得更有效和更实用，而不是将西方式管理改造成中国式管理或华为式管理。

三、固化：夯实管理平台

优化就是改进，优化就是创新。持续的管理进步需要持续的改进创新。人们说，世界上唯一不变的事情就是变化。因此，变化是经常的，但变化又是有阶段性的。我们能够把握的变化应该是一段时间内相对稳定的变化，就像我们只能踩在相对坚实的地面上才能够前进一样。因此，优化之后应是固化。

任正非指出，创新应该是有阶段性的和受约束的，如果没有规范的体系进行约束，创新就会是杂乱无章、无序的创新。我们要像夯土一样，一层层夯上去，一步步固化我们的创新和改进成果。表面上看来，公司的运作特点是重变，重创新，但实质上应该是在重固化和规范。固化就是例行化（制度化、程序化）、规范化（模板化、标准化），固化阶段是管理进步的重要一环。

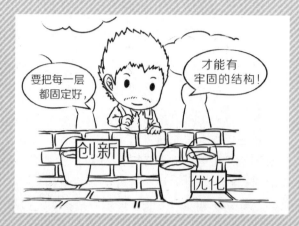

1. 例行化

管理就是不断把例外事项变为例行事项的过程。公司强调建立以流程型和时效型为主导的体系，就是要将已经有规定，或者已经成为惯例的东西，尽快在流程上高速通过去，并使还没有规定和没有成为管理的东西有效地成为规定和惯例。例外事项例行化，经验知识科学化，权力空间责任化，是公司对人负责制向对事负责制转变的关键，是各级干部的重要工作。将增值压力更直接地传递到每一个员工，就可以有效地提高人均效益水平。例行事项越多，处理例外的经理就越少；科学程序越多，归属个人的经验知识就越不需要；责任越能纳入流程，权力空间就越简明。

公司要进行的应该是围绕"事"进行的例行化，管理者的最大贡献就是利用自己的知识和智慧，解决业务发展过程中遇到的例外事项，并为例外事项的解决方法定出有效的规程或流程，然后交给拥有执行例行事项权力的秘书去做。

2. 规范化

有一些人学习态度不踏实，因此需要僵化。有一些人总在不停顿地创新，因此需要规范。中国人不重视规则和规范的特点，影响了对科学知识、技术和理论的积累。不断创新知识和技术，但没能有效地规范知识和技术，因而我们只有知识和技术，少有知识产权和技术标准。

因此，重视管理的规范化将是公司长期努力的目标和任务。规范化的具体手段之一是模板化、标准化，这是所有员工快速管理进步的法宝。

任正非指出，规范化管理的要领是工作模板化，就是我们把所有的标准工作做成标准的模板，就按模板来做。一个新员工，看懂模板，会按模板来做，就已经国际化、职业化了。你三个月就掌握的东西，是前人摸索几十年才摸索出来的，你不必再去摸索。各流程管理部门、合理化管理部门，要善于引导各类已经优化的、已经证实行之有效的工作模板化。清晰流程，重复运行的流程，工作一定要模板化。一项工作达到同样绩效，少用工，又少用时间，这才能说明管理进步了。例行化（制度化），规范化（模板化），两化的结果是固化，也是简化。有了固化和简化，就可以使我们在进一步夯实的管理平台上，再建一层楼，使公司核心竞争力获得持续的，有质量的提升。

> 僵化式学习，优化式创新，固化式提升，进一步学习，这就是华为的管理进步三步①。

这套理论，能实现的首要条件是最高领导层必须能坚定不移地推行政策，不畏惧那些阻碍和反对的声音，才能最大化的起到理想的效果。因此，在企业管理的初期阶段僵化是必要的。员工有了规则意识之后，才能使系统保持着一种稳定的运行状态。接着进行优化，在组织内部就存在的问题进行某一个系统的改进。经过不断改进，在现有的系统内某一个程序或某一个环节比较完善，实现了效率的最大化。经过多次反复的实践证明的制度和流程，以一定的方式将其固定下来，实现固化。如果系统没有调整，固化的制度流程就可以千百次不断地重复使用。

3. 制度化

精细化的落地有赖于制度的建立。制度是技术发挥其作用的保证，没有正确的运营制度，技术有时会成为工作效率和经营效益的障碍。而且一个良好的制度，能够鼓励人们进行科学与技术的创新；相反，一个不良的制度会阻碍人们创新的积极性。一个组织制度的好坏，要视乎制度的建设情况。

下面用一个小故事"七个人分粥"说明管理中制度的重要性。②

【案例】"七个人分粥"

7 个人住在一起，每天的食物就是一桶粥

	制度	结果
1	抓阄决定由谁分粥	每个人每周只能一天吃饱，就是自己分粥的那天
2	推选一个道德高尚的人分粥	贿赂，腐败
3	组成了 3 人分粥委员会和 4 人评选委员会	两个委员会互相攻击，扯皮完时粥凉
4	轮流分粥，分粥的人等其他人挑完后拿剩下一碗粥	为了不让自己饿肚子，尽量分得平均。快乐和气

不同的制度，有不同的风气。曾经有七个人住在一起，他们每天的食物就是一桶粥。如何解决分粥的问题？先后有四项不同的制度安排，一开始，第一种安排是自然而然产生的制度安排，先通过抓阄决定由谁分粥。这种制度简单易了，容易操作，大家的机会均等，体现了公平的原则。其结果是，每个人每周只能有一天吃饱，就是自己分粥的那天，这不是理想的结果。于是提出第二种安排，推选一个道德高尚的人分粥，但其结果是，产

---

① http：//www.chinabpm.net/guandian/2015-02-10/389_2.html 流程管理应该先僵化、后优化、再固化，中国流程之家.

② 参见丁朝霞：《审计学——轻轻松松学审计》，中山大学出版社，2013 年版.

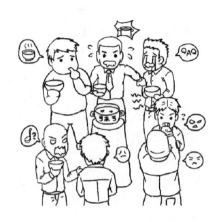

生了贿赂和腐败的现象。因此做了调整，提出了第三种制度安排，组成了 3 人分粥委员会和 4 人评选委员会。分粥委员会的人员由评选委员会产生，但其后果是，两个委员会互相攻击，扯皮完时"粥都凉了"。可以说第三种制度也是不理想的。鉴于此，于是重新改革，提出了第四种制度安排，只是在原来的制度安排的基础上加一道小小的程序，即轮流分粥时，分粥的人等其他人挑完后拿剩下的一碗粥。其结果是，每个人为了不让自己饿肚子，必须尽量分得平均，其结果是呈现一片快乐和谐的氛围。

这个小故事只是一个社会的缩影，是为了说明制度产生不同的结果，而通过各种假设而专门设计的案例。现实情况并不是这么的简单，一是假设社会的资源是贫乏的或者是有限的，对结果是在乎的。假如社会的资源是充沛，大家都很富余，对结果无所谓，他们制度的安排急迫性就不高了。二是假设负责分配的人员与结果是相关的。如果这些有投票权的专家由于没有自身相关性，其选择不一定是正义或道德的。但无论如何，不同的制度将产生不同的后果。

如果制度设置错误，将使这一套系统得到了与期望值相反的输出结果，这就是制度带来的结果。

【案例】

穷国爱给经济套枷锁①

世行报告称，烦琐手续是贫穷国家经济发展主要障碍。国家越穷手续越繁"钱，钱，钱，把你的钱都掏出来。"一名安哥拉警察一边搜着记者的皮夹、腰包和口袋，一边傻笑着说。他把所发现的本国货币全部收走，没有开一张收据。这在光天化日之下发生在安哥拉首都罗安达机场。令人吃惊的不是安哥拉警察掠人钱财，而是该国的规章制度实际使这种现象成为必然。

---

① 金羊网 2004 - 09 - 27 14：54：32http：//www.ycwb.com/gb/content/2004 - 09/27/content_ 768461. htm.

安哥拉禁止输出其纸币，尽管它们在其境外毫无价值。男女旅客必须分别在机场设立的两个毛玻璃小房间里排队接受搜身。这种令人难堪的做法不可能使外界对该国政府所宣扬的反腐运动产生信心。

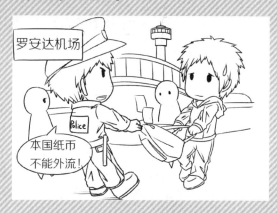

制度越令人厌恶，人们就越想通过贿赂免受其苦。世界银行的调查报告显示，烦琐讨厌的手续几乎是所有贫困国家经济发展的主要障碍。

例如，在海地注册成立一家新公司需要等203天，比在澳大利亚长201天。在埃塞俄比亚注册公司，业主必须在一个银行账户存入相当于15年平均收入的余额，然后这个账户就被冻结。在全世界42个最富的国家中，这种对资本的规定因充分证明没有必要而已被取消。

在尼日利亚的商业都会拉各斯登记一桩土地买卖需经21道手续，耗费274天。官方收取的手续费占地产交易价值的27%。在挪威，完成此事不用一天，费用仅占地产价格的2.5%。

执行不力效果适得其反

在穷国经商，管理费和手续费比在富国分别高两倍和一倍。一种普遍的说法是，这并不重要，因为穷国的规定很少如实执行。要遵守所有规定非常困难，所以在穷国的企业往往采取非正式的形式。也就是说，它们不受法律约束，也不纳税，始终保持小规模，以免被发现。它们无论如何也不可能从官方的银行系统获得信贷。

穷国政府常常试图以法令提高国民的收入，如规定公司提高工资。这种做法很少取得预期效果。最低工资如果定得过高，就业机会就会减少，反而蒙受了最不想要的后果。在布基纳法索，夜班和周末工作受到禁止，要解雇一个人，雇主必须首先对此人进行再培训，安排他干另一份工作，还要付一笔相当于18个月工资的钱。由于这个原因，90%以上的布基纳法索人现在仍是农民。

旨在保护妇女等弱势群体的法律，其效果常常适得其反。在土耳其，结婚的妇女可有一年时间考虑是否辞职，如果她决定辞职，雇主就必须付她一大笔解雇费。因此，公司一般雇佣男子，只有16%的土耳其妇女有正式工作。

穷国可能有很多规定"保护"工人，但它们往往缺少保护产权的可靠制度。

自世界银行一年前发表关于投资环境的报告以来，抽样调查的 145 个国家中有 58 个国家的情况明显改善。但改善的程度很不平衡。在改革成果最为显著的前 10 个国家中，7 个是欧盟的新、老成员国。而实行改革的贫困国家不到 1/3，且变化也小得多。

世界银行估计，如果一个管理最糟的国家迈进管理最佳者的行列，其年经济增长率会提高 2.2 个百分点。（《经济学家》文）

相反，迈向管理最佳者的行列的正面例子是近几年来政府的简政放权的例子。十八大报告提出，深化行政审批制度改革，继续简政放权。推动政府职能向创造良好发展环境、提供优质公共服务、维护社会公平正义转变。为深入贯彻落实党的十八大精神，国务院第一次常务会议提出，把减少行政审批作为职能转变的突破口，大幅减少和下放行政审批事项，真正向市场放权，发挥社会力量作用，减少对微观事务的干预，激发经济社会发展活力。

减少行政审批，必须有壮士断腕的政治勇气。如果说改革是拿刀割肉，那么减少行政审批就是一把最锋利的改革之刀。据媒体报道，中央政府仍有 1700 多项审批项目需要审批，地方审批项目更是难以计数。有专家在全国政协十二届一次会议上发言时举例说，在全面推行行政审批制度改革 12 年后的今天，仍有企业家感慨，投资一个项目竟要过 53 个处、室、中心、站，经 100 个审批环节，盖 108 个章，全程需 799 个工作日；甚至老百姓办个准生证，也需经过 10 多个单位盖章，签字 40 多个，耗时 2 个月。深化行政审批制度改革，大幅度减少行政审批事项，是发展的需要，人民的愿望，是实现中国梦的必然要求。真正做到凡公民、法人或者其他组织能够自主决定，市场竞争机制能够有效调节，行业组织或者中介机构能够自律管理的事项，政府都要退出；凡可以采用事后监管和间接管理方式的事项，一律不设前置审批①。

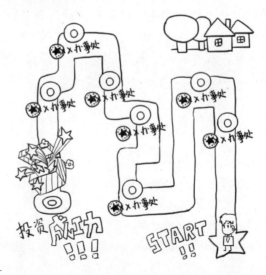

---

① http：//cpc. people. com. cn/pinglun/n/2013/0415/c78779 - 21133576. html 把减少行政审批作为职能转变的突破口熊若愚.

4. 数据化

精细化管理体现于数据。管理要严谨；严谨来自数据。作家梁晓声曾把中国分为三个中国：数字中国，网络中国，身边的中国。而美国也有一句谚语："除了上帝，任何人都必须用数据来说话。"数据已成为了度量科学、衡量生活的标准。精细化管理是通过对数据的分析研究，来确定具体如何操作的。在管理中最忌讳"大概、差不多、可能是这样"似是而非的判断，也忌讳主观的臆想与无序的安排，容易误事、坏事。因此管理中要有数字化的观念，要学会用数字化方法来描述企业活动的目标、计划、运行状态的特征，更要懂得运用数学工具总结、判断、预测企业各项活动的规律，以便更加客观的、准确的、系统的计划安排企业的作业活动，使企业能够高效、低耗的运行。数据化强调的是用数据说话、用数据分析、用数据要求、用数据检验。它的作用表现为 8 个方面。

【小知识】精细化管理数据化的作用

1. 用数据明确要求，让员工知道怎样做是正确的。

2. 用数据明确标准，让员工知道做到什么程度是正确的。

3. 用数据明确目标，让团队知道任务的海拔高度，知道自己行程距离。

4. 用数据明确计划，让团队知道应该怎样走，他们可以得到什么装备，什么供给，知道怎样分配资源，怎样使用装备。

5. 用数据扫描环境，知道企业产品与竞争者是否有差距，差距都在那里，差距多大。

6. 用数据检讨执行，查找执行与计划的差距。

7. 用数据推演数据，找到科学的结果。

8. 用数据链接数据，找到企业管理中的漏洞

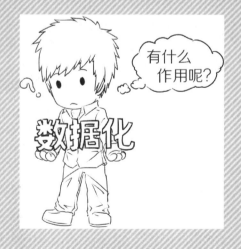

这八个作用可以归纳为四点。一是用数据明确要求、标准、任务、计划。二是用数据扫描环境，找差距，检讨执行。三是用数据推演数据，找到科学的结果。四是用数据查找管理中的漏洞。

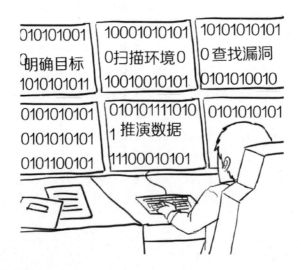

一、用数据明确要求、标准、任务、计划

（一）用数据明确目标

首先，要使任务目标明确化。

企业的目标往往是用传统的表述方式，用一些模糊的概念来表述目标，比如："与客户保持密切的联系"，"定期检查绩效"等等。这种模糊的表述很难与实际工作计划和激励考核连接起来，这是与管理、控制的目标脱节的，因为只有量化的目标、只有分解的目标才能给员工提供明确的指针，企业内的组织与个人才会知道他们应该做什么，不应该做什么，做到怎样才是合格，做到怎样才是优秀。将要改变的工作设定具体的、量化的目标，比如说"在合同批准后三周内提交项目预算"，"项目的总支出不得超出预算的5%"等等，这样每个员工都清楚自己工作要达成的目标，也清楚了要遵守的原则，企业的作业效率得到了极大的提高。

任务明确很重要的一点是要规定期限，比如对于何时实现目标，必须有明确的说明，如"一个月内""一年内"，等等。

其次要使用一些能让任务目标明确化的手段。目标要简明扼要，要具体化，要定量化。比如说"我们要求降低成本"、"近期的工作是提高效率"、"狠抓质量"等等这样的话，是简明扼要，但只代表工作方向、阶段性工作的重点，但是这种任务要求怎样落实到具体工作中去，大多数领导没有细化、量化，所以我们提出的目标、任务往往流于形式，不了了之。正确的表述目标是，比如："在一年内成本要降低15%"，"计划用三年的时间，将生产效率提高25%"，"用两年的时间，把产品的合格率提高到99.99%"，等等。比如提到"微笑服务"。到底怎样的笑称为微笑？如果没有具体的规定，员工无所适从。而沃尔玛规定面对顾客时要常露微笑，后面写的注释是："露出8颗牙"。量化细节，露出8颗牙就是真的在笑了。

二、用数据扫描环境，找差距，检讨执行

一个企业要时刻注意同行业的进步情况，要知道别人的质量标准进展情况、生产效率

提高情况、成本控制情况，然后把它们作为本企业的最低执行标准，以便赶超其他企业、处于领先地位，这个最低标准就是基准化。

福特汽车公司于 20 世纪 80 年代初期开发金牛座（Taurus）轿车时，就运用了基准化方法，取得了极大成功。公司列出了 400 多个顾客认为最重要的性能指标，然后按照达到或超过竞争对手相应指标的最佳水平的要求，确定这些性能指标的基准水平。最后按基准化要求设计和制造出性能优越的金牛轿车。当金牛座轿车后来进行现代化换型时，福持汽车公司又将所有的性能指标再次基准化。

【小知识】基准化过程四步骤

基准化过程有下述 4 个步骤：

第一，成立基准化计划小组，小组的任务是确定什么应当基准化，竞争对手是谁，怎样收集数据。

第二，收集内部的作业数据和竞争者的数据。

第三，分析数据，找出绩效的差距并确定是什么原因造成了这些差距。

第四，制定和实施改进计划，最终达到或超过竞争者的标准。

总结一二点，通过明确目标，以及查找与先进企业的查距，将目标分为可测量的标准，然后分解到组织内部的各个执行部门及其组织内的各个工作成员，变成他们的具体任务要求及其作业指标，然后分析组织内部的资源情况、能力条件，以及为完成总体目标，本部门、本部门的员工应该承担的目标是什么，及其是否有能力承担等等，此时任务的完成不仅有先进性，也有可行性。

三、用数据推演数据，找到科学的结果

用数据推演数据，找到科学的结果。企业规划中经常使用甘特图、线性规划、盈亏分析、边际理论等等的数理关系模型，数学工具更是被大面积的使用，这种现象说明管理学界已经开发出适用于企业的数学工具，也说明企业更需要精确的描述企业运行状态，更需要精确地分析企业存在的问题，这些只有数字才能做得到。

【案例】数据精细化的力量

红豆的销售额曾位居中国服装企业销售排行榜亚军。但为了改变粗放式管理，在车间管理中规定，工人加工衣服时，两件连着的衣服拷边线不能超过 1 厘米。财务数据显示，通过科学合理拼版、裁床使原来采购预计制作 8000 件服装的面料节省了 416 米，仅此一项就可节约成本 5%。

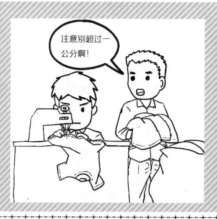

【小知识】为什么需要精算师

精算师被称为"金领中的金领"，是世界上收入最高的职业之一，最近几年美国行业最佳职业调查发现，精算师始终处于排名的前 3 名之内。在北京公布的十大高薪职位中，高级保险精算师位居榜首。

为什么他们收入这样高呢？因为他们可以计算出一项投资或者一项新业务的盈亏概率，尤其在保险、金融、赌博领域，一般新业务论证时，都要请国际精算师进行盈亏概率推算。凭借精算师的知识和专业素养，未来的领域不仅仅局限在保险，投资、金融监管、社会保障、人口分析、经济预测、福利彩票等领域，都有精算师的用武之地。精算师其实就是运用概率数学理论和多种金融工具对经济活动进行分析预测，用精算方法和技术解决经济问题的专业人士。

精算师的存在说明企业需要大量的数据，这个行业存在的本身说明企业活动有着很强的数理联系，可以通过数理关系找到想要的结论，以便用于企业决策或者规划。

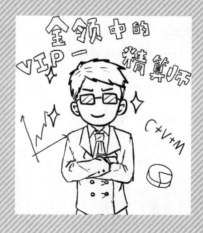

企业活动有着很强的数理联系，可以通过数理关系找到想要的结论，以便用于企业决策或者规划。

四、用数据查找管理中的漏洞

企业运行中所有数据都是相互关联的，销售数据、生产数据、采购数据、财务数据都是相互关联的，透过这些数据可以看到企业管理中问题。

精细化管理要求数据化，数据化记录是一个组织的成长日记，也是组织运行中的黑匣子。不仅仅可以在数据中找到行进的足迹，更可能在其中找到自身管理的问题，以便分析总结，修正自己的目标、计划，实现可持续发展。

数据化过程可以分为三步：一是将原始数据真实记录；二是归纳考察；三是联结分析。

第一步，原始记录。数据化最重要的一步，也是最基本的一步，就是真实与完整地保存经营过程中的数据，以便让管理者在分析历史数据过程中，找到经营管理中的问题，提出改善措施。解决问题需要四个基础，确立观念、收集信息、逻辑分析和使用专业工具。很多企业聘请高级管理人员，同时也掌握强大的专业工具。管理者的逻辑分析能力、专业数据工具的使用能力并不欠缺，但是在管理企业方面却存在很多问题？有时候还不如一些小学未毕业的"土八路"的老板呢？有些原因是因为他们所做的决策并不是领先企业真实的原始记录，行业信息、企业信息、需求信息掌握得不够全面，将数据工具建立在空中楼阁中。不少管理专家拿不出解决实际问题的方案，开不出对症的药方，不是专业知识不够，常常是对企业缺乏全景式的了解造成的。因此，原始数据就像病人的病历和病志一样重要。

很多中国企业家喜欢聘请高素质人才，但不喜欢留存历史记录，也不希望职业经理人了解企业的真实的财务数据、销售数据、生产数据，对外聘的经理有所隐瞒，使得这些经理只能雾里看花地提出一些方案，而不是踏踏实实地分析一些问题，解决一些问题。因此，经理人的作用并没有得到充分的发挥。因此，企业的历史数据，对于管理者相当重要。

第二步，归纳总结。数据如果不能理解的，那只是纯粹的数字。如果整理成有序的数据可以说明问题、反映问题。数据归纳分析原则一般有考核期数字合并、同类项数字合并、时间轴曲线、二维坐标比较方法等。考核期合并是指在考核一定时间周期内的业绩时，需要累加各个期间内的工作成果。比如任期内销售收入多少，就需要将任期各年的收入以及所管辖范围内的收入进行相加。同类项合并是指按照考察对象的标准统计各个对象的合计量。比如按各种产品、车间，人员的产品的数量进行统计相加。时间轴曲线是以时间运动为横坐标，以统计对象为纵坐标，画出统计对象的运动规律，以便预测趋势。二维坐标比较是指将各自考察对象分别按横纵坐标做出同类项之间的比较图。比如各种产品的销量的对比图，各种产品的成本收入率等。

第三步，联结分析。孤立地看待某一项数据，会像盲人摸象一样，可以对事物有一个整体的认识，但是可能陷于只知其表不知其里的困境，无法得出真实的情况，也会得出与事实不符的结论。全方位的解剖分析数据才能够了解整体的情况，才能够驾驭事物的发展。这就需要把相关数据连到一起来分析。分析联结的内容，找出问题，从而得到更好的发展。

五、信息化

管理人员必须能够随时随地获得他所需要的数据。比如某种商品在商店里一共有多少？上周的销售量呢？昨天呢？去年呢？订购了多少商品？什么时候可以到达？要时时控制处于任何地点的商店，要在现有的基础上扩大经营规模，就要密切追踪信息处理技术的进步。这些都需要以信息技术在数据化的基础上推动精细化管理。

> **【案例】联想：信息化帮助企业精细管理**
>
> 20 世纪 80 年代中期，联想集团生产电脑时采用的是大计划、大采购、大推销的企业推动模式，年库存周转率只有 1.7 次，非材料成本的费用高达 20% 以上，积压损失高达 5%。1998 年全年财务结算时发现少计入 2700 万元的辅料成本，主要原因是这部分辅料成本计入到了在线存货，而没有计入到当期的各个产成品上去，不断积累的辅料库存，在年终才发现。
>
> 为了提高管理效率，联想强化信息化管理，加大信息化建设方面的投入，花 1.5 亿上 ERP（企业资源管理）系统，花 1 个亿上 SCM（现代物流与供应链管理）系统。同时，通过深入贯彻在个性化服务的基础上实现全程精细化管理的策略，提高管理效率。库存周转期、应价应付账周转期等经营数据明显缩短。
>
> 联想集团与 IBM 合作前，全球每个月有 2 万个订单、20 多亿的营业额、4000 多笔采购、4000 多笔费用，70 多人加班加点做核算，30 天才能出来一份并不十分准确的财务报表。而今 179 个利润中心、32 个职能部门、1400 多个成本中心的统计合并报表，在月末结算后的第 5 天就可以出来。
>
> 联想集团 2×××年库存周转为 20 天，而 1995 年库存周转为 72 天，以 2000 年库存资金平均余额 9.63 亿元计算，相当于降低资金成本 1.26 亿元。按照 2000 年收入 200 亿元计算，产品积压损失由 1995 年的 2% 降低到 0.19%，估算节省成本 3.62 亿元；应收款周转天数由 1995 年的 28 天降低为 2000 年的 14 天，相当于降低成本 4700 万元；应收款坏账占总收入比例由 1995 年的 0.3% 降低到 2000 年的 0.05%，相当于降低成本 5000 万元。（注：信息化帮助企业精细管理，时代经贸，翟福军，河南商丘职业技术学院）
>
>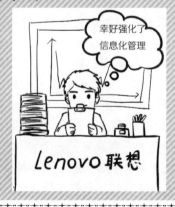

这个案例说明，实施精细化管理更是离不开信息化，但前提之前得在企业实现数据化。数据信息化解决了决策与调度的高效化、沟通与控制的实时化、存储与检索的条理化等问题。有了数据的信息化，能够实施高速运算，海量存储和精确执行。

第一，高速运算。计算机几秒钟的运算量相当于一个人几年的计算量。计算机硬盘如果只存储以文字记录的图书的话，可以存储 150 万册图书，相当于一个中型图书馆的信息量。

第二，海量存储。大型计算机或者大型服务器，它的计算量与存储量更是惊人，计算速度以每秒万亿次计。计算机在信息记录与处理能力方面优越于人类。

第三，精确执行。人类因为观念、情感、疲劳、沟通衰减会大大降低信息的传播准确度，也会使执行的准确度、力度降低。心理学上有一个试验，一句话由第一个人传播到第10个人，原义或概念就会走样，准确率低于 50%，原因是人类的表达与解读会错位，两个人概念系统、表述系统有差距，一个人理解的概念与表述的词语是一样，另一个人又是另一样，所以造成传播失误。计算机就不存在此类问题，一个命令从一个计算机传播到另一个计算机，依次传送到一百个、一千个计算机上，命令都不会走样，命令还是那个命令，所有接到命令的计算机会执行同一动作、比任何军人都准确。

一个正确的决策要求决策者具备观念、逻辑分析能力、信息掌握数量、专业分析工具等四个方面素质。决策者从观念上来讲一般都是先进的、客观的，从逻辑分析能力上来讲思辨能力都很强。决策者但在实现中却经常患得患失、盲目冒进。决策者往往会碰到这样的决策困境："要么干，要么不干，否则机会就过去了"。什么原因呢？大多数都是信息掌握不全和信息归纳分析太慢造成的，决策者没有看透事物的本质，所以举棋不定。具体原因有几种，一是信息掌握不全，产生了盲人摸象的心理；二是信息掌握较全面，但是没有快速加工成有用的决策依据，面对海量信息如坠云里雾里，因此决策者此时会产生一种哈姆雷特的呻吟："干还是不干，这是一个问题"。三是无法取舍，导致选择困难症，"布里丹毛驴效应"是决策之大忌。当面对两堆同样大小的干草时，或者"非理性地"选择其中的一堆干草，或者"理性地"等待下去，直至饿死。"非理性地"选择要求在已有知识、经验基础上，运用直觉、想象力、创新思维，找出尽可能多的方案进行抉择，以"有限理性"求得"满意"结果。四是无法独立思考，缺乏主见。喜欢人云亦云，缺乏主见的人，是不可能做出正确决策的。五是目标不合理。不要总是试图获取最多利益。过高的目标不仅没有起到指示方向的作用，反而由于目标定得过高，带来一定心理压力，束缚决策水平的正常发挥。

【小故事】射雁：缺乏主见人云亦云

从前，有兄弟两个看见天空中一只大雁在飞，哥哥准备把它射下来。说："等我们射下来就煮着吃，一定会很香的！"这时，他的弟弟抓住他的胳膊争执起来："鹅煮着才会好吃，大雁要烤着才好吃，你真不懂吃。"哥哥已经把弓举起来，听到这里又把弓放下，为怎么吃这只大雁而犹豫起来。就在这时，有一位老农从旁边经过，于是他们就向老农请教。老农听了以后笑了笑说："你们把雁分开，煮一半烤一半，自己一尝不就知道哪一种方法更好吃了？"

哥哥大喜，拿起弓箭再回头要射大雁时，大雁早已无影无踪了，连一根雁毛都没有留下。

这故事说明如果不能有效运用自己的独立思考能力，随时随地因为别人的观点而否定自己，决策很容易出现失误。

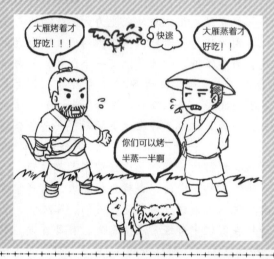

【小故事】捕鼠：没有决策纪律，没有抓到本质

一个越国人为了捕鼠，特地弄回一只擅于捕老鼠的猫，这只猫擅于捕鼠，也喜欢吃鸡，结果越国人家中的老鼠被捕光了，但鸡也所剩无几，他的儿子想把吃鸡的猫弄走，做父亲的却说："祸害我们家中的是老鼠不是鸡，老鼠偷我们的食物咬坏我们的衣物，挖穿我们的墙壁损害我们的家具，不除掉它们我们必将挨饿受冻，所以必须除掉它们！没有鸡大不了不要吃罢了，离挨饿受冻还远着哩！"

这故事说明一方面现实中的风险牵涉到自己的切身利益时，往往就不容易下决心执行了。另一方面也说明了没有抓到问题的实质。

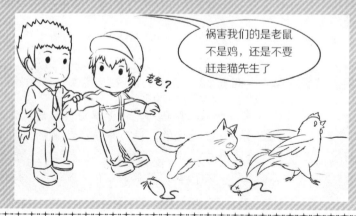

【小故事】捉火鸡：目标过高

有个人布置了一个捉火鸡的陷阱，他在一个大箱子的里面和外面撒了玉米，大箱子有一道门，门上系了一根绳子，他抓着绳子的另一端躲在一处，只要等到火鸡进入箱子，他就拉扯绳子，把门关上。有一次，12只火鸡进入箱子里，不巧1只溜了出来，他想等箱子里有12只火鸡后，就关上门，然而就在他等第12只火鸡的时候，又有2只火鸡跑出来了，他想等箱子里再有11只火鸡，就拉绳子，可是在他等待的时候，又有3只火鸡溜出来了，最后，箱子里1只火鸡也没剩。

这故事说明不要总是试图获取最多利益。过高的目标不仅没有起到指示方向的作用，反而由于目标定得过高，带来一定心理压力，束缚决策水平的正常发挥。事实上多数环境中，如果没有良好的决策水平做支撑，一味地追求最高利益，势必将处处碰壁。很多人在当情况开始恶化时，依然紧抱着缥缈的勾想，无法客观分析状况，以赌徒的心态，盲目坚守以致持续深陷，直至无法挽回的地步。这时平衡的心态往往更重要。

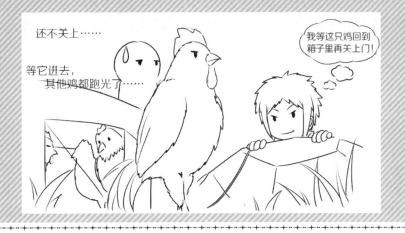

把眼前的机会抓住了，把手头的事情办好了，就意味着胜利，意味着成功。与其在那里好高骛远设计，绞尽脑汁地编织出一个又一个方案，不如面对现实，抓住机会，竭尽全力，把眼前最重要的事情办好。美国通用电气公司总裁杰克·韦尔奇把决策能力看成是"面对困难处境勇于做出果断决定的能力"，看成是"始终如一执行的能力。"因此，决策具有复合性，是一种合力，必须从自己的洞察力、分析能力、直觉能力、创新能力、行动能力和意志力等方面进行不断地训练，在不断地失败与成功之间，才能够不断地摆脱犹豫不决，进行相对理性的选择，才不会成为布里丹的驴子！

前面提到的是决策的决断力。接下来就是如何利用信息来为自己的决策提供依据。那么，怎样把信息加工成有用的决策依据呢？

信息需要及时提供，只有及时的信息才有价值。任何事物的运动规律都可以用数学模型来表示，有些领域可以通过用数学模型来建立因果关系，有些领域还没有建立起客观、准确的数学模型。但是即使是有数学模型的经济规律，在处理大量信息时，人工计算量是很大的，有时得不到即时的结果，往往错过机会，信息已失去意义。

【案例】天气预报的发展：信息的及时性

天气预报是如何预报天气的呢？这还要从世界上第一张天气图（weatherchart）的问世谈起。1820 年，德国人布兰德斯利用《巴拉丁气象学会杂志》上登载的气象观测资料，将 1783 年各地同一时刻的气压和风的记录填在地图上，在莱比锡绘成了世界上第一张天气图。当时人们就想：如果把每天的记录标记下来，然后观察气压和风向的变化，这样不就可以预测世界各地的天气状况了吗？

于是，天气图的诞生拉开了天气预报的发展序幕。但是，对天气图预报起推动作用和快速发展的却是 1853～1856 年英、法向俄国发动的克里米亚战争。1854 年 11 月 14 日，英法联军包围了塞瓦斯托波尔，当陆战队即将在巴拉克拉瓦港湾地区登陆时，风暴从天而降，黑海顿时狂风巨浪，法国军舰亨利四号葬身于佛斯陀，英法联军几乎全军覆灭。

这一灾难使得拿破仑三世痛定思痛，他责令巴黎天文台台长勒弗里埃研究这次风暴。于是勒弗里埃向世界各国天文台和气象工作者发出求援信，搜集 1854 年 11 月 12 日至 16 日这 5 天的气象资料。这一行动得到科学家们的支持，勒弗里埃收到了 250 封信函。借助这些数据资料，他绘制了 5 张逐日天气图。经研究他发现：这次风暴是从西北向东南移动的，11 月 12 日至 13 日这一风暴还在西班牙和法国西部，14 日时东移到黑海地区。如果当时能及时做出天气预报，灾难是可以避免的。1855 年 3 月，他向法国科学院建议，组织观测网，迅速地将观测资料集中一地，分析绘制天气图。1856 年，法国组建了第一个正规的天气服务系统。欧洲的其他一些国家以及美国、日本也都相继组织观测网，开始拍发当日的气象观测结果，绘制天气图，开展天气预报服务。

天气图预报方法已有 100 多年历史，自从有电报后，各地同时间观测的气象资料能及时集中到各国的气象中心，分析出天气图。天气图主要分地面天气图及高空天气图，图上密密麻麻地填满了各式各样的天气符号。每种符号代表一种天气要素的测量值或一种天气现象，所有这些符号都按统一规定的格式填写在各自的地理位置上，这样就可以把广大地区在同一时间观测到的气象要素，如风、温度、湿度、

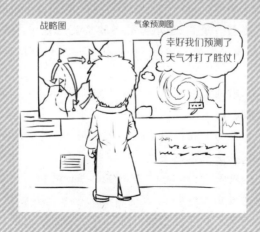

气压、云以及阴、晴、雨、雪等统统填在一张天气图上，从而构成一张张代表不同时刻的天气图。有了这些天气图，预报人员就可以进一步分析加工，并将分析结果用不同颜色的线条和符号表示出来。

天气预报的数学模型很早以前就建立了起来，但是在计算机应用之前，这些数学模型应用的很少。原因是当数学家们计算出结果后，时间可能已经过三四天了，对于第二天的预报已经没有意义了，但是计算机的应用解决了这个问题。我们每天在新闻联播后看中央电视台的天气预报，云层的运动图就是计算机模拟运算的结果。甚至现在我们已可以准确地预知到下个月全世界各地的天气，此时信息充分发挥价值。

因此，信息化能让决策者从庞杂无序的信息中，迅速提炼出决策依据的数据，提高决策效率。决策者不必学习或懂得数学模型的机理，一个现成的软件通过运用，计算机就会给出结果。

（1）利用信息化系统使决策效率提高。

企业在管理中实现信息化，往往在决策的效率得到提高。只是提高的程度有所不同。比如有的系统，企业人员原来80%时间用于收集信息，20%的时间用于决策。使用系统后，两项工作调转过来，20%的时间用于收集信息，80%的时间用于决策，决策的正确性大大地提高了。

【案例】布鲁克斯公司决策效率的变化

在信息化之前，布鲁克斯公司的高层管理者依靠个人的电脑打出的报告。各种不同的报告来源导致了数据的不一致。为了消除这种不一致，总经理希望有一个单一的来源的相对集中的数据库，于是建立经理信息系统的EIS数据库。从这个数据库中可以得到他们想要的各种数据。比如，负责销售的高级副总裁可以查看库存数据，商品总经理可以查看产品数据。系统包括220个不同变量类型的数据库，不同权限的经理可以随时得到下列信息：销售量、标的价格、库存转移、退货、不同级别的收据和成本等。这些数据中的销售量也可按式样和颜色进行划分。利用商品条码和将扫描器连接在计算机化的登记器上，信息以彩色和图形方式输出，它们很容易使用而且便于理解。总经理可以使用EIS完成每周的"最畅销商品报告"、"最滞销商品报告"和"颜色分析报告"。他可以将这些报告做成他希望的形式，能够迅速区分出哪些要再订货的，哪些要降价销售的。

新的EIS被证明是一种对管理者非常有效的工具。在安装此系统之前，高级管理者将他们80%的时间用于收集信息；20%的时间用于决策。现在正好反过来了。"过去星期一早上最典型的事情就是四处收集各种数据，现在则是坐在那里分析数据"。

（2）利用信息化系统进行调度控制。

企业在管理中实现信息化，能够方便企业实现实时物流周转和调度控制。

【案例】沃尔玛信息化便于调试和低成本运作

全球联网的库存统计系统与销售系统使得沃尔玛快速发展。公司可以即时了解全球每一个店面中每一个产品的销售情况，以便随时调度货物到指定地点，提高了货物配送效率。80年代初期，沃尔玛公司跟随凯玛特商业中心进入折扣商业市场。由于巨大的购买能力，凯玛特商业中心能够谈成很低的批发价格。沃尔玛公司靠投资信息技术而成为世界上最大的零售商，同时他们计算机化的销售系统现在仍是零售业中的标准。在1987—1991年间，沃尔玛公司投资6亿美元用于库存管理设备和其他计算机技术。甚至使用卫星通信系统够跟踪库存变化和处理会计及付款问题，可以向各供货商下达电子采购单。1500家零售商店能够进入沃尔玛公司的销售终端来检查其商品的销售情况，并且在商品售完之前重新供货。另外3800家商店能够直接从沃尔玛公司获得每天的各种销售数据。这个系统是沃尔玛公司在行业中保持低成本运作的重要因素。

美国航空公司在1960年开发了一个叫萨伯里的订票系统。当时的技术水平使它在旅行社中建立了早期的立足点。1400家旅行社通过萨伯里系统保持着在美国航空公司的281条航线预订大约4500万种机票的记录。这个系统不仅为公司带来将近5亿美元的年收入，还使美国航空公司拥有在旅行社显示航班信息的控制权。许多年来，这个系统显示的美国航空公司的航班信息，比其他竞争对手的要多得多。

（3）利用信息化系统实时进行沟通和监控。

有了信息化系统，就可以对过程状态进行实时监控和即时沟通。这种实时的监控不是为了监视员工行为的意思，而是为了过程控制和调查。企业实时的调查，能及时了解异常情况，并实时进行处理，从而规避错误。即时沟通可以打破部门间的隔阂，提高效率。

【案例】索尼公司的沟通与监控

索尼在日本总公司的总经理对加拿大的索尼微型电视的库存量非常关心，公司在温哥华和多伦多的仓库中的存货是否能满足零售商未来3个月的需求？之前，这种类型的问题可能需要2天和6至7个电话才能解决。利用信息化系统后，索尼公司的计算机都用网络连接起来，可以彼此通讯。总经理在键盘上敲几下，他立刻就可以看到在加拿大的两个仓库中的库存记录和销售情况，并在2至3分钟内就可得到答案。

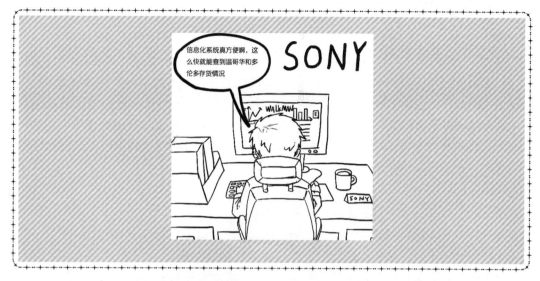

在达拉斯的一位埃克森公司的总经理想指挥公司一艘远在波斯湾某地的油轮。以前只能通过电话来完成，但信息化可以通过网络计算机来完成，丝毫不需要离开他的办公桌。这位在达拉斯的总经理可以直接与那艘船的船长通讯并立刻得到答复，甚至还可以做一个通讯记录的备份以防将来出问题时使用。

信息化还可以使企业的存储和检索条理化。企业有各种文件，包括规定、标准、流程、作业指导书、计划、统计报告、绩效考核表等文件，文件繁杂，有时甚至相互冲突。这种情况让使用者有时感觉凌乱，有时感觉迷茫，因为第一寻找数据与条款支持，是有针对性的，面对分散在各种文件中的数据与规定，靠手工检索，一时很难全面、准确地找到、第二若有来自相互冲突的数据或者规定，又让我们不知所依，陷入两难境地。第一种情况，企业在岗前培训中，常常见到；第二种情况，在总结会上常常见到。二者都会影响企业的运转效率与决策准确性。这种问题，利用信息化与计算机技术就可以很好地解决。

（二）精细化管理的原则

管理学科的发展不断地实现管理的科学化、数字化、技术化。而精细化管理的提出，使得科学化、数字化、技术化管理的观点深入到了企业的各个层面，极大地提高了企业的管理效率及其管理宽度，为企业的进步、社会的发展奠定了坚实的基础。那么精细化管理的实施的过程中应坚持哪些原则呢，一般来讲，有以下几个原则：

1. 成本控制的原则

精细化管理对企业最大的贡献在于成本控制。一个企业如同一个家庭，吃不穷、喝不穷、算计不到就受穷。成本分析要追根究底，分析到最后一点。如何实现成本控制，那就应通过各种细节，只有细分到每一个成本环节，并关注每一个细节，降低成本才能产生实实在在的效果，给企业带来竞争力。应树立"节省一元钱等于净赚一元钱"的观念。一定量的利润指标，如果降低了成本，就等于提高了利润，节约一分钱就等于创造了一分钱的利润。一个落后的生产系统之所以落后是因为效率低，投入的人力、物力、财力没有得到应有的回报。根除一切浪费是应深入企业人心的观念。一个充满库存的生产系统，会掩盖系统中存在的各种问题，例如，设备故障造成停机，工作质量低造成废品或返修，横向扯皮造成工期延误，计划不周造成生产脱节等，都可以动用各种库存，使成本最低。

【案例】如何实现零库存？

　　日本有一个公司，利用全球卫星定位系统及其计算机处理系统进行物流管理，运送生产配件的卡车，来到工厂控制位置时，会向调度控制中心，发送自己的运送配件种类与数量。调度控制中心会根据计划与生产需求，规划出运送配件的卡车路线图，发送给汽车司机。司机根据路线图，将配件送到各个生产车间中，这样就可实现零库存，提高资金周转率。

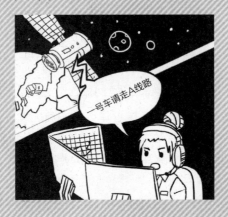

2. 质量控制的原则

　　在精细化管理中，控制产品质量"零缺陷"是很重要的。在质量管理工作中，如果你接受事情总会出差错这样的观点，那么问题一定会出现。因为"如果你将良品率预定为85%，那便表示容许15%的错误存在。"这样，你肯定不能提高产品的质量。美国的质量管理大师威廉·戴明博士指出："产品质量是生产出来的，不是检验出来的。"要采用事前预防的方法，从一开始就将质量融入产品中，以降低次品的发生率。日本企业经营之神松下幸之助有句名言："对产品来说，不是100分就是0分。"任何产品，只要存在一丝一毫的质量问题，都意味着失败。精细化管理要让员工真正体会到"事故猛于虎"的含义，确保目标的实现。一个企业在消费者心目中的知名度、可信赖度，都建立在对产品品质满意度的基础上。细节处理得越细，产品品质就越高。

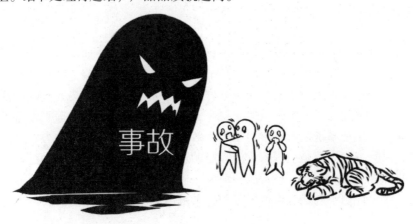

3. 细节的原则

精细化管理，顾名思义就是要注意细节。通过利用细节分析方法，找出问题的根源。在运用过程中，就是要用细节分析方法要求对于一个问题，如果连续问 5 次"为什么"，通常能找出问题的根源。对细节问题要有追根究底的精神。当碰到问题时，不要直接得出"可能或不可能"的结论，而是要追根究底，不放过任何细节，冷静地思考问题的症结所在，积极地寻求解决问题的方法。作为一名管理者，必须能够把复杂的事物进行细分，并有能力通过这其中的细节找到整体的规律。把复杂的问题简单化是一种能力，美国通用电气公司总裁杰克·韦尔奇说："管理就是把复杂的问题简单化，混乱的事情规范化。"这样，管理者无论去处理多么繁杂的问题都不会晕头转向，无所适从，总是能够通过自己明察秋毫的本领快速找到解决问题的突破口。

精细化管理的精华在于将小事做细，将细事做透。管理者须具备"明察秋毫、一叶知秋"的能力，始终保持"差之毫厘、谬以千里"的危机意识。

领导关注细节，在企业中能有较好的带动作用。领导只要抓住这种带有倾向性的小事和细节，并着手加以解决，就可以起到示范效应，从而带动整个工作。

【案例】张瑞敏：领导关注细节

张瑞敏主张要抓住带有倾向性的小事和细节。原冰箱二厂厂长出差时，手下一员工上班打瞌睡，张瑞敏抓住这件事，加倍处罚了这位厂长，震撼了集团干部。张瑞敏认为，这件事反映了当时干部以及整个集团中一种普遍的骄傲自满的倾向，觉得企业发达了，日子好过了，对自己可以放松一些要求。这种倾向如果任其蔓延，就会涣散员工的积极性，从而慢慢减弱系统的威力，是非常危险的。

他说："作为企业的领导，要有一种对一件事一抓到底的韧劲。在中国企业里，往往是领导做出一个决策之后，在向下传达过程中出现衰减或偏差。如果你不能一直盯住，很多事你以为已经到位，下面往往还没开始干。我们的做法是，一件事从头到尾抓出一个模式来，再把这个模式推而广之……有时候，必须抓得非常具体，当然是属于带有全局性、趋向性的问题。"

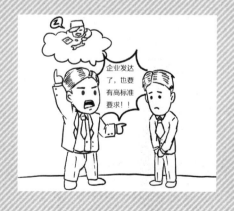

关注带有倾向性的小事和细节，既是管理者的一种责任，也是管理者的一种素质。每

抓好一件小事等于抓好了一批事，因为每一件事都不是孤立的，抓好了一件会连带把周围的一批事都带动起来。所以，抓住有趋向性的小事进行惩罚，可以起到了防微杜渐的作用。

【案例】抓住细节：让灯光照在货架上

维尔纳是拥有 1370 家连锁店，2002 年的销售额高达 26 亿欧元的 DM 连锁店的总裁。有一天，当维尔纳走进一家分店时，他要求分店经理拿扫帚来。这家分店的经理疑惑地把扫帚递给维尔纳："维尔纳先生，我不明白您要它做什么？"维尔纳指着地下的灯光说："您看，灯光的亮点聚在地上，什么用处也没有。"于是，维尔纳用扫帚柄拨了一下上面的灯，让灯光照在货架上。

这样的小事也要由大老板过问，并且亲自动手，岂不把他累死？维尔纳解释他注重细节的用意时说："这样做给人留下的印象远比下达批示深刻得多。当然，我不可能每天到所有的分店跑一圈，每一个细节都不放过，但是，'商业教皇'布鲁诺·蕾茨说得对：'一个企业家要有明确的经营理念和对细节无限的爱'。"

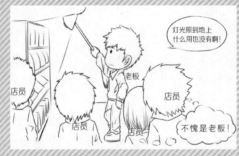

深入基层，与一线员工接触，从一些小事和细节中感受组织系统的运行状况，是一个管理者必不可少的工作内容。

【案例】感受组织系统的运行状况：把椅子靠背锯掉

美国麦当劳快餐店创始人雷·克罗克是美国有影响的大企业家之一，他不喜欢整天坐在办公室里，大部分时间都用在"走动式"管理上，即到所属各公司、各部门走走、看看、听听、问问。公司曾有一段时间面临严重亏损的危机，克罗克发现其中一个重要原因是，公司各职能部门的经理官僚主义突出，习惯躺在舒适的椅背上指手画脚，把许多宝贵的时间耗费在抽烟和闲聊上。于是克罗克超出一个"奇招"，要求将所有经理的椅子靠背都锯掉，经理们只得照办。开始很多人骂克罗克是个疯子，不久大家悟出了他的一番"苦心"，纷纷走出办公室，开展"走动式"管理，及时了解情况，现场解决问题，终于使公司扭亏转盈，有力地促进了公司的生存和发展。

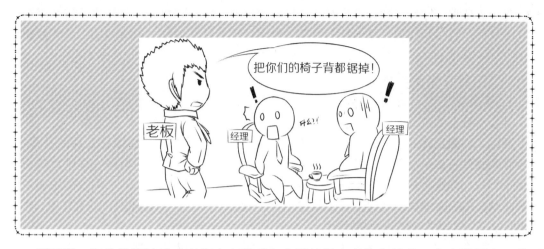

所以说，细节是能够反映事物内在联系和本质的微小事物和情节，本身即具有一种预示的功能。通过一些具体的细节，可以反映整个组织系统的运行状况。特别是领导带头关注有倾向性问题，能够起到很好的作用。

4. 管理精细化的原则

管理精细化管理主要包括组织结构实行精简化、人事管理精细化、现场管理精细化、安全管理精细化和财务管理精细化等等方面。

组织结构精简化。企业应去掉一切多余的环节和人员，实现从纵向减少层次，横向打破部门壁垒，将层次细分工，管理模式转化为扁平型的管理结构，提高公司发现问题与解决处理问题的响应速度。

人事管理精细化。建立人员规范评价体系，实现人力资源管理精细化。在对总目标进行细节分解时，量化细分企业目标，对员工进行认真的分析，把每个员工的长处和短处分析清楚，制定出最佳的细化方案，把任务安排给最合适的人去完成。加大人力资源开发力度，使人力资源管理工作不断完善、不断创新。

现场管理精细化。有许多企业由于生产现场管理不善，导致产品质量不稳定，成本浪费严重，交货期延误，安全事故频繁，员工士气不高。这些都是因为现场管理粗放，而现场管理粗放一直是一些企业管理的软肋。现场管理通过早会管理、现场作业指导、现场模治具管理、现场工作改善、现场设备保养、现场工作计划、现场工作交接等提高效率，找到精细化管理的突破口。

安全管理精细化。帕布斯·海恩提出："每一起严重事故的背后，都有9次轻微事故和300起未遂先兆以及1000起事故隐患。"这就是著名的"海恩法则"。可见，对于企业来说，安全管理是相当重要，通过安全精细化管理给企业提供最重要的保障。

财务管理精细化。对每一岗位、每一项具体的业务，都建立起一套相应的工作流程和业务规范，并将财务管理的触角延伸到公司的各个生产经营领域，通过行使财务监督职能，拓展财务管理与服务职能，实现财务管理"零"死角，挖掘财务活动的潜在价值。

5. 监督的原则

精细化管理中监督检查是重要的一环。在精细化管理中有一种最典型的方法叫"日日清"管理控制法。"日日清"管理控制法是全面地对每个人每一天所做的每件事，进行控制和清理。具体来说就是：企业里每一天每件事都有人管，每个人都有管理、控制的内容，每个人依据工作要求和标准，对各自控制的事项，按计划执行，每日把执行结果与计划指标对照、总结、纠偏，从而达到对事态发展过程的日日控制、事事控制、人人控制的目的。

（三）精细化管理的关键

1. 强调规则

社会有社会的法律，企业有企业的规则。它们的重要作用之一，就是指导人们的行为，鼓励人们做正确的事，防止乃至惩罚人们做错误的事。在实行精细化管理的过程中，需要强调规则意识。规则是一种行为标准，是一种精细化的结果，所以遵守规则意味精细化做得到位。规则意识的树立是需要从小事抓起、从一点一滴做起的。中国人的聪明是世人所公认，有时有些人聪明过头了不仅是不遵守规则，而且是研究规则，任意篡改。"上有政策，下有对策"就是典型的例子。

整个社会规则意识的缺乏，必然会从各个方面反映到企业的管理中来，加之经济全球化后，国内企业所面临的最大挑战就是如何树立规则意识。所以，企业在实行精细化管理中，一定要培养员工的规则意识。规则的外在环境不好，但通过实施精细化管理，企业完全可以营造一种有利于企业发展的内部环境，像海尔集团，员工在厂区内上下班严格执行右侧通行的规则，这不仅仅能看出员工遵守规则的意识较强，更显示了员工与社会以及与其他企业区别开来的素质。

因此，精细化管理中强化组织成员的规则意识是一个重要方面。一个没有规则的组织，必定混乱不堪，不会有任何执行力，没有任何组织效率。在规则意识管理的过程中，规则意识的形成应培养与处罚相结合。前文提到精细化要求标准化，而规则就是标准化的一个方面。所以，一个企业一定要使员工养成规则意识，严格遵守企业的规章制度，使企业的规章制度得到不折不扣的执行。违规必然要带来企业资源的浪费，所以对于那些无视制度、不守规范的人要严惩不贷。

> **【案例】迟到的处罚**
>
> 某企业迟到、早迟的问题老是解决不了，成了企业的一个顽症。虽然有对迟到早退的处罚规定，但法不责众，违规的人太多，企业也就对此问题也就睁—只眼、闭一只眼。后来，一位新上任的总经理决定彻底解决这一问题。经过一番研究后，他向大家宣布：在众多的迟到和早退的人当中，只惩罚那个最后迟到的人和最早离岗的人。只要迟到和早退被记录3次，就取消全年奖金。随后，他就站在工厂的大门口进行检查，结果不到一个星期，迟到早退的问题就被解决了。

强调规则的另一个作用主要是要建立一种企业共同的文化氛围，形成企业自己的个性。不同的企业有不同的规矩和规则，在这些规矩和规则的贯彻和执行过程中，企业慢慢地会有自己的风格，这种风格逐渐深入到企业的各个方面，就形成了企业的个性。这种个性在市场竞争中能够体现出与其他企业的差异性。今天的市场竞争实际上就是企业差异、企业个性的竞争，有差异的、有个性的产品和企业更能披消费者接受。因此，规则意识的建立是企业市场竞争的一个重要方面。

建立规则意识还是企业运行的基本保障，是形成员工职业素质的基础手段，军队之所以是最有效率的组织，就是因为军人拥有以规则为基础的良好职业素质，要培养员工的职业素养，树立规则意识是最基础的手段。

每个企业都有作为指导企业成员行为规范的管理规则。那么具体来说，什么是规则？规则应包括制度和程序。企业规则就是制度和程序的统一体。制度是防止并惩罚企业成员做错误的事。程序是指导人们做正确的事和正确地做事。

（1）制度。

所谓制度，是防止并惩罚企业成员做错误的事。一个企业的制度应该是刚性的，就是让企业成员明确哪些事是坚决不能做的，否则必然受到严厉的惩罚。对于企业的制度来说，应该体现"热炉法则"，即人们都知道炉子是热的，而且敢于碰它的人会无一例外地受到伤害。

【小知识】"热炉法则"

热炉法则一般指热炉效应，"热炉效应"（hot stove rule）是指组织中任何人触犯规章制度都要受到处罚。它是由于触摸热炉与实行惩罚之间有许多相似之处而得名。热炉效应或热炉法则带有警示性、一致性、即时性和公平性。

"热炉"形象地阐述了惩处原则：

一、热炉火红，不用手去摸也知道炉子是热的，是会灼伤人的——警告性原则；企业领导要经常对下属进行规章制度教育，以示警告。

二、每当手碰到热炉，肯定会被高温灼伤——一致性原则；说和做是一致的，说到就会做到。也就是说，只要触犯规章制度，就一定会受到惩处。

三、当手碰到热炉时，立即就被灼伤——即时性原则；惩处必须在错误行为发生后立即进行，决不能拖泥带水，决不能有时间差，以便达到及时改正错误行为的目的。

四、不管是谁碰到热炉，都会被灼伤——公平性原则；不论是企业领导还是下属，只要触犯企业的规章制度，都要受到惩处。在企业规章制度面前人人平等。

原理

热炉规则能指导管理者有效地训导员工，这是因触摸热炉与实行训导之间有许多相似之处而得名（当然，这里所说的"热炉"是能烫伤手的）。二者相似之处在于：首先，当手触摸热炉时，手会在瞬间感受到灼痛，使大脑毫无疑问地在原因与结果之间形成联系。其次，员工得到了充分的警告，知道一旦接触热炉会发生什么问题。第三，其结果具有一致性。每一次接触热炉，都会得到同样的结果——手被烫伤。最后，其结果不针对某个具体人。无论是谁，只要接触热炉，都会被烫伤。

（注：http://zhidao.baidu.com/link?url = beQM6ZGxcyUBKns4C22wBa - rXJi5Vpq_ 5n2Aisu5fAydEAo3mNru1gZcpJH69809KXv1vcvjo - fAG_ WzaWfTN_ ）

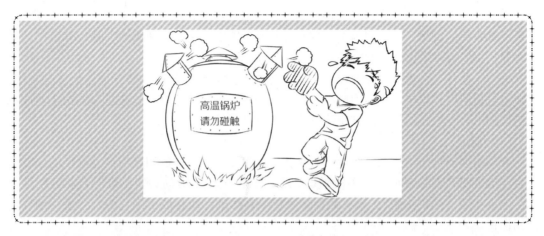

"热炉法则"形象地说明，在工作中违反了规章制度，就像去碰触一个烧红的火炉，一定要让他受到"烫"的处罚，与奖赏类的正面强化手段相反，"烫"的处罚属于反面强化手段，"热炉法则"指导我们即刻性、预先示警性和彻底贯彻性。而这三性可以完善管理制度。热炉法则给我们带来以下的启示：企业管理需要建立一整套合理公平的惩戒制度，并让这个制度成为一个燃烧的炉子，没有人想摸、敢摸，只有建立了这样的机制，才能真正建立一个健全的企业体制。

（2）程序。

所谓程序是指导人们做正确的事和正确地做事。对于管理者来说，重要的不在制度，而在于程序，即指导企业成员做正确的事以及正确地做事。

所谓做正确的事，即要求企业的战略正确，能够使企业的付出得到最大程度的回报，否则员工的付出即是无效的付出，对于企业来说就是一种浪费。正确地做事，强调的是要用正确的方法做事，提高做事的效率，从而使企业的战略目标得以顺利地实现。中国企业向来比较重制度、轻程序，表现在做事上就是轻过程、重结果。要想时针走得准，必须控制好秒针的运行。如果过程不对，就得不到预定的结果（《细节决定成败》一书）。

【案例】程序的重要性：当一天和尚撞一天钟

一个小和尚在庙里担任撞钟一职，三个月之后，觉得无聊之极，"当一天和尚撞一天钟"而已。有一天，老主持宣布调他到后院劈柴挑水，原因是他不能胜任撞钟一职。小和尚很不服气地问："我撞的钟难道不准时、不响亮？"老主持耐心地告诉他："你撞的钟虽然很准时、也很响亮，但钟声空泛、疲软，没有感召力。钟声是要唤醒沉迷的众生，因此，撞出的钟声不仅要洪亮，而且要圆润、浑厚、深沉、悠远。"

小和尚被批评了，表面上是小和尚不对。但从管理学的角度上来看，老主持犯了三个错误：一是主持没有提前公布工作标准，使小和尚不知道撞钟要控到什么程度；二是没有向小和尚说明撞钟的重要性，而不明白工作的意义，容易使他产生懈怠心理；三是没有对小和尚进行相应的训练，使小和尚具备相应的工作技能。所谓凡事"预则立，不预则废"，指的就是事先要对所布置的工作进行全面规划，让执行者知道做什么（明确工作职责）、为什么做（明白工作的意义）、怎样做（做事的方法）以及做到什么程度（工作标准），只有这样，才能保证执行者达到让管理者满意的工作效果。

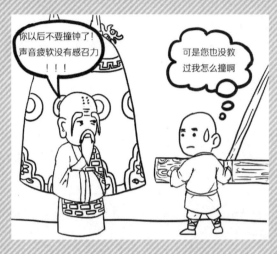

以上的案例说明，程序比制度更重要。要想达到满意的管理效果，就必须通过一定的程度来保证这种效果的实现，否则只注重结果而不注重过程，往往会欲速不达，得不到所期望的结果。而注重程序，在实践中的表现就是要加强对员工的培训。

很多企业习惯于将制度贴在墙上，但经常是太多人没执行，法不责众，企业也就对此问题也就睁一只眼闭一只眼。之所以执行不下去的原因之一，是因为制度没有具体详细的程序。有些企业将岗位职责贴在墙上，不能满足企业精细化管理的要求。因为只有十余条款的岗位职责，只是对工作内容和工作任务做了简单的描述，达不到让企业成员顺利完成任务的目的。

很多知名企业都有详细的员工操作手册，用员工手册代替了岗位职责，岗位职责更加细化。比如可口可乐公司的业务代表部分的销售工作手册共有 12 个一级目录、47 项二级目录。工作任务被描述得十分细致，一个工作人员拿到该手册，就可以知道自己有哪些任务，也相应地就知道自己该如何着手工作了。所以为了达到精细化管理的要求，使管理程序真正能够直到帮助成员顺利完成任务，应该使岗位职责更加完善，同时对员工进行相应的培训，使员工具备完成相应工作任务的能力。

（3）规则的底线。

什么样的内容需要制订规则，是不是所有的内容都要确定规则。规则是不是越细越好？为了提高效率，就应明确规则的底线。什么是规则的底线，那就是规则最大容忍度的问题。我们常说的不能"踩红线"，就是所谓的"到了忍无可忍的程度"的线。因此在制订规则的时候，需要制订什么是不能犯的制度，若触犯了制度，需要动用什么条款进行处罚或拒绝应采取什么态度。

【案例】报销规定

某企业关于广告费的报销规定中有下列条款：

对于有下列情况之一者不给予报销或冲减广告费用

a、超出本公司审批范围内的广告费用；

b、实际投放与公司审批不符的广告费用；

c、广告内容中出现与本公司或本公司产品无关内容的广告费用；

d、多报、虚报的广告费用；

e、不能提供公司广告费用报销必须提供的相关凭证的广告费用。

广告费的报销规定的案例，以反面的方式说明了不给或不准的条款，也就是越线不予理睬的底线条款。也可以很好地阐明了规则的底线，规定全体的员工不能逾越的界线。

【案例】霍尼威尔公司：目标、标准和规则

在美国的霍尼威尔公司，每个部门和每个人都有已经被量化的年度目标。这样，公司总的目标就被精细化到每一个部门和每一位员工身上。在霍尼威尔公司，产品的交货期不是以天数计算，而是以小时来计算：货物下午4点钟必须要到达报税仓库，以便准时装上5点钟起飞的飞机飞往欧洲。这就要求所有的成品在2点钟前必须到达公司的成品库，3点钟装上卡车，4点钟到达仓库，5点钟飞往欧洲。第二天该公司所组装的产品就能及时地直接出现在欧洲的市场上。

可以说，霍尼威尔公司只是众多精细化管理做得很好的跨国公司之一，目前，很多跨国公司都已经建立了完善的精细化管理模式。

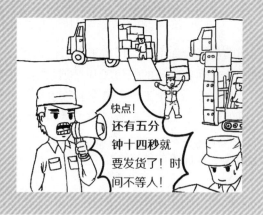

2. 强调执行力

很多企业存在着有制度不执行，任务分配后没有落实或落实不到位的情况。执行不到位、执行偏差或表面执行实际不执行，通常是因为控制无力。因此，强调执行力，建立细密有效的控制是精细化管理的重中之重。

那么如何提高执行力？一是改变观念，分配布置不等于完成。二是完成分配布置的规定动作。三是要设计一系列的表格对后置流程和程序进行制约。

（1）改变观念：分配布置任务不等于完成。

在企业管理中，管理者经常把分配布置任务当作完成任务。在分配布置之后万事大吉和高枕无忧。因此在分配后，既不去跟踪督促，也不对结果进行落实检查和评估处理。这也是前文所提到的有制度不执行，任务分配后没有落实或落实不到位的根本原因。其实分配布置不等于完成，而只是管理的开始。

分配布置是否马上完成，这是关乎企业的行动力和执行力。任务一分配布置立即完成是很多管理者梦寐以求的理想。如果说，分配布置即完成，说明了这个企业有着非常的执行力，这是和这个企业的内部环境的打造有着密切关系，这个企业已在日积月累的管理中形成良好的氛围，是与平时的完善管理分不开，它表明了企业非常的行动力和执行力。在实际中很多企业只是制订制度，没有后续的跟踪督促、检查落实、结果评估等环节，也就不具备执行能力。把分配布置当作完成，不仅所布置的任务没有得到落实，或者落实没有到位，反而使企业更加背离精细化管理的方向。因此，企业的精细化管理，当务之急是落实执行力的问题。一个完整的任务流程来说，分配布置、跟踪督促、检查落实、结果评估等环节缺一不可。从这个角度来讲，分配布置没有完成不是员工造成的，而是管理者造成的。所谓"没有不合格的员工，只有不合格的管理者"，管理者应多从制度安排方面考虑原因。前文提到管理的理论中美国麻省理工学院教授麦格雷戈的"X理论——Y理论"，在研究企业管理时，发现企业管理中出现的问题，不少是由于管理人员对工人的片面认识造成的，如果工人的工作没干好，就得从管理本身去找妨碍劳动者发挥积极性的因素。"X理论——Y理论"就是要求要从管理本身去找到问题。

【小知识】"X理论——Y理论"

美国麻省理工学院教授麦格雷戈在研究企业管理中发现企业管理中出现的问题，不少是由于管理人员对工人的片面认识，于是提出了"X理论——Y理论"。

"X理论"：即认为工人劳动效率不高，是由于"工人的本性不诚实、懊信、愚露、不负责任等等造成的"，这就是"X理论"。

"Y理论"：认为人不是被动的，人的行为受动机的支配，只要给其创造一定的条件，他就会努力工作，达到确定的目标，希望自己的工作取得成就。从这个认识出发，如果工人的工作没干好，就得从管理本身去找妨碍劳动者发挥积极性的因素。这就是"Y理论"。

显然，"Y理论"比"X理论"是大大地前进了。

因此，分配布置就等于完成其实是管理者省略去了后续的管理步骤。相当于在完整的管理流程中偷工减料，管理有失于粗放造成的。

（2）分配布置任务的规定动作。

对于管理者来说，分配布置任务粗放或是细致，对执行效果有着密不可分的关系。许多企业，管理者在布置单项任务或临时性工作时，只是简单地分派任务，指定张三做这件事，李四做那件事，下达任务之后，就算布置完了。这样粗放、笼统地布置工作，难免工作达不到满意的结果。那是完全达不到精细化管理的要求。

【小知识】分配布置任务的几个规定动作

分配任务至少需要以下的几个规范动作：

第一、与责任人或责任部门沟通，阐明工作内容及结果好坏对企业的影响。

第二、落实责任到具体个人。

第三、提出工作质量标准，即工作的质量要求。

第四、明确工作数量、进度要求、完成时限。

第五、提示工作的重点、难点，对易出差错之处提请注意。

第六、说明工作流程。可以提示工作方法，但更注重让其在实践中摸索。

第七、说明要对结果进行检查，并说明考核事项、考核标准，并根据考核结果进行奖惩。

明确了布置的任务，并有了这样细致的要求，要任务接受人做不精细都不容易，除非接受任务者故意或者能力不够，那可能是人品的问题或人员的素质不达标，那应通过人力资源的管理环节解决。

（3）具体做法：任务确认，跟进和反馈。

既然后续的跟踪督促、检查落实、结果评估等环节是重要的，那需要一些具体的工具和做法来配合完成。常见的方法有任务确认，跟进和反馈。

首先，任务确认。任务确认就是在分配布置任务时，设置任务布置表格，同时要求被分配者签收任务确认书，将要完成的任务的项目和要点记在纸上，标明完成日期，签字后交给管理者，实现对任务的确认，以备日后考核。这是让员工明确自己的任务内容，要点和完成时间的一种重要办法。这种方法便于管理者对员工进行问责和考核。问责和考核内容包括：有无完成任务、完成得怎么样等。即可以考核员工的办事能力，又可以考核责任心。

月份工作计划表

事项	项目名称	项目开展时间	责任科室/人	人员安排	主要工作	备注

有时任务过于简单，或者表述有可能出现问题，可以让员工对接收的任务进行简单的复述。复述就是要求接受任务的人必须把要做的事项复述一遍。比如，神舟五号发射之际，为了避免错误，各个接受命令的人一定要重复一次命令；在餐馆，顾客点完菜后，服

务员一定会将菜单复述一遍，以免上菜错漏。微软的 WINDOWS 系统，每打开一个视窗时，上面都有"是"、"不是"、"取消"几个选项，而且每次都有。为什么？就是为了减少细节上的差错。

在日常工作中，我们常遇到这样的情况，即管理者认为命令下达清楚了，也认为受命者听清楚了，或者受命者自己认为听清楚了，但因为缺乏复述这一认证程序，所以，在执行时却完全做错了。例如，有一次，一位经理亲自接到一个客户以快件发货的请求，要求货物在限定的期限内到达。为了满足客户的这一要求，他当即向身边的人员下达了指示，让其通知有关人员向该单位快件发货，为慎重起见，还专门向负责发货的人员直接通了电话。得到的都是完成命令的保证，没有复述任务。在预定货到的前一天晚上，客户来电话询问快递信息，他向有关人员核实时，却发现执行人员理解命令错误，导致这批货根本就没发。为了保证信誉，在不得已的情况下，他只好专门派人打出租车前去送货，以保证客户能够及时拿到货。就这样，本来只花一百多元就能解决的问题，结果花了二千多元。

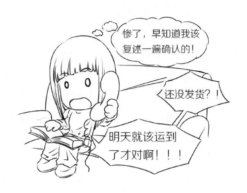

因此，复述是明确任务，提高执行力的有效办法之一。

其次，跟进。跟进就是过程控制。分配布置任务后，应注重过程的控制，包括需要多少人参与、在约定期限内分步骤完成多大比例的任务。一般来讲，是采取进度表来进行控制。

_____项目进度表

序号	项目名称	项目内容	完成时间	责任人	监督人	验收标准	备注

进度表内应该包括下列项目：

序号：用以表明完成这一系统工程需要组合的项目数量；

项目名称：即要完成这项复杂的工程，需要做好多少具体的事项，才能完成；

项目内容：说明要完成该项目要具体做好哪些事；

完成时间：即根据完成大任务的总体需要，按照运筹、高效的原则，确定每项任务完成的时间，以保证各项目之间的先后顺序，协调运行；

责任人：即完成该项任务的人，要明确每项事务只能有一个责任人，而不能有两个或两个以上；

　　监督人：即对责任人的工作情况随时监督、检查，以保证工作顺利进行；

　　验收标准：即说明每项事务做到什么程度才算完成任务；

　　备注：用以对一些事情进行补充或附加说明。

　　进度表是一种简单而有效地增强执行力的方式，它是复杂的问题简单化的结果。这需要管理者能将复杂的问题分解成一个个可具体操作、有机结合的小项目，然后再由专人负责完成，最后有机地完成整个复杂的系统工程。

　　对于一些较为复杂、难度较大的项目，管理者还应就这些事项与责任人进行探讨，让责任人提出完成任务所需的一些后勤及人力方面的保障等。责任人还应该将领受的任务进一步细分，最终使每一项事务都有具体的责任人在实际操作。管理者则应该做好协调工作，保证各事项的顺利进行。

　　进度表是对管理把握问题实质的能力以及组织、协调能力的一次考验。管理者首先要有化繁为简的能力，将复杂的任务分解成能让下属执行、操作的一件件具体的事，同时还要组织协调好，使所有参与者的行为形成一个有机的整体。

　　化繁为简是一种很重要的能力，也是提高执行力的有效手段。已故美国总统格兰特就提倡这种做法。他在实践中发现自己发布的很多命令过于复杂，使部下难以准确地理解和把握，于是，他改弦易辙，决定化繁就简，并将门卫换成一个智力很普通的卫兵。他每次起草文件时，都先读给这名卫兵听。如果卫兵听不懂，或听起来吃力，他就拿回修改，直到卫兵能完全听懂后，才最后下达命令，以此来提高执行力。

　　当管理者将复杂的任务分解为各个简单的可以执行的事项之后，不免有单调之嫌，很可能让具体做事的员工有枯燥、无聊之感。所以，管理者应该在布置任务时，一定要说明这种小事在整个运行系统中的位置，以及其对系统运行的意义，以焕发员工的工作热情，并鼓励他们创造性地进行工作，这样更能富有成效地、创造性地完成任务。

　　最后，反馈。任务分配布置后，最后进行得如何，完成得如何，需要员工进行总结，是否完成，完成的效果如何，通过上报、反馈和总结，使任务得到落实。完成程度进行评价和总结，为以后新的任务总结经验。做到这些，才能称为到精细化管理。

3. 强调可操作性

　　1997 年，沈阳飞龙集团的姜伟在闭门思过两年后，归纳出自己企业管理的 21 大失误，其中一大失误是"管理规章不实不细"。姜伟有一条刻骨铭心的教训：规则的制定仅仅是第一步，其后必须增加两方面内容，即规则实施细则和实施检查细则。该教训正是规则的操作性问题。

　　规则经常被孤独的挂在墙上。比如，有的企业员工守则中，有热爱共产党一条，但没说清该怎么热爱，假设企业在大门的正面放一面党旗，所有的员工进大门先要对党旗行注目礼 10 秒钟，或者采取其他办法，这个大家就做得到，就会形成一种习惯，规则才没白写。其实党员按月交党费的目的就是热爱党的一种体现，要不我为什么要月月交党费呢，那是月月提醒你："我是党的人"。

　　另一种表现是一些讲不清的"特殊情况"。"特殊情况下总经理批示"在很多企业的规则条文中出现。何谓特殊情况？是规则以内的特殊，还是规则以外的特殊？规则以内没有特殊，因为已经在规则中规定好了；规则以外的特殊的概念无法界定，也不是总经理有权批示的。解决的办法两个：一是通过详尽的调研、反复的论证，把规则考虑得更细，二是去掉这种不能操作、又容易产生腐败的表述。

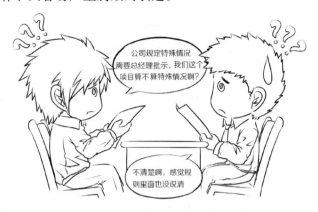

还有一种道不明的"临时交代"。此类表述一般出现在岗位职责规定中，规定的末尾为了"防止漏洞"而特别加上的。"临时交代"的事到底是哪些事？有多少？没说清楚。员工完成领导临时交代的任务的时候是有的，但是一般不能超过这个岗位总工作量的5%，否则就乱套了，很容易成为某些领导随意指挥员工做这做那的借口。

用要点代替废话，是避免规则不具操作性的简单办法。很多规则制定者喜欢在开头先写一堆废话，诸如"为了……"、"在……形势下"、"特制定本制度"，最后还来一段无关痛痒的强调，起不了作用。正确的做法有两点：一是直入主题；二是有几点就写几点，能做到几点就列几点。

4. 强调部门间的协调

下面以民航机场指挥塔为例来分析部门间的协调：民航机场指挥塔是在空中航行的飞机的"最高指挥官"。这种指挥绝对不能出任何差错。为了保证发出的任何一道命令不出差错，管理者设计了好几道保护的屏障。

第一，每个人发布的命令要写在速写纸上，并且保存六个月。每个飞机发布的任何一个指令都要同时速记下来，用专用的卡片保存起来；

第二，任何一道命令的发布是由两个人互相作证的，这个人发布了这个命令，另外一个人会在图表上标志出来，一个说，一个核对，通知哪道的飞机跑到哪里，或者是飞到多高速度多快，同时在计算机上会表现出来，如果说错了及时纠正，保证说的和想的一致；

第三，设一个监督员，站在两个人的背后，负责监督两个人的对证关系。一系列的录音和书面记录都要保留六个月，严格执行点对点的对接，出了问题可以随时检查。

通过飞机指挥塔的小例子，我们发现管理中交点问题的存在，这样就需要部门间的协调。这些协调包括了岗位与岗位、部门与部门、上下级、组织内外、相关的组织、共同利益体之间等等，现代社会的分工越来越细，必然带来事与事之间、事与岗位之间、岗位与岗位之间的交叉点，这些称之为管理的交点，也往往成为管理的盲点。

原因是部门间的协调总是比在一个部门中更加困难。在我们对交点的漠视，对解决交点问题的无助，把事和人变成了"孤独"的事和"孤独"的人。

部门间的协调，即岗位之间的交点通常用沟通的方式解决。沟通中有一种口头复述的方法。主管在布置下属工作事项时把要点讲清楚，然后请下属口头复述一次，无非是起到强调和重视的作用，主要用在日常工作中不需要或来不及行文的情况。

多个岗位共同完成一项工作时，仅靠单对单的沟通就成问题，通常采用格式化的工作进度表的方式解决交点问题。比如推进一项调色系统的工作，可以列表如下：

调色系统项目筹备工作进度表

序号	项目	责任人	完成时间	跟进人	备注
1	调查问卷		16/5/16		调查对象的要求、数量
2	基础漆		现存		3000 个单位
3	色装		16/6/15		外购、重定价格和规格
4	配方软件		16/6/15		要与千色配套
5	调色设备		16/6/15		先购一台调试
6	色卡展示		16/6/15		千色卡和展示台
7	附件		16/6/15		购买样板以便调试
8	内、外墙基础漆的市场价格		16/6/20		会议讨论
9	市场推广方案		16/6/20		会议讨论

一件事情有许多子项目，每个子项目有不同的责任人、完成时间和验收标准，一个综合性的工作拆分成了若干个工作表，人手一份，大家都按照这个表在规定的时间内完成，这样就能够成为一个有机的整合，而不是一群优秀的完成任务的人等待一个不负责任的人。这就是格式化的工作进度表给我们带来的方便。

需要强调的是责任人必须是唯一的，第一责任人不在的情况下必须由一个代理人负责，而不是两个。唯一的事对应唯一的责任人，这样才有责任感，才有人对该项目承担责任。

5. 强调全员管理

精细化管理需要依靠全体员工，特别是一线普通员工。因为员工的经验和智慧是企业宝贵的财富，他们了解企业流程的每一细节，他们也知道企业的具体症结。

全员管理包含两重含义：一方面，每一位员工都是企业精细化管理的对象、载体和参与者，另一方面，每一位员工都是企业精细化管理的主体和实施者。精细化管理是一个全员参与的过程，只有每一个人都参与到精细化管理中来，精细化管理才能落到实处，才能发挥其应有的功能。精细化是全员的精细化，如果缺乏员工的积极参与或参与不到位，精细化管理也就失去了意义和价值。

（四）精细化管理的误区

1. 数字的误区

精细化要求数字说话，但如果过于迷信数字，强制定量化，往往会被数字假象所迷惑，就会造成与真实情况有出入，而导致战略决策的失误。精细化管理不能过于沉溺于数字。当我们对一个事物进行评价时，数据有着其一定的客观性、合理性，但也要注意，不能无限地推崇数据的重要性。百年中国，屈辱百年，一穷二白的我们急需用数据来说话，用数据来证明我们的进步。回首那疯狂的"大跃进"时代，我们把强国梦幻化成那"赶超英美"的钢铁生产数据；改革开放初期，我们把富国梦量化成那不断飙升的 GDP 数据；

个人也把对幸福生活的追求异化为人民币数字。国家的振兴富强，个人的自我实现，好像都和数据紧密相连，数据的作用被无限地放大，以致衍生出可怕的"唯 GDP 论"、"财富论"。这样使用数据，那就不是真正的科学。

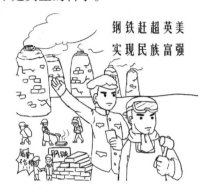

2. 表象的误区

某些企业为了某种目的，将其作为某种手段而使用，导致为了目标而目标，最终造成员工不择手段地追求目标的恶果。精细管理不只是在"细节"上做文章，精神实质未抓到，强调细枝末节贻害无穷。

【案例】考试总结的精细化管理

同样的是学生考试的总结，如果只是要求各科只写简单的总结，比如语文、数学、英语每科的经验教训总结。如果只规定学生只按每科笼统地写个大概的段落，那总结的效果只是很表象，很模糊的分析。如果是按每科的关键部分，比如英语按听力理解、语法选择、完形填空、阅读理解、完成句子、作文等关键题型，按标准分和实际得分进行差异分析，找出出错的原因和改进措施，那么总结效果将是具体的，细节的，而不是停留在表象。如图。

题型	总分	实际得分	错题原因	改进措施
听力理解	20	20		继续保持，听录音时要仔细，不要听错听漏，且要看清题目。
语法选择	15	6	（1）不理解文章，词汇量不够丰富； （2）没有记住固定搭配和过去式的变换； （3）没有根据上下文选择答案； （4）做题紧张，不坚定自己的答案。	（1）多阅读英文课外书籍，增加词汇量； （2）平时学习时多注意、记住一些固定搭配和过去式变换； （3）做题时要根据上下文选择答案； （4）考试时放松，保证充足睡眠。

题型	总分	实际得分	错题原因	改进措施
完形填空	15	9	（1）注意时态； （2）连词掌握的不是很好。	（1）做题时找关键词，抓准时态； （2）使用连词时需根据语境选择。
阅读理解	45	33	（1）审题不仔细，出现审错题，审漏题的现象； （2）文章主题不清楚； （3）找答案时在文章中找到类似字眼就选定，导致答案错误。	（1）审题要仔细，看清楚问什么问题； （2）在开头和结尾处找文章主题； （3）找答案时要认真，不要应付。
语音	5	4	遇到生词不会读感到慌乱，导致选错。	遇到生词要镇定，先答懂的词语，最后再用排除法。
填字母	10	8	不理解句意	多读几遍句子。
完成句子	25	16	时态不注意，中文意思没看清。	审题要细心。
作文	15	13.5	时态错误。	注意时态。

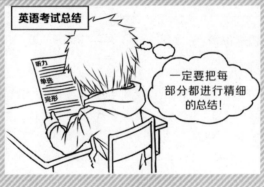

3. 效率的误区

管理的精细化是不是越细越好？细到什么程度是最好？过度追求精细化管理，结果导致一些可以省略的步骤就变成不可缺省，致使效率降低。精细化管理不是烦琐管理、复杂管理；如何把握就取决于决策者对实际情况的把握能力以及自身的经验与知识。那么到底精细化到什么程度，有两点是要努力把握的：一是可不可以再细分；二是需不需要再细分。是否"到了忍无可忍的程度"可以成为是否要继续细分的原则。

4. 次序的误区

精细化管理涉及企业经营管理的全部内容，而这些内容中又有轻重缓急之分，这与企业现状密切相关。如果急于求成，全面推进，很可能适得其反。因此，应该把精细化管理当作是一项长期和系统的工程。不管采取何种方式，都需要统一规划，分步实施，不能要求一步到位，而只能是步步为营，循序渐进，才不会半途而废。

5. 执行的误区

看似设计完善的精细化管理细则，却难以得到良好的实施，只能停留在纸面上和口头上。问题的关键就在于其操作性设计得不尽合理，没有充分考虑到执行人的因素，未针对设计做有效的人员培训。结果就是执行人因能力不足，无法保障，怕麻烦，怕得罪人而不愿意执行推进。

【案例】执行力——决定制度是否变形的因素

东北有家大型国有企业因为经营不善导致破产，后来被德国一家公司收购。东北企业的人都在翘首以盼德国人能带来什么先进的管理方法。出乎意料的是，德国只派了几个人来，除了财务、管理、技术等要害部门的高级管理人员换成了德国人外，其他的根本没动。制度没变，人没变，机器设备没变。德方只有一个要求：把先前制订的制度坚定不移地执行下去。结果怎么样？

不到一年，企业就扭亏为盈了！

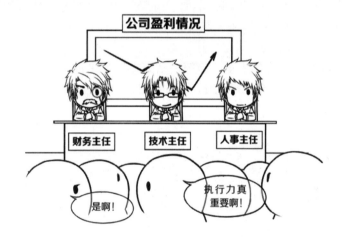

6. 成本的误区

推行精细化管理要付出大量的人力和资金成本，必须考虑投入产出比。精细化不是不计成本地推行精细化；如果不进行仔细的研究，不深入分析推进的目的，为精细化而精细化，就会导致不计成本，不计收益，造成资源的大量浪费。

广州标致汽车公司曾是位于中国南疆的大型汽车工业基地。公司成立不久，在法方专家的支持和建议下，公司开始着手 MRPII 项目的设备，目标是实现全公司订单、生产、库存、销售、人事、财务等的统一管理，以提高公司运行效益，增进企业经济效益。公司开始投资计划时，由于中法合资的性质，法方总经理和专家在决策层中起决定作用。他们照搬法国标致的模式，决定搞 MRPII，设计网络使用 20 年。法国的 BULL 公司凭借地利人和，加之可提供系统汉化，击败 DEC、IBM 等其他对手，开始了与广东标致的合作。组建了自己的企业信息网，整个网络结构由两台 BULL 公司的 DPS7000 主机构成，操作系统采用 GCOS7，终端通过 Modem 与主机通讯，主要的 MRPII 软件是 IMS7（工业管理系统），以及自行开发的人事管理系统 PMS。1992 年又实施了比利时 MSG 公司的 MACH7 财务系统，1993 年开始实施零配件销售管理系统 SMS。在 8 年多时间里，总投入在 2000 多万法

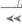

郎。然而，广州标致汽车公司的企业信息网事实上已陷入进退两难的境地。

失败的地方在于决策支持、系统原因、人员管理、应用实施等方面。主系统 IMS7 包含了库存管理、物料清单、工作中心、成本管理、资源管理、主生产计划、订单和需求管理、物料需求计划、制造管理、静态分析、采购管理和 KANBAN/JIT 等十几个功能模块，已经启用的仅有非生产的库存管理模块 MHF，不到该软件内涵的十分之一，1993 年后就没有多大进展；MACH7 财务系统仅完成凭证录入、过账、对账、关账等功能，报表只能用微机处理；PMS 人事系统准确地说只是一个数据库，只有输入、修改、删除功能（没有查询），报表及各种统计均靠微机进行。整个来看，投下巨额资金，网络的效益却与当初的宏图大略相去甚远。无规划、无步骤的、没有重点突破的实施手段，只能是导致更大的财力、物力的浪费，最终造成处处开花，但处处不结果的局面①。

（五）精细化管理之争

精细化管理提出来之后，并不是一帆风顺，得到一贯的支持，而是有各种不同声音和各种不同观点，甚至是明确反对企业实施精细化管理。最典型的文章是蒋伟良博士的著作《规范精细化管理，是企业死亡的开始》，他的主要结论是精细化管理制约了企业的创新，造成企业死亡，"几乎所有企业都在发展过程中致力于管理规范和精细化，他们追求严密明确的分工和细化到位的流程来固化工作，追求完美管理来提高组织效率。但到了今天，这些反而成为制约创新和发展的力量，组织的活力在规范化背后荡然无存，死亡就这样开始了"，因此，提出了企业要突破规范化管理的制约，必须"聚焦客户、简化管理、活力创新、实现价值。"

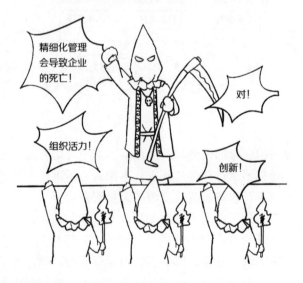

蒋伟良的主要论据是，第一，规范化管理后不需要员工思考和反思，"规范和精细化的管理背后，还透着泰勒科学管理的身影，这种管理思维固执地认为员工不是人，一切规范好之后就让他们执行，不需要他们思考为什么这样执行"。第二，流程僵化会扼杀企业创新力，"而活力的创造过程必须解放员工的思想，突破制约员工活动的掣肘环节，那些

---

① ERP 世界《广州标致汽车公司失败案例解析》CBSi 中国·PChome. net 2006 年 10 月 27 日.

一成不变的制度和流程，正在成为员工的习惯，而诸多习惯的积累就会成为习惯势力，这个习惯势力是创新力的死敌，每个势力都会扼杀组织的创新力"。第三，分工过细会禁锢员工创新力，"我确实惊讶地发现，工作被分工到破碎，这种分工基本扼杀了任何员工的创新力。

1. 流程不会束缚员工思考力

蒋伟良认为，员工按流程执行就不需要知道为什么要这样执行，或者说企业制订了流程，员工只需要"知其然而不知其所以然"，而事实恰恰相反，精细化管理不但要让员工知道按流程执行，而且还要让员工知道每个流程为什么要这样规范，因为只有让员工知道了流程规范的原因，员工才能真正理解流程规范的重要性，并且保证不折不扣地执行，从而避免工作中不按流程执行所造成企业各种困境的情况，如产品质量瑕疵、客户服务不周、安全生产忽视等。因此，员工只有理解流程才能真正从内心严格规范自身操作，提升工作效率，这恰恰说明了需要员工的思考和反思。

【案例】精细化管理失败的案例：昆山粉尘爆炸

2014年8月2日7时34分，位于江苏省苏州市昆山市昆山经济技术开发区的昆山中荣金属制品有限公司抛光二车间发生特别重大铝粉尘爆炸事故，当天造成75人死亡、185人受伤。依照《生产安全事故报告和调查处理条例》规定的事故发生后30日报告期，共有97人死亡、163人受伤（事故报告期后，经全力抢救医治无效陆续死亡49人，尚有95名伤员在医院治疗，病情基本稳定），直接经济损失30.51亿元。2014年8月7日，江苏昆山爆炸涉事企业董事长总经理被刑拘。2014年12月30日，国务院对江苏昆山市中荣金属制品有限公司"8·2"特别重大铝粉尘爆炸事故调查报告作出批复，认定这是一起生产安全责任事故，同意对事故责任人员及责任单位的处理建议，依照有关法律法规，对涉嫌犯罪的18名责任人已移送司法机关采取措施，对其他35名责任人给予党纪、政纪处分。2016年2月3日事故集中宣判，所涉14名被告人分别被判处3年至7年6个月不等的刑罚。

这个工厂粉尘严重的问题，实际上在2010年就暴露过，当时还有工人因为粉尘造成了肺病，在场外大门拉了"造成肺病拒不负责，天理难容"的横幅。惨案发生后民间媒体指出：上班时间长（事发在周六清晨七点多），加上忽视安全生产，共同造就了这起伤亡惨重的爆炸案，同时暴露了台企一贯的苛刻、刻薄。苏州工商局曾点名批评台企违法现象严重，加班时间违反劳动法规定。和其他外商投资企业相比，台资企业对大陆法律法规重视不够，也不太适应，造成违法现象集中，违法行为普遍高于欧美日企业。违反劳动法中对延长工作时间的规定的现象较为严重。评论还指出了中国工人的现状：工资低、强度大、劳动时间长，连最基本的人身安全都无保障。

最后经过调查，昆山特大铝粉尘爆炸事故，其中一个重要原因就是因为员工认为安全检查流程可有可无，更没有认识到为什么要执行安全检查流程的重要性，因而没有严格按操作规程执行粉尘浓度检测流程，从而引发了特大铝粉尘爆炸。有工人因为粉尘造成了肺病，没有及时引起重视，也是内部控制薄弱的一个表现。平时的安全管理没有达到精细化要求而导致的惨案。

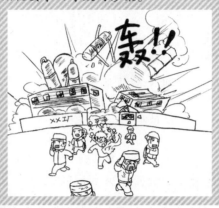

2. 流程不会扼杀企业创新力

企业的流程按其功能可分为业务流程与管理流程两大类，业务流程是指以面向顾客直接产生价值增值的流程；管理流程是指为了控制风险、降低成本、提高服务质量、提高工作效率、提高对市场的反应速度，最终提高顾客满意度和企业市场竞争能力并达到利润最大化和提高经营效益的目的的流程。对于常规业务、标准化操作进行流程固化，有利于提高执行力和工作效率，降低工作消耗，提高工作安全保障。流程的固化会造成工作的定势和习惯，进而扼杀企业创新力。但实际情况并不是这样。

（1）流程固化不等于流程僵死。

流程固化是对工作中成熟的工作环节、操作规程进行合理规范、加以定型，以保证工作质量、安全和效率，但随着生产装备的改进、工艺的改善、员工操作技能的提升，流程也会随之优化，以适应外部环境的变化和内部条件的改进。如我国高铁引进的过程也经历了最关键的流程"僵化""固化""优化"的三个阶段，"僵化"即严格按照外方提供的图纸去做，不求创新只求复制；"固化"即把学到的一些东西在流程上原汁原味地"固化"下来，做到不走样，制造水准向外方看齐；"优化"即对工作完全掌握并熟悉后，根据实际情况提出一些流程优化的建议。2004 年我国引进高铁技术时，外方曾认为中方需用八年时间掌握时速 200 公里的技术，再用八年时间掌握时速 350 公里的技术。然而仅不到一个八年的时间，中国的高铁制造企业已经开始在全球角逐订单了，上演了徒弟与师傅的高铁争夺战。因此流程固化绝对不等于流程僵死。

（2）流程固化不等于思想固化。

流程是随着外部、内部条件的变化而不断优化的，如何优化，这恰恰需要员工的思考力、创造力，关注每一个操作环节，思考每一个操作规程改进的空间以及改进的方法，因此，一方面员工不但要有流程整体思考能力，也要有流程局部、细节观察能力，另一方面不但需要每个员工的努力，更需要团队头脑风暴的共同努力，创新活力才能迸发。因此，流程固化不但不会引起员工思想的固化，相反流程优化会引发员工思想的开放。

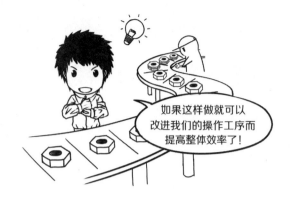

3. 分工不会禁锢员工创新力

（1）分工不等于不协作。

要提高管理的效能，组织中多个人为一个目标工作，就需要有分工和协作。分工与协作是劳动过程的两个侧面，有分工就有协作，分工越是发展，生产专业化程度越高，协作也就越加密切。因此，通过分工进而实现了流程固化，但即使是再优化、再先进的流程仍是需要员工之间的协作，没有协作就没有分工，分工与协作是不能割裂的，因此实际工作中员工之间还是会通过语言进行沟通、借助文件和会议进行协调，在协调中就需要员工之间互相碰撞、激荡，思想火花就会不断迸发，企业内部创新活力就会激发。

（2）分工不等于不优化。

分工太粗企业效率不会提高，分工太细员工能力不能提升，效率也不会提高，因此分工有一个度，超过这个度就需要对分工优化，需要扩大工作范围、增加工作内容、提高工作丰富性，避免因分工过细造成的员工工作枯燥乏味。同时随着员工素质的提高，操作技能的提升，分工也会随之调整。而如何优化分工，还是需要员工与团队的思想创造，释放员工创新活力。

因此，企业实现流程规范化、管理精细化，不但不会引发员工创新力的衰退，更不会导致企业的死亡，相反它是企业健康发展的坚实基础。

八、推进精细化管理

前文讲了很多精细化管理的理论，但最关键的是如何使得精细化管理能够落实，并得到一贯的执行。为了提高可操作性，便于建立精细化管理机制，在此提供一个推进精细化管理的思路，以飨读者。

（一）推进精细化管理方案

> 【案例】推进精细化管理方案
>
> 一、精细化管理的内涵、宗旨、核心、灵魂、指导思想和总体目标
> 1. 精细化管理的内涵
> 精确定位、精益求精，细化目标、细化考核。

2. 精细化管理的宗旨：杜绝浪费，永远追求效率。

3. 精细化管理的核心和灵魂：持续改进，不断创新，追求永无止境。

4. 总体目标

培养员工精细化管理的理念和意识，养成精细的工作作风，使精细化成为每个员工的习惯；最大限度地减少等待、缺陷和库存，消除一切浪费；优化业务流程，每个工序、每个环节有机衔接，每个子系统都符合大系统的内在要求，实现系统高效运转；合理设置组织机构，以适应高效、便捷流程的需要；明晰各部门职能、各岗位职责，规范各工种操作标准，科学制订评价体系和考核机制，力争用1年左右的时间，形成一套相对完善的精细化管理制度；用2至3年的时间，在各公司初步形成一套统一、科学、系统的精细化管理模式，最终建立起高效的内部运营机制。

二、实施精细化管理的基本路径

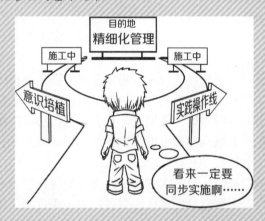

为有效推进精细化管理的实施，应初步确定两条线同步实施的方案：

（一）意识培植。广泛进行宣传发动，营造氛围，培植意识。精细化是态度和文化。因此，精细化管理要与企业文化建设紧密结合起来，努力营造追求精细的文化氛围，培养员工精细管理的思维习惯。各部门充分利用会议、讲座、报刊、办公自动化系统等各种载体，向全体员工大力宣传实施精细化管理的必要性和重要意义，让大家真正理解掌握精细化管理的内涵、宗旨、核心和灵魂；宣传在精细化管理工作中涌现出的先进典型，宣传在精细化管理工作中探索出的好做法、好经验，为实施精细化管理营造浓厚的舆论氛围；倡导员工学习系列书籍，动员全体员工积极行动起来，做到从现在开始、从现状开始、从自己开始，大胆探索切合本单位、本部门、本岗位实际的精细化管理方式、方法，使精细化管理成为员工的自觉行动。

（二）实践操作。具体分四个步骤进行：

第一步，分析诊断。

各部门、每位员工都结合各自实际，客观分析工作现状，进行自我诊断，认真查找存在的各种问题。按照"哪里不合理，就从哪里入手"的原则，找准切入点，是系统问题就从优化入手，是环节问题就从理顺环节入手，是制度问题就从完善制度入手，是操作技能问题就从提高操作技能入手，是责任问题就从明晰责任入手，是组织问题就从调整结构入手，相应制定出针对性强、操作性强的改进措施。

第二步，实施整改。

针对查找出的问题，立即事实整改，逐步扩展延伸，实现由点到面、由线到面，优化整个流程；在此基础上，合理划分工作职能，清晰界定工作权限，杜绝职能的交叉、重叠；在合理划分工作职能的基础上，优化组织结构，能合并的合并，能撤除的撤除，减少管理层次，提高管理效能；根据各部门的工作者职责，优化劳动组合，按照精干高效的原则，配合工作人员，该充实的充实、该精简的精简，实现员工工作的快节奏、高效率。同时，根据不同岗位要求，分别制定出具体的工作标准和规范繁荣操作标准，落实到每个人、每个工种、每个岗位、每道工序、每项作业、每个动作，并建立科学合理、切实可行的评价体系与考核机制。

第三步，整合提炼。

实施整改完成以后，要"回头看"，认真评估实施效果，客观评价成败得失，对行之有效的做法和经验用制度的形式固定下来，进行全力推广；对执行过程中出现的各种问题，及时反馈、及时分析、及时纠偏，实现管理水平的有效提升。在此基础上，着眼于提高整个系统的运作效率，进行系统思考，加以整合提炼，最终形成一套完整的精细化管理制度。

第四步，持续改进。

针对改进后执行过程中出现的新问题，进一步实施再分析、再完善、再总结、再提高，做到循环递进，螺旋上升，最终形成持续改进、不断创新的工作机制。

三、酝酿推进精细化管理的三个环境

（一）决策科学化、精细化

要使精细化管理更具理性、更具科学性，就必须建立"产权清晰，权责明确，政企分开，管理科学"的现代企业制度。

有些企业所谓精细化管理其实是领导层的专利，职工只能被动地跟着领导去做强加的精细化工作，而非精细化管理。事实上这种精细化，也往往带有很大的随意性、盲目性，而非科学意义上的精细化，最终是"头疼医头，脚疼医脚"，并且随着时间的推移而流产。所以，精细化管理科学概念在"精细化"的背后，是对科学的执着追求，是一种上下一心追求极致的大众思维模式，它建立在"法制"的社会基础之上，而非"人治"的企业之中。一个企业能否生存发展，决策的科学化、精细化起着决定性的作用。"精者，去粗也，精心筛选，从而找到解决问题的最佳方案；细者，入微也，究其根由，由粗及细，从而找到事物内在联系和规律性。"

（二）精细化管理要为企业科学定位，拟定标准，循序渐进

我们提出这样一个问题进行思考，为什么国外能产生一批实现了"管理精细化"的著名企业，而中国就没有呢？社会文化差异对精细化管理带来影响与制约，归根到底，还是中国暂时还缺乏培育精细化企业的土壤。有两点值得注意：一是形而上学地机械地模仿外来的精细化管理经验，没有让其本土化，民族化；二是对自

己的企业没有一个清醒地认识，没有一个科学的定位，急功近利，眉毛胡子一把抓。

一个企业要正确地分析市场经济的形势，通过纵向比较，横向比较，科学、精确地给自己定位，既不能贬低自己也不能拔高自己；对企业内部的生产经营状况要了如指掌，洞察入微，抓住主要矛盾，研究出切实可行的解决方案，拟定出通过努力就可以达到的目标，并通过精细化的操作，一个步骤一个步骤地完成，一个目标一个目标地实现，才能够由点到面，以点带面，才能够循序渐进、稳扎稳打、步步为营，全面推进精细化管理。

精细化管理是一个科学的理念，能否成功实现精细化管理，关键是要对企业有一个科学理性的分析，有一个科学理性的定位，能够抓住主要矛盾，能够抓住矛盾的主要方面，能够实事求是地制定出循序渐进的精细化管理步骤。所以说，精细化管理是一项复杂、系统、艰巨且周而复始的工作，根据自身的人力现状，和目前面临的核心瓶颈，制定针对性较强的应对措施，既要重点突破，又要长期培养，精细化管理才能步步为赢。

（三）精细化管理要充分挖掘人力资源，调动干部职工的积极性、创造性

"精细化管理对企业最大的贡献在于成本控制，一个实现管理精细化的企业，一般都能够把成本控制到最优，因为管理的精细化能够优化流程、提高品质、降低不必要的损耗，把可以省的钱都省下来。"然而这需要全体员工的共同努力，需要调动全体员工的积极性、创造性。

1. 统一思想，取得全体员工的理解和支持。每推行一步精细化管理，都要对员工进行教育，讲清道理。让员工具备精细化管理的基本常识，让他们知道精细化管理的主要内容、基本方法及重要意义，大家形成共识，知道什么是对，什么是错，应该如何去做，为什么要这样去做，就可以减少自作主张或持怀疑态度的抵触行为，从而达到统一思想，统一行动的目的。明白目前所面临的形势，在市场和大局中所处的地位，自己的生产及经营状况等，从而增强干部职工的自信心，理解一系列改革和政策措施出台的目的、意义等，取得真心实意的支持，使其做到"胸怀大局，立足本职"，以满腔的热情投入到自己的本职工作之中，以强烈的民主意识，参与精细化管理，发挥积极性、主动性、创造性。这是精细化管理不可或缺的重要步骤。

2. 摸清底数，积极培训，精确贯彻精细化管理方案。干部、职工队伍素质高低有别，即使拥有了一个好的精细化管理思路、方案也很难完美实现，于是部分领导者开始怨天尤人。精细化管理首先要切合人的实际，看企业用人是否恰当。其次要对职工摸清底数，用其所长避其所短，并有目的地进行培训，使其掌握精细化的操作步骤、技术标准等，摒弃任何无用的动作，不做任何无用功。第三，要深入基层，了解在精细化管理的进程中到底还存在着什么样的困难和桎梏。发现问题及时处理解决在萌芽状态。踏踏实实地去落实，一个好的精细化管理方案肯定能够得以实施，并见到显著效果。

3. 奖优罚劣，奖勤罚懒，建立长效机制。我们发现一种现象：谁工作做得好，

谁就会吃亏，因为领导习惯于鞭打快牛，工作做得好的没有得到什么实惠，做一天和尚撞一天钟的也没有吃什么亏。这一种心态、一种现象从深层次来看，实际是奖惩制度还不够健全，还不够规范。而"企业要实现精细化，必须实现由随意化管理向规范化、制度化管理的转变。"建立一套系统的、比较完备的奖惩机制，无非要发挥两种作用：一是激励作用，一是制约作用。这种奖惩机制只要符合实际、比较公平，应该具有相对的稳定性，形成长效机制。让勤勤恳恳为企业做出贡献、创造效益的不断得到更多的实惠；让企图混天度日的、粗心大意给企业带来不良影响，甚至破坏企业生产经营的得到应有的惩罚。

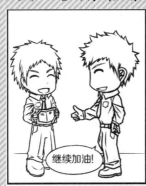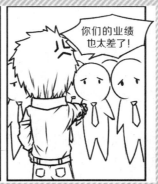

四、实施精细化管理的保障措施

（一）组织保障为扎实推进精细化管理工作的开展，需要成立专门的实施精细化管理推介机构，负责指导、推动、协调、监督精细化管理工作的开展。推介机构可根据工作需要，下设几个分专业工作小组。比较复杂的系统性问题，可以出来跨部门研究小组进行课题攻关。各部门主要负责人是本部门实施精细化管理的第一责任人。

（二）政策保障

1. 各部门在实施精细化管理的过程中，只要有利于便捷流程、提高效率，可不受公司机构设置的限制，自行调整组织结构。

2. 对各部门调整出来的人员，由公司统一协调安排在需要充实的部门。

（三）机制保障

1. 建立推行精细化管理激励约束机制，对好的做法和经验及时进行总结、交流、表彰、奖励；对各部门存在的问题，提出解决的建议或办法，以推进精细化管理工作的持续深入开展；对工作开展不力的部门实行问责制。

2. 各部门要建立完善的考核体系和激励约束机制，扎实推进实施，力戒流于形式。

五、实施精细化管理的举措

精细化管理是一项长期、复杂的系统工程，需要企业上上下下、方方面面的共同努力。为此考虑从以下方面开展工作：

1. 从明确职责入手，规范、创新管理制度实施精细化管理，规范、创新管理制度是基础，进一步明确细化各部门、各岗位的管理职责和工作流程则是规范、创新管理制度的核心。针对目前管理过程中经常存在的工作推诿扯皮，"好事"抢着干，"难事"没人管，办事不按程序等不良现象，首先要组织专人，按照"凡事有人管、凡事有人监督、凡事有章可循、凡事有据可查"的原则，重新编写完善各部门、各岗位的管理职责标准，包括责任、权限、工作内容和要求、工作程序、检查与考核等主要内容，做到岗位人员管理职责明确、办事程序清晰、业绩便于考核。通过这些办法，使各级员工很快掌握这些新的制度，制度的推行打好基础和保障。

2. 开展对比管理，进一步提高经济运行水平

通过与国内同类型企业的先进指标进行对比分析，查找差距，制定措施，加强过程控制，持续改进与完善，全面提升管理水平和效益水平。抓紧制定和完善生产、经济运行、资产经营等方面的指标，逐步建立各部门指标控制体系和考核办法，逐步实现生产经营的低成本和高效益。

（二）企业精细化管理的思路

1. 规范财务管理基础工作——基础保障

基础管理是企业发展最基本的条件。规范财务管理基础工作，系统梳理管理流程，寻找漏洞和缺陷，使企业各项经营活动有制度、有记录、有流程、有标准、有监督、有控制，最终使财务管理工作走向规范化和系统化，以降低成本提高公司的运营效率。财务管理基础工作具体包括如下：

（1）会计基础工作规范。

凭证、账簿和报表是会计的三大要素。对原始记录和基础信息严格、规范，虽然从短期来看增大了员工的工作量，但是从长期来看，有利于加强公司的内部控制。

（2）会计规章制度和流程建设。

会计规章制度和流程建设是内控工作的一个重要环节。企业首先需要查找风险，建立制度，梳理流程，之后对照完成或建立的制度标准进行整改，结合整改中出现的问题进一步修改相关制度和流程，这是一个反复进行、循环进行的过程。

（3）成本费用定额管理。

建立准确、完善的成本费用定额体系是企业进行成本管理和成本优化预控的基础和依据。其主要作用如下：①过程管理。从数据分析发现问题，提出解决建议；②成本控制。定额水平横向比较，树立标杆，进行标杆管理。定额水平纵向比较，不断改善定额水平，实现标准成本管理；③支撑企业预算编制；④为财务检查、审计提供基本素材、检查重点。成本费用定额管理是企业进行精细化管理、数字化管理的有效工具。

（4）财会人员培训与经验交流。

财会人员的专业水平和综合素质决定着工作的效率和质量。为了实现财务精细化管理，需要提高财会人员的业务素质和综合素质，提供机会让财务人员学习更多的业务知识，让业务人员学习更多的财务知识，以便于双向的沟通和交流，让他们在提高能力的同时更好地为公司目标服务。

因此，对于财务精细化管理，如果财务管理基础工作做不好，就好比一副慢性毒药，不但会掩盖原有的风险，还会引发新的风险。因此，高层管理者必须高度重视和积极支持财务管理基础工作，加强内部控制建设，协调并处理好公司内部的各类涉财关系，加大对财务理念、成本理念的灌输，引导公司成本管理走向科学、规范、合理，以适应公司战略发展要求。

（二）建立集中的财务精细化管理体系——精细化管理的体系保障

"企业的经营活动发展到哪里，财务管理的触角就延伸到哪里"。财务管理从会计的视角来看，包括筹资管理、投资管理、营运资金管理、收益分配管理等；从战略的视角作为一种价值管理来看，涉及综合绩效管理、全面预算管理、内部控制和风险管理、盈余管理、纳税筹划、成本管理等，是一项涉及面广而且综合性强的经济管理活动。也就是说，实施财务精细化管理涉及企业的方方面面，需要财务部门和其他部门进行合作，把各种业务部门的收入和成本控制有机结合起来，实现全程参与。在每一个关键环节都实现有效跟踪与监控，企业需要建立包括预测、决策、计划、预算、内控、分析和考核职能的集中的财务精细化管理体系。可以从以下几个方面建立体系：

（1）强化财务管理职能，拓宽财务管理领域。

随着财务管理观念的转变，财务职能将从"记录员"、"监督员"向"评论员"和"业务伙伴"发展，这对于财务人员来说是巨大的挑战。财务职能的拓展促使财务人员不仅要做好基础工作，履行核算和监督的职能，更重要的是充分利用和挖掘信息，前瞻性地策略理财，深入到业务的商业机会与风险评估过程中，真正成为公司的业务伙伴。

"记录员"、"监督员"是"评论员"和"业务伙伴"的基础，"评论员"和"业务伙伴"是"记录员"、"监督员"的升华。随着财务管理职能的演变，财务工作的重点和精力将发生重大转移。举一个例子，对于工程项目管理，财务部门需要从可行性研究、设备询价、报价评估、合同谈判、合同审核、会签到合同签订后的付款和履约情况的跟踪管理，对各种合同进行全过程的监控，建立一条龙的合同管理制度。这种制度将财务控制延伸到采购、建设、后评估等环节，可以有效地降低企业的经营风险。

（2）以预测为基础进行决策，优化配置稀缺资源。

财务预测是对未来的分析和判断，为决策服务；财务计划和预算是将财务决策目标和方案在时间和空间上进一步细分，变成可以操作和执行；财务控制是要保证财务决策目标和方案的实现。所以，整个日常财务管理都是围绕财务决策展开，财务决策是财务管理的核心职能。财务决策决定了企业资金配置的效率，而企业资金配置的效率则会直接影响到企业运营的效果。

（3）通过有效的预算和控制，实现开源节流。

财务管理的精细化，有两大主要任务：控制成本和促进收入增加。精细管理对企业最大的贡献在于成本控制，管理精细化的企业一般能够把成本控制到最优，因为精细管理能够优化流程、提高品质、降低不必要的损耗。除此之外，精细化财务管理的另一个重要目标是促进收入的增加。财务管理不应是一味降低成本，而是要通过科学的分析将资金用在最有效益的地方，实现资源的优化配置。

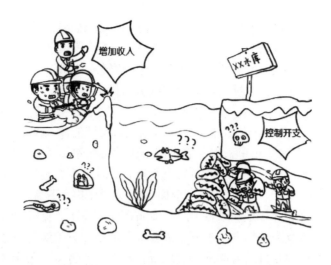

（4）建立全面完整的财务分析体系，发挥决策支持作用。

财务分析要"从财务的观点来看经营，从经营的观点来看财务"，对重点业务和重要财务变动情况进行跟踪，定期或不定期地提出各种财务分析报告。财务分析不仅是企业评价财务状况、衡量经营业绩的重要依据，而且还应该担当起挖掘潜力、改进工作的重任。比如在财务报表和内部成本费用信息的基础上定期提供包括管理资产负债表、内部管理损益表和公司层级绩效指标架构图在内的财务分析体系，让管理者通过数字清楚了解公司的全貌、存在的问题以及下一步改进的方向，并通过标杆分析让管理者了解公司的差距和产生差距的原因，从而为决策提供支持信息。

（5）采用综合高效的绩效管理方法，实现价值最大化的终极目标。

为了满足精细化管理的要求，企业的绩效管理方法越来越要求考核的客观性、指标的量化和用数字说话。但考核和指标并不是绩效管理的全部，也不能解决管理中存在的根本问题。要想实现绩效管理的基本目的，不是光抓考核、不是片面追求指标的量化，而是要在明确和细化绩效管理目标的前提下，从流程的角度修正指标，确保个体绩效和组织绩效的统一。

企业必须逐步从财务的事后核算转变为事前预算、事中控制、事后监督相结合的全过程财务管理，建立起集中的财务精细化管理体系，实现全过程有效的财务管理与监控。

3. 推行和完善全面预算管理——精细化管理的模式保障

全面预算管理作为一种先进的管理控制模式和方法，是企业实施目标管理的方法和工具，可以增强企业对市场的前瞻性，同时管理和控制成本。让全面预算管理真正发挥作用，成为连接战略管理与绩效管理以及落实精细管理的重要牵引环节，并逐渐从成本目标控制手段演进为财务绩效评价工具和企业战略执行平台。

在预算编制时实行归口分级管理，坚持两项基本原则：即"谁干事、谁花钱、谁编制预算"和"谁管事、管什么事、编什么预算"。财务部门是预算编制的组织与汇总审核单位，各预算单位应编制工作计划任务书，明确预算年度的主要经济活动与所需的资源，在工作计划与预算之间建立起对应关系，提高预算编制质量，为预算审核和预算执行监控提供依据；将预算编制情况纳入预算考核。尝试采用不同的预算编制方法，如编制业务预算可以采用增量预算方法；营销费用、管理费用预算中的会议费、差旅费、低值易耗品摊销等预算的编制，可以采用零基预算方法；在有了两三年全面预算管理经验之后，应积极尝试采用滚动预算法。实行滚动预算，不仅可以更好地发挥预算对经营活动的指导控制作用，而且可以提高公司经营管理活动的均衡性。作业预算（ABB）是一种从"战略—规划—产品—作业"的价值链来提高公司价值创造能力的方法。它建立在作业成本管理与全面预算管理基础上，根据公司作业活动与业务流程之间的关系合理配置公司资源而建立预算的一种方法，这种方法的主要特点是：①预算指标的制定立足于经营活动，避免了传统预算过程经常出现的编造费用指标的情况；②结合运用"黄金区间法"等手段有效避免预算管理过程中的代理人问题；③结合成本动因和成本动因率，便于期末考核和查找差异发生的原因。基于作业的预算，可以采用更多的角度和方法进行合理性判断，预算方法贴近了业务事项发生时的客观规律，更容易从驱动因素的角度进行评估和控制。

在全面预算的执行与控制方面，要提高预算执行监控能力，需要建立全方位的预算执行监控体系。全面预算管理的控制要以各责任中心的自我控制为主体，在财务部门的参与和监督下进行。预算执行的全方位监控包括三层含义：①预算执行监控必须渗透到企业的各个业务过程、各个经营管理环节，覆盖企业所有的部门和岗位，不能有任何"盲区"和"盲点"，真正做到精细化；②要有健全的监控措施。既有事后的监控措施，又有事前、事中的监控手段。既有约束措施，又有激励手段。既有财务指标设定、现金流量控制及会计报告信息的及时跟踪，又有会计检查、人事委派等措施；③与会计、审计等工作相结合，形成多道保安防线。凡涉及现金流入流出的预算事项的执行至少要建立双人、双职、双责制度，重大预算事项的执行要有严格的审批和授权手续，内部审计部门要独立开展对预算执行情况的全面监督和检查。

全面预算的考核方面，考核是对各责任中心的预算执行结果和预算管理情况的综合评价。预算考核主要包括：①对预算编制的考核。编制的及时性和准确性；②对预算执行的考核。对预算执行过程和结果的考核；③对预算执行情况分析的考核。预算考核需要遵循下列原则：①可控性原则。各责任主体以其责权范围为限，仅对其可控的预算差异负责；②风险收益对等原则。主要运用于企业外部因素导致的差异处理；③分级考核原则。预算考核与预算目标的确定、分解一致，针对每一层级的预算责任主体拥有的权利、承担的责任进行业绩考评；④目标一致性原则。在设计考核指标体系时，保证目标一致，实现整体利益与局部利益的统一。预算考核要做到：①科学设定预算考核指标；②不断提高员工的素质和预算编制的准确性，避免出现预算考核的"困境"；③预算考核必须与公司的薪酬机制相结合，否则预算考核的激励和约束作用则无从发挥。

企业必须以战略体系落地为目标，推进"SBP（战略、预算、绩效）"战略管理闭环的实施，形成战略驱动的卓越绩效管理模式。企业的全面预算要从三项管理上下功夫：一要加强工程项目管理，把好三个关，即立项审核关、投资预算控制关、项目验收关；二要加强物资资产管理，建立统一的库存物资管理体系，合理降低库存，完成固定资产清账和处理工作，落实固定资产管理责任；三要加强欠费管理。在此基础上，通过预算控制管理功能，实现预算工作的"系统化、扁平化、信息化、精细化"。

4. 逐步加强和完善内部控制制度——精细化管理的制度保障

安然、世通、德隆、中航油等一连串事件的发生，将人们的目光吸引到内部控制上来。投资者关注是为了规避投资风险；管理层关注是为了要保证市场的健康有效，维护社会稳定。而对于企业来说，内部控制则关系其生死。内部流程梳理、财务投资监管、内部资源分配是实施企业精细化管理的重要制度保障。COSO 委员会于 1992 颁布了《内部控制——整体框架》。该报告认为，内部控制的整体框架包括控制环境、风险评估、控制活动、信息及沟通、监督五个要素。内部控制的内涵在扩展，目标也趋向多元化，在进行风险管理的同时必须强调效率。通用电气公司首席执行官杰夫·伊梅尔特说："内部控制的核心问题就是从控制"人的行为"入手，建立一套完整的内控制度体系，来控制"不同人的行为"可能带来的风险，保证风险可知、可控、可承受，这是企业控制风险、保障经营安全要考虑的最核心问题。"

为企业实施精细化管理提供重要的制度保障，需完善公司治理机制和加强内部控制建设，包括以下几个方面：①内控管理体系。建立符合国际标准并与行业和公司特点相结合的内控管理体系。从控制环境、风险评估、控制活动、信息及沟通、监督五个要素入手，根据公司实际情况开展内控体系建设；②内控管理理念。倡导分级负责、专业管理的内控理念。③内控沟通体系。疏通内外部沟通渠道。一方面积极主动与外部监管机构和外部审计师进行沟通，另一方面，定期向公司管理层和董事会、审核委员会汇报。④内控质量保证机制。建立信息质量保证与问责管理机制；⑤内控能力建设。储备内控人才和建设具有凝聚力和执行力的企业文化。一是从培养和储备内控人才，提高内控的执行力，二是通过加强企业文化建设，最终达到培育内控能力的目的。最终，企业需要从管理理念、管理制度、全体人员、政策制定、信息系统等方面建立一套内部控制的长效机制，从而为企业实现价值增值和可持续发展奠定坚实的制度基础。

5. 建立精细化的作业成本管理体系——精细化管理的成本保障

作业成本法与传统成本计算方法相比，最大的优势就在于能够对不能对象化的共同费用通过寻找和追踪动因进行准确分摊。如果不实行作业成本法，成本核算的粒度很粗，不能提供分产品（或业务）的准确成本数据，那么，各种决策所依据的成本数据可参考性不强。利用作业成本法，通过对各个成本费用科目、企业的流程作业、网络的结构、企业所提供的产品和服务等进行深入研究，设计科学合理的决策模型，从而可以将企业的所有成本以作业为桥梁，分摊到最终的成本对象。

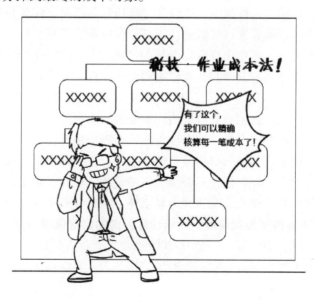

实施作业成本法的主要作用在于准确衡量产品和客户群的盈利能力，了解作业流程的成本信息并进行有针对性的控制，从而使公司内部供应链的设计更加有效。具体表现在：①了解产品（或业务）盈利/成本信息。产品盈利信息可以帮助识别不同产品对企业真正的贡献。②了解客户群盈利/成本信息。客户群盈利信息可以支持企业作出吸引、获得、保留和拓展目标客户群的适当决策；③对市场营销管理的支持。区分不同成本组成和成本属性的产品（业务）单位成本信息，可帮助企业进行产品定价决策以及预估新产品和捆绑产品的成本和定价；④对流程管理的支持。业务流程成本信息以及相应的成本属性信息，给企业提供成本控制机会的关注点。对同一部门在不同流程上的人工成本耗费的分析，可以有重点地改善部门的资源配置。对同一流程的跨部门的流程成本分析，可以提高流程的效率以及职能部门之间的配合；⑤对预算管理的支持。收入和成本的历史信息可以帮助企业进行收入和各项相关成本费用的情景分析和预测。基于量化分析和单位成本等信息，支持预算定额管理，并为作业预算的推行打下坚实的基础。⑥对企业精细化管理的支持。作业成本法的有效实施可以使企业获得分业务、品牌、地域、客户群等其他维度的成本结果，还可以获得作业成本、各种翔实的动因数据，这些精细而准确的数据为企业定价、预算、投资决策、标杆分析甚至战略规划等提供了更加准确的成本信息输入，为企业精细化管理提供了有效的支持。

作业成本管理能够解决公司内外三大问题：①通过作业成本的计算来解决通信业务价格与其成本的脱节问题，制定出各项通信业务的合理价格；②计算企业的管理流程成本和分业务、分品牌、分客户群体的成本与效益，为公司的投资决策、企业预算、绩效考核等提供准确的管理信息，解决企业成本控制中存在的信息缺失和失真问题，强化成本管理作为现代成本管理与控制的核心与基石的作用，从而全面提升企业的管理水平和经营绩效。③解决行业价格管制的信息缺失难题，使成本核算成为行业法规制定和业务结算的基础和依据。

企业实施作业成本管理需要注意做到：①模型设计从简到繁。由于开始时各个部门的相关人员对作业成本法缺乏了解，仅凭少量的几次培训很难使其对该方法认识深刻，因此很难提出完整、合理的需求；②管理项目定位明确。由于该项目通常由财务部门牵头，因此，其他部门往往认为这是个财务项目，与自己所在的部门无关。但获得精细准确的成本数据主要是为了支持企业的各种经营管理决策；③重视数据口径一致和准确性。作业成本法需要大量数据输入，包括成本、收入等财务数据以及计费、账务、作业调查等业务数据。而数据口径不一致、数据不准确等情况在电信企业存在较普遍。这对于作业成本法实施的效果会产生一定负面影响；④信息系统的有效支撑。实施作业成本法的企业需要各种信息系统的支持。因为作业成本计算需要大量的成本和动因数据，企业建立基于财务精细化管理的作业成本管理体系，提供了基本的成本盈利信息和成本盈利分析的维度，使财务管理提升到可以掌握企业现有的全面的成本结构和成本来源，发现需要重点改进的流程和作业，为企业推出提供预计成本信息，为产品、服务定价和预算控制提供科学的数据，为管理决策提供支持信息。

6. 信息化管理——实施精细化管理的信息保障

信息是市场经济活动的重要媒介，特别是快、准、全的信息。传统财务部门提供的信息在可靠性、相关性、可理解性、及时性等重要的价值特征方面已不能满足相关利益者的要求。因此，财务部门加强信息化建设就成为必然。信息技术在企业的扩散会导致企业技术进步和生产效率的提高，会导致财务制度和组织结构的改造。这样一来，获得投资于信息化和组织改造所带来的收益将不是仅仅局限于财务部门，整个企业都将从中受益。企业传统的财务流程属于功能驱动型，对各种功能规定数据的处理和输出方法，是一个顺序化的信息处理过程。在不同业务的处理过程中，通常将会计系统分为低值易耗品核算、固定资产核算、应收款（欠费）核算、应付款核算、成本核算、报表编制等若干子系统，每个系统职责分明。这种传统财务流程的缺陷在于只对经济活动的结果进行反映，看不到经济活动发生、执行与完成的全过程。而且传统财务流程只能满足使用者共同需要的信息，无法提供专用的精细化信息，也就是无法做到"不同目的，不同信息"。因此，深入分析传统财务流程的缺陷，用流程再造的思想来重建新的财务流程就成为必然。将企业所有与业务相关的数据集中存放在一个数据仓库中，数据仓库最大限度地存储了财务系统和非财务系统的数据。当信息使用者需要系统中的信息时，就由信息使用者输入信息处理代码，系统启动相应的信息处理程序，对业务数据库中的信息进行加工处理，并将处理结果实时反馈给信息使用者。由于数据仓库的引入，数据同出一源，避免了数据的不完整、口径不一致和重复情况的发生，最大限度地实现了企业范围内的数据共享，流程优化，实现了实时获取信息、实时处理信息、实时报告信息，各级管理者可以实时、动态地获取信息，支持业务、经营和管理决策。信息化管理费用为企业从粗放型管理向集约型管理提供了技术基础，对于提高公司的核心竞争力及精细化管理能力都具有极为重要的意义。

第三节　"互联网+"时代下的精细化管理

思考：

1. 什么是"互联网+"？
2. "互联网+"与企业管理精细化是什么关系？
3. "互联网+"在推动企业财务管理精细化能起什么作用？

　　李克强总理在 2015 年 3 月 5 日十二届全国人大三次会议上的政府工作报告中首次提出"互联网+"行动计划。"互联网+"其实就是"互联网+各个传统行业"，它不是简单的两者相加，而是利用信息通信技术让互联网与传统行业深度融合，创造新的发展生态。通过将互联网的创新成果深度融合于经济、社会各领域之中，提升全社会的创新力和生产力，从而为经济发展提供新动力，促进国民经济提质增效升级。可以说，我们已进入了"互联网+"的时代。

　　互联网可以分成两个阶段，第一阶段是互联网作为一个独立的行业，有别于传统线下行业，互联网新经济和互联网行业的概念被多次提及就是证明。这个阶段，互联网用其在空间性和时间性上的优势，从早期的信息，到中间的娱乐游戏，到后来的商品零售，互联网的新方式取得了不错成绩。但这个阶段，互联网和线下各产业是平行存在的，互联网和线下实体的冲突不绝于耳。

2013 年后，互联网进入第二阶段，也就是"互联网＋"阶段。这一阶段是伴随智能手机和 3G/4G 的普及而发展起来的，移动互联网的发展打破了生活和工作的区隔，打破了线上和线下的界限。这一阶段，互联网逐渐脱离工具属性，与其他行业结合变成了底层设施。2013 年下半年以来，互联网公司更多强调线上线下的融合。

一、什么是"互联网＋"

由于"互联网＋"是新型的产物，对于各界来讲，有不同的理解。下面从各个不同的角度进行阐述。

马化腾认为，"互联网＋"是以互联网平台为基础，利用信息通信技术与各行业的跨界融合，推动产业转型升级，并不断创造出新产品、新业务与新模式，构建连接一切的新生态。

阿里巴巴的观点认为，所谓"互联网＋"就是指，以互联网为主的一整套信息技术（包括移动互联网、云计算、大数据技术等）在经济、社会生活各部门的扩散应用过程。

李彦宏认为，"互联网＋"计划，是互联网和其他传统产业的一种结合的模式。这几年随着中国互联网网民人数的增加，现在渗透率已经接近 50%。尤其是移动互联网的兴起，使得互联网在其他产业当中能够产生越来越大的影响力。过去一两年互联网和很多产业一旦结合的话，就变成了一个化腐朽为神奇的东西。尤其是 O2O（线上到线下）领域，比如线上和线下结合。

雷军认为，李克强总理在报告中提"互联网＋"，意思就是怎么用互联网的技术手段和互联网的思维与实体经济相结合，促进实体经济转型、增值、提效。

亿欧网提出这样的观点："互联网＋"指互联网作为一种先进生产力，通过和线下融合互动，促进传统产业和传统消费转型升级的同时，助力国家提升综合国力的长远目标①。

综上所述，并总结国家所提出的观点，我们认为，"互联网＋"代表一种新的经济形态，即充分发挥互联网在生产要素配置中的优化和集成作用，将互联网的创新成果深度融合于经济社会各领域之中，提升实体经济的创新力和生产力，形成更广泛的以互联网为基础设施和实施工具的经济发展新形态。

从国家视角角度看：中国制造 2025、一路一带无不和"互联网＋"有着密切联系。中国把"互联网＋"纳入国家行动计划，是经济新常态下的理性选择。以"通信＋能源"为架构的历次工业革命里，印刷＋蒸汽能源催生了第一次工业革命，电话电报＋电能催生了第二次工业革命，中国处在第三次工业革命的进程中，借力科技互联网＋新能源，有望同步完成工业 3.0 和工业 4.0 的艰巨任务。2015 年 5 月 8 日，国务院发布的《中国制造 2025》强调新一代信息技术与制造业深度融合为主线就是这个原因。

在由轻决策向重决策发展、由 C 端往 B 端发展的同时，"互联网＋"也正由第三产业向第二产业进而向第一产业渗透。目前，"互联网＋服务"已经有了较深的发展，从生产制造和流通端改进原有方式的价值会更加凸显。

国家从战略角度考虑"互联网＋"，借助以互联网为代表的新技术力量，长远的目的会是提升综合国力和国际竞争力。目前，中国已经成为全球第二大经济体，将取得与之适

---

① http://huangyuanpu.baijia.baidu.com/article/90108，《一篇文章读懂"互联网＋"的内涵!》黄渊普.

应的国际影响力和话语权。无论是国家层面的一路一带战略，还是企业层面的国际化扩张，需要比以前有更高效的打法。中国国家互联网信息办公室成立，世界互联网大会在中国举办，种种迹象表明，互联网的无边界属性，在助力中国实现国际战略目标上发挥的作用将越来越重要。

二、"互联网＋"与企业管理精细化

前文从各个方面论述了精细化管理的发展，那么在"互联网＋"的今天，我们应考虑在"互联网＋"时代下的企业精细化管理。

随着精细化管理的不断发展，很多大企业已在不断推进和落实精细化管理。但在这发展的过程中，很多企业发现，大数据的处理能力、信息快速流通已经成为制约精细化进一步落地生根的瓶颈。如何打破"信息孤岛"，实现数据的快速处理已经成为精细化管理的亟待解决的问题。"互联网＋"强大的数据处理能力，迅捷的信息更新速度，庞大的受众人群是助推精细化管理的良药。

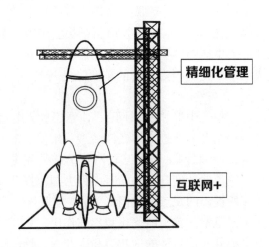

第一，"互联网＋"的大数据处理能力是实现精细化管理的重要依托。"互联网＋"是互联网思维的最新成果，是当前社会发展、经济改革、科技创新、信息交流的重要平台。精细化管理提升至互"互联网＋"平台之上，是进一步实现信息技术同传统行业的结合，减少管理资源、降低管理成本、提高管理效率的管理理念的必然选择，更是实现精细化管理的必由之路。

第二，"互联网＋"的高效、快速、精准是精细化管理的重要依托。推倒数据壁障，打破信息孤岛是信息化时代最具有典型意义的创新方式，精细化管理的根本目的是为了实现企业盈利。这就要求我们更快地把握市场动向、提升信息处理效率。而借力"互联网＋"能掌控最新的市场信息，利用线上交易平台服务线下营销平台、施工平台，进而实现变革更新营销模式、管理模式，提升管理效率、压缩管理成本。

第三，"互联网＋"是国家提出的发展大战略，其庞大的受众性是精细化管理链接个性化的重要媒介。把握时机，顺势而为，应势而动，主动衔接国家战略，顺应个性化时代发展要求，是企业发展的外在条件和内在要求，更是实现精细化管理的必由之路。因此，在这样的时代大背景下，精细化管理的贯彻落实不仅离不开"互联网＋"，而需要借力

"互联网＋"，才会让精细化管理走得更远、更好、更快。①

三、"互联网＋"与财务管理精细化

"互联网＋"时代的到来，为企业的财务管理精细化的实施提供了更好的工具，推动财务管理精细化；同时财务管理精细化的发展，也为"互联网＋"的更好实现提供了引领和支撑。

（一）"互联网＋"为财务管理提供有力的分析工具

随着"互联网＋"时代的来临，云计算、大数据等信息技术的应用，为促进财务管理精细化的发展提供了一种高效的分析工具。财务管理工作的一个重要任务就是要通过数据分析进行企业发展预测，帮助决策者做出正确决策。以全面预算为例，企业由于数据存储以及分析工具等限制原因，一般都只能在企业内部以及历史数据间进行比较，不能很好地和同行业中的其他企业进行对标。基于杜邦模型的内部管理报告以及费用结构分析在没有外部公司数据、行业数据的情况下，合理性就会大打折扣。在"互联网＋"时代，基于云计算、大数据技术的管理会计，通过对大量数据进行分析，使得全员全过程的全面预算成为可能。

（二）"互联网＋"促进财务管理精细化的发展

在"互联网＋"时代，通过利用云计算、大数据等信息技术，可以实现包括基于云计算和大数据的全员全过程的全面预算、营运资金管理、责任中心会计以及基于大数据的内部报告和决策分析等在内的财务管理的重点难点问题。在"互联网＋"的带动下，有利于更好地实现财务与业务的深度融合，强化内部控制和流动性管理，促进财务管理的新发展。

（三）财务管理的精细化促进互联网理念更新

在企业"互联网＋"时代，云平台、云管理以及云服务等模式正越来越多地被应用到企业发展中，企业内部之间以及企业与企业之间的业务联系也越来越多。这就要求企业财务人员对财务数据进行精细化的管理，而财务管理精细化的理念可以很好地实现这一需求。因此，财务管理的精细化在"互联网＋"时代势必呈现出无可比拟的优越性，规范互联网时代企业的发展，带动企业转型升级，同时带动互联网理念进一步更新。

第四节　精细化管理的典型案例

思考：

1. 从日本丰田的精细化管理模式可以学到什么？
2. 如何在管理中实现以人为本？
3. 丰田案例对您的精细化管理有什么启发？

---

① http://www.chnrailway.com/html/20150807/1247305.shtml，《借力"互联网＋"助推精细化管理》来源：中华铁道网.

【案例】丰田汽车精细化管理案例

　　前面我们花了大量的篇幅介绍了精细化管理理论和案例。那精细化管理在实践中使用的状况如何？下面我们来看一看丰田实行精细化管理后到底能够达到一种什么样的效果。

　　如前文所述，在 2004 财务年度，丰田公司只生产了 678 万汽车，但获得的利润却比通用和福特这两家美国汽车公司的利润之和高出两倍多。它拥有的交易所证券总价值要高于美国通用、福特、克莱斯勒汽车"三巨头"的总值。丰田公司没有什么惊人之举，但在世界各个市场上都占有一席之地，在平凡的努力中，稳步推行了精细化管理。而这正是精细化管理却显示了神奇的效果。

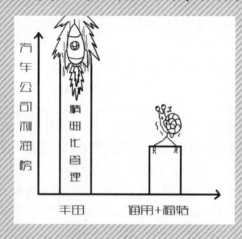

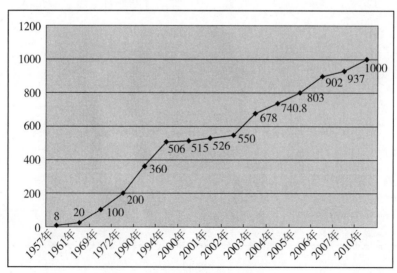

丰田汽车销量趋势图

目前一般观点认为，精细化管理是源于日本丰田公司。但确切来讲，是源于汽车行业，其真正的过程是经历了从福特汽车的规模化到通用汽车的细分化，到最后丰田公司的精细化的发展历程演变过程。

一、丰田的精细化生产方式

福特汽车是第一个引入流水线模式，实现了规模化生产的企业，这种规模经济带来成本优势，由于汽车产量越大，利润就不断增加，所以在同行当中遥遥领先。到 20 世纪 20 年代，通用的领导人提出了新的理念，就是力求要为每一个消费者和每一种用途生产一种车，从生产导向转为需求导向，实现了差异化的战略，在细分的市场上取得了成功，超过了福特。最后到了 20 世纪的 50 年代，日本的汽车工业向美国学习以后，觉得不适合本国汽车企业的发展，丰田创始人开始结合自身的特殊产业环境和人文精神，创造了著名的丰田生产方式，也就是精细化管理。

丰田公司的精细化生产方式，改变了丰田，改变了日本，并且正在改变着世界，被称为是 21 世纪的生产方式。丹尼尔等 50 多位专家，用了 5 年的时间，在对 17 个国家的 90 多家汽车制造企业进行了比较分析后，发表了名为"改变世界的机器"的著名报告。该报告总结了丰田的生产方式，称之为精益生产，认为这种生产方式是制造工业的又一次革命。精益生产体系从企业的经营观念、管理原则到生产组织、生产计划与控制、作业管理以及对人的管理等各方面都与传统的大量生产方式有明显的不同。这种生产方式强调企业各部门相互密切合作的综合集成。综合集成并不局限于生产过程本身，还包括重视产品开发、生产准备和生产之间的合作和集成。精益生产不仅要求在技术上实现制造过程和信息流的自动化，更重要的是从系统工程的角度对企业的活动及其社会影响进行全面的、整体的优化。

精益生产方式在产品质量上追求尽善尽美，保证用户在产品整个生命周期内都感到满意。在企业内的生产组织上，充分考虑人的因素，采用灵活的小组工作方式和强调相互合作的并行工作方式。在物料管理方面，准时的物料后勤供应和零库存目标使在制品大大减少，节约了流动资金。在生产技术上采用适度的自动化技术又明显提高了生产效率。所有这一切，都使企业的资源能够得到合理的配置和充分的利用。

丰田的生产方式主要特点是消灭一切浪费，就是要消除任何无用的动作，避免无用的努力，拒绝无用的材料，无用的成本，杜绝不能给最终用户带来好处的所有活动，不断改进，降低成本，提高性价比。现在精细化管理就是科学管理的一个新要求新方向。

丰田公司的精益生产方式是典型的内涵式的增长方式。这种增长方式就是让有限的资源发挥出了更大的效益，这就是精细化管理的结果。内涵式的发展就是要走高技术含量、产品和服务高附加值的路子。

二、丰田的价值流

精益生产其核心是价值流（为满足顾客要求而进行的产品设计、采购、生产以及配送的具体活动）。价值流认为，只有顾客真正需要的东西才具有价值。明确创造价值的活动，不创造价值但在目前不可避免的活动和不创造价值也不必要的活动。

【小故事】顾客真正需要的东西才具有价值

　　一位日本人以学习英语为名，跑到一个美国家庭里居住。奇怪的是，这位日本人除了学习以外，每天都要做笔记，美国人居家生活的各种细节，包括吃什么食物、看什么电视节目等，全在记录之列。三个月后，日本人走了。此后不久，丰田公司就推出了针对美国家庭需求而设计的价廉物美的旅行车，大受欢迎。这体现了核心的价值流和精细的市场分析与预测。

三、丰田以人为本的文化基础

　　丰田公司以人为本，相信每一位员工的能力，充分调动每一位员工的潜能，去创造性地工作，保护和鼓励员工的改善思想和改善活动，通过改善活动使每位员工都有存在感和价值感。丰田人遇到问题时，不是相互责难或回避矛盾，而是领导者亲临问题现场，充分暴露矛盾和解析问题，使问题表面化，找出解决问题的最佳方法。在改善方法上，做到复杂的事情简单化，简单的事情标准化，标准的事情持续化。在丰田人的意识中每一道工序、每一个工位、每一件事情都是他们永远改善的课题，改善没有终点。丰田把人放在核心的位置，要造车先要造人，要发展生产好员工是关键，所以在精益的方法当中，他就是要培养与领导者能够管理同向，能够同心的，并且能够具备应用技巧的精益化的员工。丰田能够把一个平凡的员工在他杰出的体系下工作，可以实现一起辉煌，其他企业雇用了杰出的员工，在崩溃的体制下工作，也只能是业绩平平。在这可以看到人员发展的重要性以及人员发展和体系的关系的重要性。丰田哲学有两个方面，一个是追求对社会的长期贡献，企业要有一个长期目标，是企业的永恒，而且领导层和员工一直要保持一致，特别是言行一致，实际上这个也是非常难的。第二是追求公司的经济业绩和成长。

　　在实际管理中经常碰到这种现象：下属员工在某一方面业务知识和业务能力较强，作为中层领导也对下属给予照顾（在工资待遇方面），但下属却有些"恃才傲物"，不仅平时不尊重中层领导（表现在态度、语气、待人接物等场合），还对领导的照顾不领情，认为自己工作能力强，工资待遇低，领导给他安排临时性工作或增加一部分工作，他则先提出涨工资，后又要求晋升职位。如果换掉这名员工，又临时找不到合适的人选；如果不换，这名下属实在太"嚣张"了。那么该如何解决这一矛盾？

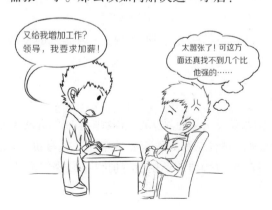

　　从丰田的做法可能可以找到一些思路。丰田公司通过教育，培养有知识、有能力、有干劲、有敬业精神的员工，来消除企业在生产经营过程中的各种难以预料的不利因素的影响，从而实现准时化生产，实现生产系统的柔性，以不变应万变。强调以人为本，认为企业中人是创造价值的财富。丰田公司把"人才（财）育成"定义为：企业为保持其长期的整体竞争优势，根据企业不同阶段的发展需求，以有计划的培训工作为手段，培养员工成长的工作。丰田把公司的企业文化称为"丰田公司的 DNA"，他们希望通过人才育成把"丰田公司的 DNA"植入到厂员工的思想中，变成"丰田员工思想的 DNA"，那么也就不会出现前面的一幕。

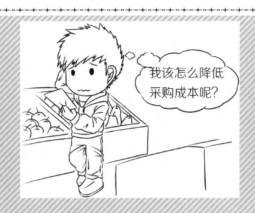

【小技巧】降低采购成本的 15 种方法

　　1. 价值工程：针对产品功能加以研究，选定最低的生命周期成本。

　　2. 竞争对手分析法：通过研究竞争对手的价格、生产条件、服务状况等，以竞争对手的价值为基础，确定自己产品的采购价格。

　　3. 多方式付款：现金购货、定期付款、售后付款。

　　4. 目标成本法。

　　5. 早期供应商参与。

　　6. 寻找固定的合作伙伴：选择供货商不要求大、求全，应挑选那些规模及经营方式与本企业要求相匹配的厂家，这种方式适用于企业对其依赖程度较大的，涉及核心技术或成本所占比重较大的关键原材料的采购。其风险在于企业对该类供货商的控制。

　　7. 标准化：利用协作厂的标准制程与技术、利用标准零部件进行新产品开发、尽量基于产品基本型开发新产品，以减少自制的复杂程度。

　　8. 整合采购：可将物料清单进行整合，按照通用与专用进行分类。在需求可以预见的情况下，进行整合采购。集权采购：力求达到供货商的最小批量要求，争取到更优惠的价格。这种方案适用于常规物料的采购，其缺点是可能会在一定时间内增大库存量。集中采购：这种方案适用于标准品的采购或面向产品较齐全的分销商采购。其特点是能最大限度地减少库存并转嫁采购的成本与风险。但需注意的是企业应计算这种服务的成本，并确定哪种情况下采用才更合算。

9. 把握价格变动的时机：某些物品会经常随着季节、市场供求情况而变动。

10. 招标。

11. 选择信誉良好的供应商，向其长期采购。

12. 寻找零散的库存：此法往往能以较低的价格获得需要的物料。但其缺点是无法保证供货的稳定性和寻找的时间较长，要求是信息的及时和全面。

13. 本土化采购：国际产品本土化、国内产品本地化。

14. 电子商务。

15. 谈判。

经过以下丰田案例的分析，我们发现，中国企业目前与丰田公司的差距，主要是体现在以下方面：①作业操作的标准要素不清晰；②有些作业操作了几十年，但有些技能不过关；③车间多技能培训的开展是被动的，没有主动性，也缺乏有计划的组织实施；④没有形成完善的操作评价体系来促进员工技能的提升。

在前面分析的基础上，企业应采取的措施主要有：①根据企业现在的生产操作岗位技能现状，将各个能级中的要素拆解成详细的能力要求及达成标准；②建立企业的人才育成机制，通过培训和育成，形成人才梯队。③组建相应的技能训练场，对车间的操作员工轮流进行培训。

第二章　医院精细化管理

第一节　医院精细化管理的背景

思考：

1. 医改以来，医疗卫生行业发生了很大的变化？
2. 医改都有哪些具体的措施？
3. 医疗卫生行业面对变化在管理上应有哪些应对措施？

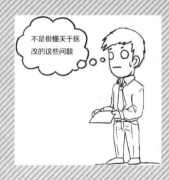

不是很懂关于医改的这些问题

随着医院改革的发展，医疗卫生行业发生了很大的变化。同时医院的竞争已进入白热化，加上医改方面的原因，医院的发展压力越来越大。医院精细化管理的新背景主要是体现在四个方面：社会转型对医院管理提出了新挑战，医改背景对医院管理提出了新要求，医学发展对医院管理有了新的促进，法制社会对医院管理产生了新变化。

医院开展精细化管理的压力有以下几个原因：

一、医改政策促使医院必须精益管理

十八届三中全会有关医疗政策主要是体现在以下三个方面：一是完善合理分级诊疗模式，建立社区医生和居民契约服务关系。二是取消以药补医，理顺医药价格，建立科学补偿机制。改革医保支付方式，健全全民医保体系。三是鼓励社会办医，优先支持举办非营利性医疗机构。允许医师多点执业，允许民办医疗机构纳入医保定点范围。在过去以药养医、在政府投入严重不足的背景下，医院面对医改的应对措施和实现途径主要有三种：一

是通过价格调整机制补偿。二是政府投入补偿。三是医院提升内部管理，实现增收节支。第一种方式价格调整机制补偿的作用是有限的。病人的负担不能增加，同时还受到物价管理部门的限制，调整收费价格上升空间有限。第二种方式由于是以地方财政补偿为主，能否补偿多少受不同地方财政的实力的影响，其补偿是有限的。第三种方式尽管影响是有限的，但因为由医院主导的，对医院的作用也是持续的，有效的。

因此，面对医改，医院需要更精细的成本管理，内部控制等一系列精细化管理措施来实现医院价值提升，同时绩效考核是医院面对新医疗政策的重要应对措施和实现途径。精细化管理是科学管理的比较高的层次，也是医院管理现代化的一个新的要求。所以，不管医院怎么样改革，医院首先要做好自己的事情，强身健体。

二、医院行业竞争渐趋白热化

随着医疗卫生行业改革的进行，行业间的竞争也日趋激烈。在有限的资源中，只有具有战略的眼光、独特的文化、科学的管理、独具特色的技术、温馨周到的服务及合理的价格，才能在激烈的市场竞争中抢占先机。精细化管理将成为医院生存和发展的基本条件。

三、医院管理的内在需求

医院管理由惯性运行转向规范化、制度化运行，必须是各项规章制度、操作流程及管理模式落实在实际工作中的各个细节，而不仅仅停留在墙上和纸上。全体职工明确自身岗位职责，牢记核心制度，严格执行技术操作规程，从而有效地防范医疗纠纷。在医院实际的经营管理中，把精细化管理的侧重点放在了医疗安全、质量管理、经营运作管理、人才管理等几个方面，坚持"业务工作求精求实、制度措施求全求细、标准要求求严求高"的工作理念，尽快步入正规化、规范化和科学化管理轨道，确保目标顺利实现。

随着我国医疗行业的不断发展，医疗事业改革不断推进，在医院管理中引入精细化管理，并按市场化运作已势在必行。不同的学者对于医院的精细化管理有着各种观点和看法。李杨认为医院的精细化管理有着重要的现实意义，医院精细化管理是现代医院管理发展的必然要求。而精细化管理作为一种管理模式可以将常规医院的管理引向深入，将精细化管理的理念、方法、内涵引入到医院实际的管理中，这要求医院各个部门应贯彻好精细化管理的思想和工作作风[1]。姚建根等人认为，医院精细化管理实质就是对医院发展战略和目标进行逐步分解、逐项细化和逐条落实的过程，这个过程可以让医院的发展规划能迅速有效贯彻到实际工作中的每个环节，医院通过精细化管理的实现来提升医院整体执行能力[2]。蔡东升提出，精细化管理是一项复杂的系统工作，医院实施精细化管理可助力医院走持续发展的道路，让医院保持稳定的发展和进步。具体来讲可以通过提高管理技术手段，加强医院信息化建设，促使医院节省节能成本，有利于创建医院高效节能型管理体系[3]。王志华等人从管理幕僚的角度论述医院的精细化管理，并对管理的组织架构提出了新的管理思路。他们认为，现代组织管理离不开幕僚，幕僚可以分为政策性幕僚和管理型幕僚。管理型幕僚是一种以管理改善为导向的参谋人员，在医院精细化管理中可以充分发

① 李杨. 精细化管理的现实意义和实践应用. 哈尔滨医药，2011 年第 31 卷第 6 期. 435.
② 姚建根，邵明亮，朱淑平，王芳. 医院后勤管理运行专业化策略与途径研究. 现代医院管理，2012 年 2 月第 1 期.
③ 蔡东升. 如何在创建高效节约型医院过程中实施后勤精细化管理. 中国卫生产业，2012 年第 05 期.

挥检讨和改善作用①。

因此，为了实现具有核心竞争力的现代化医院的战略目标，针对医院在快速发展中所面临的问题，使医院管理由粗放式管理向精细化管理转化、由随意性管理向制度化管理转化、由经验式管理向科学化管理转化、由管理医院向经营医院转化、由机会型向战略型转变，从而实现医院可持续发展，增强医院核心竞争力，医院管理层适时提出开展精细化管理，这是医院长远发展的必要，也是市场变革的需要。精细化管理是科学管理的较高境界，它是运用程序化、标准化和数据化的手段，使组织管理的各单元精确、高效、协同和持续运行。

目前在国内医院的医疗系统中实行精细化管理已逐渐开始普及并逐渐受到重视，但在医院内部如何开展精细化管理还没有过系统全面的论述和实践。这也是我们研究医院运营精细化的原因。随着医院精细化管理的趋势不可逆转，尽早发现一条适合医院运营精细化管理方案是提升医院系统整体管理水平的必由之路。

第二节　医院管理的现状

思考：

1. 目前大部分医院的管理现状如何？
2. 医院科室管理的现状又是怎样？
3. 当前医疗活动中管理"不精细"的表现在哪些方面？

目前医院的管理很大程度上仍处于"惯性管理"，基本上还是一种粗放式管理，粗放式经营。医院长期习惯于大而全，小而全，不讲效益、疏于管理、工作穷于应付、得过且过的粗放管理的客观环境。有的人认为如果推行精细化管理，无疑是自己给自己套紧箍咒，自讨苦吃。加上精细化管理尚处于探索阶段，由于经验不足，难免存在或多或少的缺陷，这更增加了他们对精细化管理在医院生产经营管理工作中作用的怀疑，对精细化管理深入开展的前途信心不足。

当前，大部分医院的管理主要采用的是经验型和粗放型，普遍存在着管理不够科学、不够规范、不够全面等主要问题。当前医疗活动中管理"不精细"的表现如下：

（1）医学科学的严谨性与诊疗行为的随意化；

（2）医疗技术的适宜性与片面的高尖化；

（3）病程发展的复杂性与病情视察的简单化；

（4）仪器设备的先进性与医务人员的过度依赖化；

---

① 王志华，黄德海，王冬，杜长征. 管理型幕僚与医院精细化管理——以长庚医院为例. 2011 清华医疗管理国际学术会议论文集.

（5）医疗制度规范的刚性与执行的柔化；

（6）需求层次的提升性与医疗服务的不变化；

（7）疾病诊疗的高风险性与医患沟通的程式化；

（8）就医过程的便捷性与医疗流程的烦琐化；

（9）人本服务的弹性与医院作息时间的机械化；

（10）现代管理的专业性与管理技能的粗放化。

为了要提高医院管理水平，提高工作效率、提高服务质量、节约运营成本，很多医院管理者在医院管理实践中运用了一些"精细"方法，使各项管理更加标准化和规范化。不少医院管理者认识到，运用精细化管理医院，是医院现代化管理的客观要求，也是医学科学技术日益发展的必然趋势。他们追求医院运营管理的标准化、专业化、规范化，强调在医院管理的全过程都要注意对细节的观察和把握。从医院经营价值链的角度看，医院在提供医疗服务和医疗管理过程中，每一个过程都要进行一种设计，都要进行一种规范，都要进行一种不容错的管理，在规定的资源条件下尽量产生更多的效益，不要有浪费的现象出现，这就是精细化的生产和管理的要求。

因此现代化医院必须改变原有的管理模式，从以"人治"为核心的粗放式管理向以"法治"为核心的精细化管理转变。要建立科学的组织架构、完善的管理制度、规范的业务流程，以规则和流程来驱动医院的各项业务。以医院的效率为核心、以病人的需求和满意为目标，打破部门之间的界限，特别是要提倡重视管理细节的理念，对医院的业务流程进行整合与再造，用标准化、精细化的职能分工来提高医院的运营质量和效率。

第三节　医院精细化管理的必要性

思考：

1. 医院精细化管理的压力来自于哪些？

2. 为什么精细化管理是深化医院机制改革的必由之路？

一、优化流程，合理利用资源

高效、便捷的流程是节省人力、提高工作效率、明确责任的最有效措施。由于历史原因和不良工作习惯，一些工作流程阻碍了医院发展。优化流程可使现有人力资源得到最大限度的发挥，使许多工作在团队的有机配合下，既节省时间又提高效率，同时还可减少部门间的互相推诿。但流程的落实必须与绩效考核相结合，流程才具有生命力。

二、医院经营需低成本运行

成本管理是为了最大化和高效率利用组织资源而进行的管理行为[①]。医院过去仅停留在管理层面，如管理层认为需要增添设备就购进，出现所购设备不能满足临床需求，不是闲置就是运转不良。随着市场经济的发展，医院必须学会经营。要经营就要计算成本，用最小的投入获取最大的收益是经营者的基本思想。在医院经营中，如何减少浪费、合理利用资源，降低医院运营成本，在不增加患者负担前提下，提高医院利润率，开展精细化管理是必由之路。

三、精细化管理的开展是医院品牌建设的基础

如何从长远利益出发，使医院建设走向品牌化战略，走在行业前列，树立医院在人们心目中的倍受尊敬的牢固地位，是医院管理者深思的问题。质量是医院发展的生命线，是医院可持续发展的保证。质量上乘是一流医院软环境的一个显著特征，也是顾客（患者）产生信任感和忠诚感的最直接原因，可以更多地将现实顾客（患者）和潜在顾客（患者）转化为忠诚顾客（患者），进而稳定患者来源。在人才梯队建设、医院规范管理、医疗设备、医疗技术、收费价格规范的前提下，医院的竞争更主要的表现在服务的竞争，以及独特的医院文化的竞争。员工先进的理念、价值追求，自律的行为，优秀的团队精神是医院长期发展的核心竞争力。其不同于标识文化，可以借鉴也可以被借鉴。精细化管理的开展使医院文化建设进一步得到提升，提升了医院在人们心目中的美誉度。

西安交通大学公共政策与管理学院管理项目组对汉中市中心医院进行的问卷调查显示，8%的职工认为目前开展精细化管理十分及时，92%的员工同意开展精细化管理，86.9%的员工认为工作越忙越要注意精细化管理。可见，传统的粗放式管理已影响了医院的健康发展，精细化管理的开展势在必行。

综上所述，精细化管理是深化医院机制改革的必由之路。因为精细化管理是促进医院发展、科学管理的重要载体。精细化管理是增强医院管理者素质，提升医院管理形象的重要途径。精细化管理是降低医院管理成本，提高医院管理效能的重要手段。

---

① 吴涛.医院成本管理在物资管理中的作用及效果［J］.中国卫生质量管理，2007，14（4）：60—62.

第四节　医院精细化管理的体系

思考：

1. 医院精细化管理的概念是什么？
2. 精细化管理的内容在医院中表现在哪些方面？
3. 如何体现医院精细化管理的内涵？
4. 医院精细化管理的环节有哪些？
5. 医院精细化管理的如何开展？有几个途径？

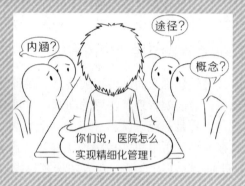

一、医院精细化管理的概念

医院精细化管理，是医院为适应集约化和规模化生产方式，建立目标细分、标准细分、任务细分、流程细分，实施精确计划、精确决策、精确控制、精确考核的一种科学管理模式。精细化的对立面是马虎化，也就是前文所提的"大约"、"差不多"和"大概"等。医院精细化管理，对医院来说，是一种新的挑战，是将医院管理或执行的过程严格按照规范化的要求，精益求精、细致周到地力求做到完美的过程。精细化管理最基本的特征就是重细节、重过程、重基础、重具体、重落实、重质量、重效果，讲究专注地做好每一件事，在每一个细节上精益求精、力争最佳。医院精细化管理的本质就在于它是一种对医院发展战略和目标分解细化和落实的过程，是让医院发展的战略规划能有效贯彻到每个环节并发挥作用的过程，同时也是提升医院整体执行能力的一个重要途径。

在理解医院精细化管理的定义后，如何开展医院的精细化管理工作？为了更好地理解医院精细化管理，需要从各个方面理解医院精细化管理的内涵。结合前文提到精细化管理的专业化、系统化、制度化、数据化和信息化等特征，总结为下面几个方面：

（一）医院精细化是一种目标管理

彼得·圣吉在《第五项修炼》中指出，共同愿景是团队学习的重要步骤。在医院精细化管理过程中，为组织内成员描绘一个共同愿景，让所有成员在可及的共同愿景下，为共同的目标而努力奋斗。这就要求医院的目标要可及，且有具体的实施步骤。医院精细化管理在目标管理过程中，就是要细化、明确目标的分解、组成，让组织成员明确实施步骤的岗位职责和具体工作，以达到最后实现医院共同目标和愿景的目的。

（二）医院精细化是一种管理理念

精细化的管理理念是一个自上而下而又自下而上循环往复的过程，是一个组织内领导者对员工与组织体系熏陶的潜移默化过程，只有在组织内畅行精细化的管理理念，精细化的管理才能成为领导者与员工们的习惯。

精细化管理体现了医院领导者对管理的完美追求，是医院管理严谨、认真、精益求精思想的贯彻。理念决定行为。医疗是一个严谨的过程，只有用精细化的管理理念，指导严谨的医疗实践，在医疗服务的各个环节和程序中，医院才会取得竞争的优势和品牌的发展。

（三）医院精细化是一种管理文化

医院精细化体现了医院组织内管理的文化氛围和体系。就如管理者经常说的，三流的组织卖产品，二流的组织卖标准，一流的组织依靠文化影响。精细化管理在医院组织内部形成一种文化氛围后，就会在全体员工之间、各个操作流程、操作环节之中流动形成一种自觉与自愿，这是一种理念的更新，更是一种管理的自我要求，是建立在精细化基础上的主流文化氛围。

（四）医院精细化是一种管理方法

管理是医院将有限的医疗资源发挥最大效能的过程。要实现精细化管理，必须建立科学量化的标准和可操作、易执行的操作流程，以及基于操作流程的管理工具；医疗制度的执行都要求要有一整套可以量化的标准和操作的流程。用精细化的管理，可以降低医疗风险、减少医疗差错的发生概率，提升患者安全。

（五）医院精细化是一种系统管理

医院任何一个部门都是一个多系统协作的组织，精细化管理要对医院组织系统内不同部门、不同流程、不同环节之间统一协调管理，需要对不同部门及环节之间的配合和配套服务跟进工作。医疗服务的产品就是患者的健康。因此，医院的精细化管理更注重于系统的管理过程。

（六）精细化是一种规范化管理

医院精细化管理的落脚点是精、准、细、严，不是停留于空泛管理之上。要求具体到医院组织内部的每一项管理要求，准确到医院专科发展建设上，每一个操作规范，细化到每一个诊疗操作的步骤，严格执行各种行业规范与准则，将管理具体化、内容清晰化、过程明朗化，以实现医院精细化管理的要求。

（七）医院精细化是一种交点管理

精细化管理的实现更注重于环节的衔接。环节的流畅与自然过渡是医院精细化管理的难点所在。医院组织管理的有效与效率体现，就是在医院管理的衔接过程之中。在医院，由于对疾病的诊疗涉及多学科、多部门、多体系的分工配合，如医生、护士、医技检查人员、后勤服务人员、财务收费人员的相互配合；在治疗过程中，还涉及同一服务体系中不同班次人员之间的交接，由此而产生的各种交接班制度等。因此各种诊疗服务环节之间衔接的精细化管理，是体现医院管理是否高效的重要标志之一。

（八）医院精细化是一种持续管理

医院精细化管理要求在管理的过程中，不断收集回馈医院管理的信息，以根据医院管理的实际不断做出修正和调整。事物的发展是一个动态变化的过程，医院精细化管理就是要求不断地根据新情况、新问题、新要求、病人病情的新变化做出适当地调整和反馈，以达到医院管理的实效。

在以上概念的理解的基础上，也可以总结为三点。一是塑造精细化管理理念，理念是根本；二是营造精细化文化氛围，文化是源泉；三是运用精细化管理方法，方法是抓手。

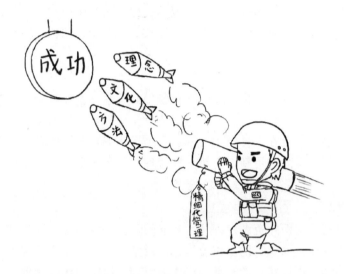

二、医院精细化管理的内容

精细化管理包括了管理精细化、质量精细化、服务精细化、生产精细化、物流精细化、营销精细化、业务流程精细化、宣传广告精细化、文化精细化等等。对于医院来说，主要是包括了以下几个方面：

（一）医疗安全精细化

保证医疗安全是医院持续发展的基石。随着精细化管理的开展，各项规章制度尤其重要。如患者各项检查及治疗的告知；知情同意书的签订；三级医师查房；会诊制度的落实和检查；重危病人抢救及各种紧急预案的制定；合理用药的管理等。对所有发生的医疗纠纷，定期组织专家组进行分析、讨论，作出结论，并在全院中干会上进行讲评和通报，对当事科室及当事人酌情进行处罚。

（二）医疗护理工作精细化

医院精细化管理需要建立健全一整套医疗护理医技质量考评办法及工作流程，改变过去的终末质量考评为基础质量、环节质量、终末质量全程考评。以静脉输液流程为例，过去患者静脉输液流程为医生下达医嘱、护士取药并摆药、按程序输注。一旦发生问题再查各个环节，监督成为事后，医患双方均难以将问题说清。可以改输液流程为医生下达医嘱、护士监督并执行医嘱、转抄输液卡一式两份并查对，一份由治疗护士查对并摆药，加药后签注时间和姓名；另一份由责任护士带至患者床旁，告知患者所用药物及相关注意事项，执行完毕填写时间、滴数并签名。需更换液体时由巡回护士查对并签名。护士长对本病区的患者随时进行检查。流程合理、责任明确，并保留了依据，减少了纠纷。

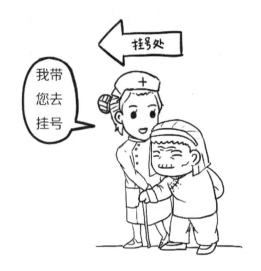

（三）医院运营精细化

医院的精细化管理需要全员树立强烈的成本意识。如大型设备的采购，如果仅由决策层研究决定，购进后的使用及运行完全惯性运行。可能购买了不可行或不需要的设备。而如果购进设备需做前期可行性论证，广泛调研，由管理层、纪检、职能、临床专业人员参与集体公开招标，并对设备的使用和管理逐一规范，这样才能确保购进设备发挥最大效能。

（四）医务人员日常行为管理精细化

员工的行为管理也离不开精细化。如患者在就诊过程中，医务人员应使用规范用语与患者交流；护理人员在接待患者入院时有完整流程。在接待时的问候、入院介绍、健康宣教、出院指导等；医务人员的衣着、发饰、语言等的规范，既体现了良好文化修养，又为医院健康发展注入了新的活力。

（五）医院基础管理精细化

医院精细化管理需要以方便患者、规范管理、节约成本为出发点，比如对全院的用水、用电进行规范管理。医疗器械的维修从过去临床找维修人员变为维修人员定期下点，现场解决。办公用品及常用低值易耗品的使用，从节约一张纸、一根棉签入手，培养精打细算的良好习惯。卫生保洁的社会化及医院环境的园林化，为患者营造了温馨、舒适、整洁的治疗环境，从细节中提升了医疗服务质量和管理水平。

三、医院精细化管理的实施途径

前文提到，医院要提高管理水平，提高工作效率、提高服务质量、节约运营成本，就必须树立"精细"理念，引入精细化管理，使管理更加标准化、规范化和全面化。实现精细管理的方法很多，内容非常丰富，制度建设、标准化建设、信息化建设、岗位责任制、流程改造、成本核算等。那么具体应如何实施？主要途径有哪些？

一般来讲，医院精细化管理的实施过程有以下步骤。一是推动制度化建设。二是对流程再造。三是精细财务管理，为整体的精细化管理提供基础。四是信息化作为手段。

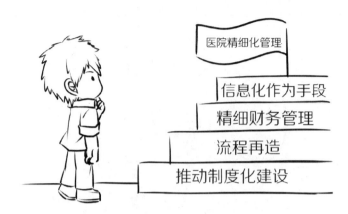

经过归纳和总结，具体展开来讲，医院的在实施精细化管理主要途径有如下基本思路：

（一）推进制度建设

传统型管理向制度化管理转变是实施精细化管理的基本要求之一。制度建设是实现医院精细化管理的关键所在。制度化管理的医院旨在避免"强人"治理，主张通过制度实现对医院的管理。在具体的实施过程中，医院可通过整合制度，建章立制。对全院所有岗位、每个专业进行了全面梳理，把原有岗位标准、规定和岗位责任制整合为细致的工作标准，严格对照标准现场作业，在医疗、护理、管理、质量、服务等方面切实做到人人、事事、时时、处处有标准。编印相应的医院管理制度和岗位职责汇编，发到每个员工手中，组织学习、贯彻、执行。

【案例】某医院整合制度，建章立制

医院在确定精细化管理战略后，用了一年多的时间整合制度，建章立制。对全院所有岗位、每个专业进行了全面梳理，先后修订、补充、规范了首诊医疗负责制度、三级查房制度、疑难病例讨论制度、三查七对制度、病历书写及管理制度、术前讨论制度、知情同意制度等41项医疗规章制度，先后建立了各专科护理常规197项、技术操作规范35项。制定下发了党建工作二十项制度、行政议事规则、车辆管理办法、招待费使用办法、加强医疗专业技术人员准入管理的规定以及医师外出会诊、外出进修、论文发表、科研等新的管理制度和规定。在今年院职代会上，又出台了《×××院×××年综合目标责任制考核办法》、《院财务内部控制管理规定》、《院工资管理规定》、《院社会保险管理规定》、《院关于器材及物品管理办法》、《院关于加强医疗安全管理的若干规定》、《院物业管理运行办法》等7个经营考核管理办法。据统计，医院先后共建立整合各项制度、办法、规定500多项，促进医院各项工作有章可循，健康发展。

（二）加强流程化管理

很多单位有制度，但实施不下去的原因在于没有具体的流程，导致制度不可操作。流程化管理是实现精细化管理前提条件。实施精细管理首先要重视流程化管理，进一步优化医疗服务流程，简化服务环节，提高服务满意度，缩短服务流程循环周期，减少病人等待时间，改进服务质量，提升医院的综合效益。可以根据病人就诊量合理设置挂号、划价、收费的窗口数量，实行"一站式"服务，缩短了病人的等待时间；合理安排医技科室的工作，在保证质量的前提下尽力缩短各项检查的预约和出具报告时间。在改造门诊楼时进行换位思考，围绕病人需要充分考虑门诊各科室在空间位置上的合理性，对现有科室的布局依照服务流程优化的要求进行整合，逐步改善医疗服务的硬环境。

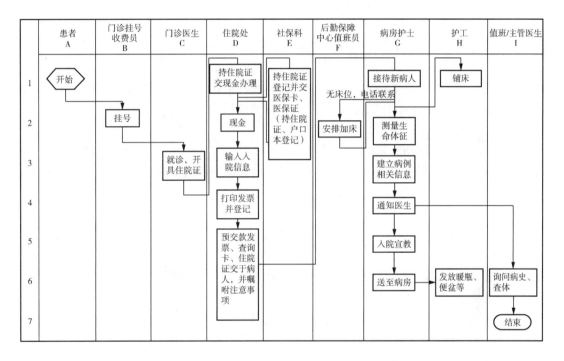

（三）细化财务管理

财务管理是推进精细化管理工作的重中之重。在精细化管理中，财务精细化管理的水平，直接影响到医院的整体决策和未来发展。对医院来说，财务精细化管理是医院最核心的管理。应通过加强医院内部的财务管理，出台医院财务相关的内部控制管理规定，建立起集中的财务精细化管理体系以及科学合理的财务核算流程，完善了内部控制制度，成立成本核算小组，统一管理，加强成本核算。实现全过程有效的财务管理与监控以及全成本费用的优化预控，使医院在竞争中立于不败之地。

马克思人为，"一种科学只有在成功运用数学时，才算达到真正完善的地步。"同样的，精细化管理必须有效运用财务的数据系统。有不少管理者看不懂《资产负债表》、《现金流量表》，相当于管理者没有了标准视力的眼睛。因此，认识财务管理在医院管理当中的重要性，是细化财务管理的前提。

1. 财务是具体管理活动的重要组成部分

财务是一个企业的血液，特别对于现金来说，就是企业的血液，所以在财务界经常

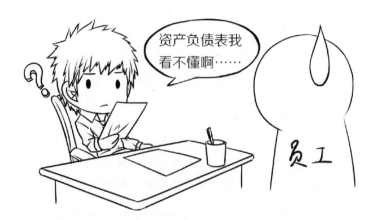

说，"现金为王"。在发展速度与财务健康的选择上，"做大先要做强"。医院财务在管理中主要有三个方面：一是医院各个科室应懂得财务，并将其列为培训的重要内容。二是把对财务的考核列为考核要素的第一位。三是控制资产负债率，提高资金的周转速度。四是调整收入和支出结构，提升医院管理内涵，提高医院在面对改革和竞争中的各种应对能力。

2. 财务是经营成果的科学反映

医院在总结自己的行业地位时，需要用具体的财务数据做出分析。财务报表是医院各项综合能力和运营能力的重要体现之一。通过各个数据的分析，发现问题，综合提高医院的各项指标。

3. 财务是为管理者提供决策数据分析的系统

不少医院存在着财务计划性不强，上半年多花钱，下半年需要的投入资金紧张；收入、成本数据不准确；全面预算缺乏刚性，管理中"心中无数"，管理人员习惯于定性分析，对"过程决定结果"认识不清等等。对于医院来说，规范化的财务管理工作是基础，有了这个基础，才能为医院的管理者提供准备的财务数据供科学决策作为依据。

（四）促进信息化建设，加强数据挖掘

信息化是实现精细化管理的有效手段。精细化管理强调数据管理，为绩效考核提供数据和依据。应由信息化软件，对全院上门诊的医生、住院医师、检查科室所完成的工作数量进行全面统计。统计每人每天的处方数、手术次数以及检查科室所完成的工作量，固定一个统计周期，汇总形成统计报表，送交医院领导和有关部门，在有关会议上通报和公示。强化统计工作后，各项工作出现明显变化：防止了门诊处方的外流、减少了一定的漏费、打消了部分人员浑水摸鱼、滥竽充数的懒惰思想，调动每个职工的积极性，同时也为综合考评提供了依据。

四、医院精细化的目标

（1）人性化：坚持以病人为中心。以病人为中心能让病人感受到医务人员是在实实在在地为他服务，是在真心实意地为他所想、为他所急，帮助他解决疾病和心灵上的痛苦。医院精细化服务是对病人个性化服务，建立起与众不同的医疗服务风格。

（2）优质化：医疗服务品质要优良。认真、高效、周到、细致的医疗服务，有利于树立良好的医院形象，优质的医疗服务能让病人感觉更加亲切、更加贴心，能更好地吸引病人。

（3）增值化：超值服务赢得价值。精细化服务就是用爱心、诚心和耐心向病人提供超越其心理期待的满意服务，以便捷、愉悦、省时、舒适或健康的形式提供附加价值，让病人体验并获得满足的医疗服务。

（4）创新化：医疗服务要有创新精神。主动关心病人，从细节着眼，创造实用性的服务来满足病人的需求，使医疗服务更加方便、更加完善，让病人更加满意。

（5）灵活化：就是创新式医疗服务，医疗服务方式更灵活多变。医务人员根据病人个性化的要求，灵活运用最佳途径更好地为病人提供合适的医疗服务，引导病人积极主动地参与医疗服务的全过程。

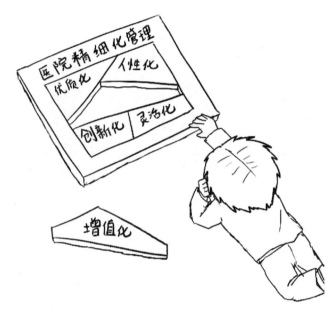

五、精细化管理的结果与评价

精细化管理的结果需要进行评价，而这种评价就是要通过对医院经济运行进行分析。经济运行分析工作是根据医院实际，结合卫计委的要求，在总结出医院经济运行基本特征和规律的基础上，提出医院经济分析框架及其指标，在医院各项经济运行数据的基础上进行专项分析。目的是对医院的经济运行和发展状况进行分析和评价，通过纵向同比和横向对比找出差距。通过定期进行运行质量考核和讲评，奖优罚劣，用质量和效益评价科室工作；由每月的经济运行分析，逐步扩展到医务人员接诊和收住院人次分析、医保病人住院情况分析、临床用药、化验、检查动态分析、水电气消耗状况分析等，并以此作为考评奖惩、加强和改进工作的依据，克服了盲目和随意性，变经验管理、粗放管理为数字控制和科学管理。

第五节　医院精细化管理的注意事项

思考:

1. 医院精细化管理的注意事项有哪些?
2. 增强医院执行力,有什么思考和措施?
3. 医院的管理者如何在精细化管理中起到模范的作用?

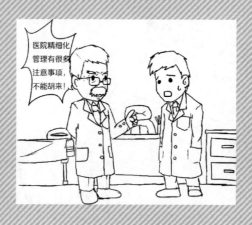

在当前改革的形势和环境下,医院精细化管理工作是一项内涵深、外延广的系统工程。现代化医院必须首先改变原有的医院管理模式,从以往的常规管理向精细化管理转变。建立科学的组织架构、完善的管理制度、规范的业务流程,以规范的流程来驱动医院的各项业务。医院精细化管理要关键注意以下几个事项:

(一) 医院精细化管理不能急于求成,必须循序渐进

任何一项医院管理工作的开展,都应因时因地制宜,与本医院实际情况相结合。"态度决定行为"。在开展医院管理工作的初期,重点要教育职工能给予充分的理解,摆正心态,以积极态度应对。

(二) 增强医院执行力,避免医院管理形式化

医院精细化管理是一种科学的工作方法和先进管理理念,而不是一项阶段性的运动。只有不断强化医院职工的精细化管理意识,培养医院员工时时处处见精细的习惯,提升员工的执行力,与绩效考核有机结合,精细化管理才有生命力,才能持续深入地开展并收到应有成效。

(三) 医院管理者的率先垂范是精细化管理成败的关键。

医院精细化管理能卓有成效地开展,医院高层管理者的重视,尤其是一把手的重视起到了决定性作用。院长要发挥自己的人格魅力,人格魅力形成的影响是无限的。同时医院

中层管理者的积极参与和快速执行也非常关键，具有承上启下的作用。

（四）医院部门间精细化管理的开展要基本同步。

医院部门和部门之间如存在较大差距，将阻碍医院精细化管理的进程，尤其是跨部门之间的流程难以完成。部门独立运行将难以实现粗放式管理向精细化管理的转变。只有建立一个高效、运行良好的系统，才能确保医院组织目标的实现。

（五）医院精细化管理不是单纯的减员增效。

医院注重细节质量，必须有相匹配的人力资源作保证。长期超负荷运转不利于医院科学、持续的发展。通过各项注意事项，促进医院完善的管理制度、规范的业务流程，找出存在问题、提出改进措施，提高精细管理水平，为医院决策提供依据，以实现医院经营目标。

第三章　医院运营精细化管理

思考：

1. 什么是医院运营精细化？
2. 医院运营精细化开展有什么意义？
3. 医院运营精细化管理的内容有哪些？
4. 医院精细化运营管理存在的问题？
5. 实现医院运营精细化管理的途径有哪些？
6. 谈谈您对医院绩效管理的理解。
7. 建立医院全成本核算信息体系意义有哪些？
8. 成本核算重点要做好哪几项工作？

第一节　医院运营精细化的概念

医院运营精细化是指医院通过实施精细化运营管理，对医院资产、资金、人员进行合理、规范、高效的精细化管理，通过做好医院的基础工作，运用信息化手段，对成本控制、绩效考核、预算管理、全成本核算以及其他的运营管理的各环节、各部门进行梳理和优化，有效地提高医院运行效率，进而达到有效节约控制成本的目的。

第二节　医院运营精细化的意义

随着医改的深入推进，要求公立医院施行成本核算、预算管理和绩效考核，以加强公立医院管理。公立医院通过近几年的快速发展，规模扩大、收入增长，但是在管理方面存在缺失，尤其许多医院的管理者是学医出身，对运营管理不重视、不关注，造成医院在业务发展的同时，面临着经营不善、管理混乱的现状。这种情况下，只有通过精细化的管理，才能实现对医院材料、资产、资金、人员的合理、规范、高效的运行和管理。通过医院管理逐步精细化，及时发现运营管理中存在的不规范、不合理、流程不顺畅的现象，不断地对运营管理的各环节、各部门进行梳理，有效地提高医院运行效率，进而达到有效节约控制成本的目的。

第三节　医院运营精细化管理的内容

医院运营精细化管理作为一种新兴的管理理念，管理主要目的在于最大限度地为医院降低成本，节约资源，以提高医院管理效益。

医院运营精细化管理，主要包括以下几个方面：

一、医院绩效精细化管理

建立医院绩效评价指标体系，制定绩效目标，评价、监督、反馈等管理运行机制，是现代医院实现可持续发展的必然趋势和重要动力。[1] 因此，医院绩效管理是医院管理的基础性工作，也是激励医院医务人员，促进医院发展的重要工作。因此，医院精细化管理需要从绩效管理入手。

（一）绩效

什么是绩效？绩效是业绩和效率的统称，包括活动过程的效率和结果。绩效的界定有三种：第一，绩效是一种行为；第二，绩效是一种结果；第三，绩效是一种关系，是强调员工潜能与绩效的关系，关注员工素质，关注未来发展。从管理学的角度看，绩效包括个人绩效和组织绩效两个方面，组织绩效是组织期望的结果，是组织为实现其目标而展现在不同层面上的有效输出。从行为学角度看，绩效是一种个人或组织的行为能力判断，可以区分个人或组织行为能力的高低。从经济学角度看，绩效与薪酬是员工和组织之间的对等承诺，绩效是员工对组织的承诺，而薪酬是组织对员工的承诺。社会学认为，绩效意味着每个社会成员按照社会分工所承担的职责。

（二）医院绩效管理的内涵

医院绩效管理是指医院在明确的组织目标下，通过持续开放的沟通过程，形成组织目标所预期的利益和产出，并推动团队和个人做出有利于实现组织目标的行为。

医院绩效管理内涵主要有：一、绩效管理目标是医院制定可定性或可量化的工作任务，并对科室或个人的工作产出进行衡量或评估；二，绩效管理标准是达到绩效指标的程度，一般分为基本标准和卓越标准，前者主要用于判断被评估者的绩效是否达到医院的基本要求，后者是指医院对被评估对象未做具体的要求和期望，但其仍超越他人达到较高的绩效水平，这也是医院管理要求的上限与下限；其三，绩效管理不但可以衡量，而且可以控制。医院绩效指标及绩效标准确认后，可以来取量化和非量化两种方式，通过考核等形式对绩效的形成过程和最终结果，进行有效的控制与改进。

医院绩效精细化目标有：一是绩效与战略对接，反映医院发展意图；二是强化医院内部管理，提升运营能力；三是改善医院员工业绩，有效激励和客观评价。

---

① 符壮才著，《医院管理与经营》，中国医药科技出版社，2007.8，第 46 页.

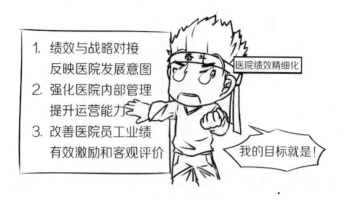

对医院管理者来说，绩效是一个医院的院长和员工的持续不断的双向沟通过程。也就是说，医院绩效管理是全体员工参与医院管理的自下而上的过程，是一个以员工为中心并强调发展的过程。首先给员工确立目标并与其达成一致的承诺；其次对医院和员工实际期望的绩效进行客观衡量或主观评价；最后通过相互反馈进行修整、确定可接受的目标并采取行动。因此，进行医院绩效管理时，既要考虑投入（行为），也要考虑产出（结果），同时还要考虑医院员工个人自主性和学习能力的提高，特别是强调建立医院绩效文化，促进员工之间相互支持和鼓励，形成具有激励作用的工作氛围。因为医院和员工的绩效管理是在医院一定的组织背景中进行的，离不开医院特定的组织战略和组织目标，而对医院绩效进行管理，也离不开对员工的管理，而且还要通过员工实现医院的组织目标。

绩效管理就是将工作人员的工作指标量化。医院绩效管理实际上也是将医务人员的工作指标量化，把成绩跟收入挂钩。其过程一般包括绩效计划、绩效实施与管理、绩效评估、绩效反馈等四个环节，其中绩效计划是管理者与被管理者之间需要在对被管理者绩效的期望上达成共识；绩效实施与管理是管理者对被管理者的工作进行指导和监督，对发现的问题及时予以解决，并对绩效计划进行调整；绩效评估是根据制定的绩效计划，对组织目标完成情况进行评估；绩效反馈是在绩效管理工作结束后，将评估结果向员工反馈，并作为员工培训和制定个人发展计划的依据。因此，根据医院内设科室和员工个人的职责，设定绩效指标，制定详尽的绩效标准，进行绩效评估，是开展医院绩效管理工作的基础。

医院绩效管理涉及医院、科室、个人以及相互之间的各个层次，在医院管理的不同层次进行绩效管理，具有十分重要的现实意义。在绩效管理工作中，可从"德""能""创""效"四项予以实施。可设计具体的考核表格，每项设置不同的权重，根据每项的不同得分可获得总分。

"德"的具体准则就是新时期社会主义道德规范，比如可以从"仁、义、礼、智、信、温、良、恭、俭、让"这几个方面来进行评价。

"能"分为劳苦系数、努力系数、贡献系数，其中劳苦系数是职责考核，在科室中分成若干医疗小组，每个小组有高、中和初级职称的人员，严格按职责要求办事，如果不称职，就按其实际工作所符合职称的奖金系数设置，让技术高超的人能够得到好处。努力系数是指创新和进步，鼓励医生逐步开展治疗过去没有治疗过的疾病。贡献系数是技术指标，可按每月实际治疗的疾病，必须达到往年的平均劳动强度，包括病种和数量；是把医疗文书书写纳入到考核体系，与奖金挂钩。

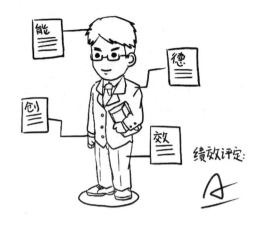

"创"就是创新，主要包括教学、科研两部分。

"效"就是效益。实行成本管理，注重社会效益，切实衡量收费、价格等是否符合规定，是否符合病人的承受能力。医院从总体上考核科室的实际收入利润，提高者给予奖励。每个科室再根据上述原则考核每个人的实际收入进行具体的分配。

不同的考核内容由不同的部分进行考核。"德"由医院党办和人力资源部门负责考核。"能"由医务部门考核，"创"由科教部门考核。"效"则由财务部门汇总算出全部分数。医院办公室负责考核和监督上述部门的运作，可以在内网、外网分别设立举报信箱，员工可以通过面对面、书面、电子、电话等形式反映实施过程中的问题。

（三）对医院绩效管理的理解

医院绩效管理的目的是结合医院建设发展的需要对员工进行指导和支持，不断提升医院管理水平，以尽可能高的效率，获得尽可能大的效益，同时也引导医院向良性方面发展。

1. 医院绩效管理反映医院的管理能力

医院绩效管理的目的分为战略目的、管理目的和开发目的。既要管理医院不同组织的绩效，又要管理员工的绩效。医院绩效管理有以下作用：一是绩效管理要据医院发展战略目标制定各科室和员工的目标，成为落实医院发展战略的手段。二是绩效管理要贯彻指导、评价、区分、激励、沟通等管理措施，促进医院管理有效。三是绩效管理要着眼于人力资源的开发，使员工不断进步，保持绩效持续改善。

2. 医院绩效管理是一种薪酬管理

医院根据员工所提供的不同服务，确定员工应当得到的报酬总额以及报酬结构和报酬确定薪酬。以岗位定薪酬、以业绩定薪酬、以能力定薪酬是医院薪酬管理的基础。医院薪酬管理需要在薪酬的公平性、有效性以及合法性之间找到平衡。因此，要始终坚持平衡、协调和把握效率优先、兼顾公平、按贡献度大小分配薪酬的基本原则。其中，效率优先是医院分配改革的第一原则，兼顾公平主要调和分配差距；按贡献度大小分配薪酬既是一种激励导向，也是一种分配倾斜和补充。从作用机制和对象上看，效率优先原则主要拉开医院一二三线人员的薪酬分配差距，兼顾公平原则主要调节三二一线人员的薪酬分配差距，而按贡献度大小分配原则主要加大技术、管理骨干的薪酬分配倾斜，对医院人力资源的外发和使用将起到良好的支持和引导作用。

3. 医院绩效管理是一种调节

医院绩效的评价过程是对医院管理状况的考核过程，也是对医院管理干部领导行为的激励和强化的过程。在医院管理中，员工个体行为与群体行为之间常存在着轻重协调问题，不同条件的科室、不同的员工，其表现出来的作用也存在较大的差距。通过绩效管理的调节，可以及时化解此类矛盾。医院绩效管理需要突出制定的绩效指标的针对性，又不能存在交叉，从而增强绩效管理的可操作性，有的放矢地改进工作。

医院绩效管理的对象是一个心理需求层次较高的知识密集型群体。而医院管理的工作是与人的生命健康息息相关的工作。因此，研究科学客观的医院绩效管理评价方法，使医院绩效管理逐渐成为医院员工广泛认可的管理过程，将有利于形成调动员工积极性、鼓励开拓创新、进行团队协作的绩效文化和工作氛围，成为落实医院发展战略的重要工具。

二、医院经营精细化管理

医院面对医疗技术更新、医疗费用不断上涨、病人的医疗要求日渐提高等诸多方面的竞争和挑战，如何实现在较高的劳动效率基础上的良好效益，是当前医院管理研究的重点问题。比如医院管理体制存在产权不清、权责不明、政企不分、管理不科学的弊端，造成医院投资主体单一，卫生筹资的渠道狭窄；医院运营机制不完善，缺乏自主权；卫生资源配置不合理，条块分割运行成本高，缺乏效率和效益等。

因此，医院要从科学发展观的角度实现医院经营管理观念的升华。既要考虑当地的发展，又要考虑未来发展的需求，坚持以人为本、全面、协调、可持续的科学发展观。妥善处理医院公益性与经营性的关系，坚持医院经营的公益性，坚持全心全意为人民服务的宗旨。

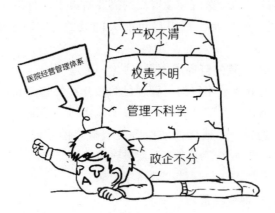

医院应注重建立全面的包括新管理理论、新管理体制、新管理机构、新运行机制、新运营模式等经营模式，实行院科两级相结合的经营管理体制，在管理中要注意以下几种方法：一要注重以人为本的管理方法，提倡合作创新，实现自我管理和自我超越，创造发挥医院人才最大创造力的新空间。二要注重信息管理的方法，建设和使用计算机网络系统，通过提高信息传输和交换的速度、效率，改变医院与医院之间、医院与科室之间、医生与病人之间、医院信息传输与交换之间的行为方式以及医疗信息服务的协调模式，使医院管理手段更加科学化和数据化，为现代医院发展提供广阔的空间。三要注重组织管理的方法，提高自我调节能力和自我超越能力，发挥医院团队运作优势。四要注重知识管理的方法，通过对知识的有意识利用，使之变成一个可以管理的资源，不断使医院具有强劲的经济竞争优势。医院经营管理创新的目的在于根据服务人群的要求，不断调整医疗服务的经营策略和功能定位，不断推出新的服务模式和服务手段，开展新的诊疗技术和项目，以不断满足社会群众的医疗服务和健康需求。坚持以人为本，把满足员工的需求和员工的全面发展作为医院人力资源管理的出发点和目的，以医院员工的能力作为管理对象和管理核心，建立以能力为核心的价值观，以员工的能力、智力为管理重点的量化绩效考核体系，形成医院对科室、科室对员工的院、科两级考核体系，不断完善医院、科室、员工的绩效考核方案和激励分配机制，按岗位定绩效考核目标，按目标定绩效考核标准和指标，按绩效定激励方向，包括薪资调整、深入培训、职位升降、定职定级、转岗解聘等，实现按绩效对科室、员工进行激励和约束，充分发挥医院员工的主动性和能动性。

医院发展力是衡量医院可持续发展的能力，由医院物力、人力和品牌竞争力等因素组成，其中物力由物品和货币组成；人力由管理者能力、员工素质、人力运行机制组成；品牌竞争力由知名度、美誉度、市场占有份额组成。医院经营管照往往以医院建筑物、硬件设备、床位数、床位利用率、门诊量、年业务收入等指标衡量医院的可持续发展能力，忽视了人才因素、学科建设因素、病人评价等软性指标。这种认识误区导致医院发展片面追求规模的建设，直接影响了医院的内涵建设。

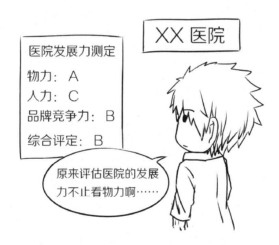

通过从物力、人力、品牌竞争力等三个方面建立医院发展力评价指标体系。避免考核指标重复计量、交叉计量的重复性，针对不同人群的不同健康需求，采取不同的服务措施，提供预防、保健、医疗、康复等全方位的服务。并在医院经济效益的增长点上体现经营结构的多元化，体现医疗质量和服务质量的提高。

三、医院的资本经营精细化管理

随着卫生改革的深入和市场经济的发展，为医院资本创造了有利的条件。医院资本经营是将医院一切可支配的有形和无形资产以及人力资源视为活化资本，通过市场机制进行有效运作和经营，提高资产使用效率和效益，最大限度地实现资本增值，增强医院市场竞争力。资本经营作为一种以资本增值为目标的战略式经营管理，有利于优化医院资本结构、规避医院投资风险、推动医院产权改革、增强医院发展实力，是现代医院经营管理的发展趋势，是医院优化资源配置、增强发展活力、提高经济效益的有效途径。

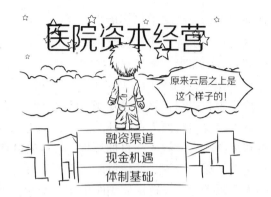

（一）体制基础

在市场经济条件下，产权制度的改革和资本市场的发展，为医院资本经营提供了坚实的体制基础。医院资本经营是实现医院产权主体多元化和产权形式多样化，促进医院所有权与经营权分离的必然结果①。必将使医院真正成为自主经营、自负盈亏、自我发展、自我约束的独立法人实体和市场竞争主体，并承担创造医院综合效益和国有资产保值增值的责任。

（二）现金机遇

随着医疗服务市场的逐步开放，外资和其他社会资本的介入，相继出现个体、民营、中外合资合作、股份制等医疗机构，为现代医院围绕服务资本、技术资本、金融资本、人力资本、产权资本等进行资本经营提供了机会，并逐步形成多元化的投资经营格局。

（三）融资渠道

医疗机构多元化的投资，促使医疗服务市场与资本市场更加紧密结合，为现代公立医院进行资本经营提供了新的筹资渠道。同时，资本市场的完善、机构投资者的参与、金融工具和交易形式的发展，也为医院资本经营提供了更大的空间。从而既可实现资本赢利的目的，促进医疗事业发展。

医院资本可分为知识资本与资金资本两大类，其中资金资本由医院的现金、设备、房屋等有形物质组成，是投资的结果，代表着产出和服务能力。而知识资本是医院所拥有的知识、组织文化、管理能力等。主要有以下几种表现形式。

1. 人力资本

人力资本是通过对人进行投资而形成的资本，其基本要素是人力所持有的体力、知识、技能等。人力资源是知识的载体，而知识的存量与转化能力则是人力资源发挥作用的基础。只有通过对人员的投资，包括为提高人才能力而进行的人力资本管理、人力资本动力、人力资本效率、人力资本效益等的各项投资开支，才能产生人力资本。因此，人力资源不断增加其知识拥有量，并为提高服务能力和新知识产出创造条件，对医院知识资本保值与增值发挥不可估量的作用。

2. 管理资本

医院内部管理以职能科室管理为主体，以质量控制与经济安全运行为核心，执行是其

---

① 符壮才著，《医院管理与经营》，中国医药科技出版社，2007.8，第77页.

主要管理行为。而医院外部管理主要根据市场环境进行医院时期发展的决策，管理行为主要是决策，属于管理能力范畴。加强医院管理的投资，提高医院管理者的能力和素质，提升管理能力、完善组织结构、效率等。

3. 技术资本

技术资本和技术开发与应用的统一，是医院知识资本的核心。市场需求是医院技术资本开发的基本出发点和最终归宿，因此技术资本开发的主要动力来自市场需求，包括引进资金资本、引进智力资本和引进新的机制等，以加快推进医院管理体制和学科组织的调整重组，实现新的具有较强活力的组织机构，确保技术资本不断开发和生产新的产品，提供新的服务，占据医疗服务市场并实现市场价值。同时，高度重视技术资本要素同医院其他资本要素的新组合是提高医院核心竞争力的关键。

4. 市场资本

市场资本是指医院通过其所拥有的与医疗服务市场有关联的无形资产而可能获得的潜在收益。医疗服务市场存在的健康需求，具有广泛性、多样性、层次性和复杂性等特点，把医疗服务市场看作一种资本的目的，通过提高对医疗服务市场的认知程度，重视医疗服务市场的营销、开拓、运行、利用能力及医院品牌的投资比率等，尤其是提高医院市场营销的水平和层次。

5. 顾客资本

顾客资本是指医院及其员工在顾客中的信誉以及顾客忠诚度和满意度所隐含的资本形态，是医院生存发展最为宝贵的无形资产。医院资本经营的社会效益离不开医院的公共关系及媒体的传递，同时也离不开政府和社会的支持，而顾客的满意度与忠诚度又离不开医院服务中对顾客利益的关注。因此，顾客满意度与忠诚度在某种程度上直接决定着医院资本经营的效果。

医院资本经营要坚持以提高经济效益为中心，通过市场机制对资本结构、融资和投资进行严格管理和灵活调度，追求资本价值增值最大化和经营贡献最大化。医院资本经营的方式选择主要分为两类：一是内涵式经营，主要通过内部融资和资本存量结构的合理调整、盘活用足现有资本的方式，满足医院经营管理的需要；二是外延式经营，主要通过扩大融资规模增加资本存量、扩大生产，经营场所，增加人力、物力，以实现医院扩大再生产。主要基于医院内部条件和外部环境的变化，通过收购、兼并、股份制、参股、控股、托管、拍卖、联合、租赁、转让等多种形式，进行医院资源的优化配置和产业结构的动态调整。

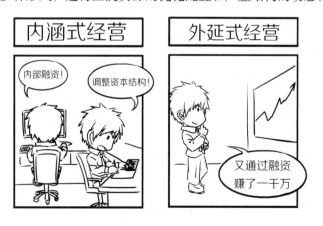

通过进行资本经营评价指标的分析、比较，选择适宜的资本经营方式，避免医院资本经营的盲目性和失误性，并适时调整资本经营的方向、形式和方式，切实加大对资本经营的力度，积极有效地进行资本运作。提高医疗收入，实现医院资本的保值增值，使医院资本经营进入良性循环，提高医院的社会效益和经济效益。医院通过围绕医疗的市场、服务、质量、品牌、负债、资本、知识、信息等环节展开经营管理。一是培育医院核心经济，以高科技为其重要的资源依托，发展医院特色，打造医院品牌。二是调整医院结构经济，以智力资源、无形资产为第一要素，重视第三、第四产业以及人力资源、形象资产的开发利用。三是拓展医疗市场经济，开展全方位、多领域、广渠道的服务，带动相关医疗学科的发展。四是启动医院综合保障经济，找准医院定位，紧紧围绕医院所承担的任务和功能要求筹划各项建设，将不合作竞争转为合作竞争，形成战略联盟，防止恶性竞争，实现以比较低廉的费用提供比较优质的医疗服务的目标。

医院资本经营在一定的程度上会导致医院经营管理风险的扩张。因此，加强医院资本经营的财务管理，保证医院经济安全、有效运转显得日益重要和迫切。医院资本经营的项目要符合卫生产业的发展方向，具有较强的市场拓展能力。同时把握资本市场发展规律，按照"风险与收益平衡"原则，处理好资本市场与财务风险、风险投资与风险报酬的内在联系，科学合理地运用财务杠杆的调节功能，建立科学的财务风险管理机制，包括工作数量、业务质量、成本水平、收支结余、负债能力等指标在内的财务风险预警系统，开展有效的风险控制、预测、评价、分析、处理工作，建立健全内部财务管理制度，形成完善的内部控制制度和科学的理财方法，强化预算管理，减少资金浪费，保证医院资本的保值、增值，促进医院的建设发展。

四、医院战略成本精细化管理

将战略成本管理的观念引入医院经营管理中，寻求医院长远的竞争优势，是医院长期发展的需要，也是医院传统成本管理体系自身变革的需要，可以更好地实现医院可持续发展的战略目标。医院过去的成本管理理念只重视明显的成本因素，重在成本节省，而忽视隐含的成本因素，其成本信息不能帮助医院管理者有效地进行战略决策。而医院战略成本管理是指将医院成本管理置身于战略管理的空间，从战略高度对医院及其与之关联的成本行为和成本结构进行分析，从而创造竞争优势，以达到医院有效地适应外部持续变化环境的目的，为战略管理服务。一方面将成本管理会计导入医院战略管理并与之相融合，另一方面在成本管理会计中引入战略管理思想，将成本管理对象从内部延伸到外部，将成本管理从日常经营管理提升到战略管理。医院战略成本管理是全方位、多角度突破医院边界的成本管理。重在成本避免，立足预防。其特点表现在五个方面：一是长期性。战略成本管理的目的不仅在于降低成本，更重要的是建立和保持医院的长期竞争优势，以便医院长期生存和发展立足于长远的战略目标。二是全局性。战略成本管理综合医院内部结构和外部环境，进行包括医院内部、竞争对手和整个行业在内的价值链分析。实现最佳的成本效益比，使医院获得成本领先的竞争优势。三是外延性。战略成本管理是全方位的成本管理，不仅加强事前和事后的成本控制，更着眼于医院的采购环节乃至研究开发与设计环节、医疗服务项目的推广应用及病人接受后续诊治的成本控制，把医院成本管理纳入整个医疗市场环境中予以全面考查，全面地分析和控制医院各部门内部及部门之间相互联系的成本。

四是抗争性。战略成本管理是在激烈的医疗竞争中如何与竞争对手抗衡的基本竞争战略之一，其目标是实现成本领先，取得竞争优势战胜对手，保证自己的生存和可持续发展。五是创新性。战略成本管理使医院经营管理不断创新成本管理的方法和手段，实现从成本维持和成本改善转向节约或避免本应发生的成本，从源头上控制成本发生。

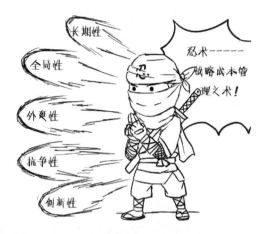

医院战略成本管理是全员、全过程、全环节、全方位的成本管理，不仅为医院决策者提供决策有用的战略性成本信息，而且借助成本管理的基本功能赢得并保持竞争优势，使医院成本的持续降低成为战略成本管理的终极目标。

医院战略成本管理方法多种多样。可以结合自身情况选择不同的方法。一是价值链分析法。价值链是指一系列由各种纽带连接起来的相互依存的价值活动的集合。价值链分析包括内部价值链分析、竞争对手价值链分析和行业价值链分析。由于医院成本的发生与其价值活动有着共生的关系，所有成本都能分摊到每一项价值活动中，通过价值链分析得出的信息对制定战略、消除成本劣势和创造成本优势起着重要的作用。二是战略定位分析法。医院在选择战略时，必须同行业中各竞争要素的特点及其组合相匹配。通过战略环境分析，确定采取的战略，明确成本管理方向，建立与医院战略相适应的成本管理战略。事实上，价值链分析为战略成本管理提供了一个总体分析框架。而战略定位分析解决了将成本管理与医院战略相结合的问题。三是成本动因分析法。通过结构性成本动因分析和执行性成本动因分析，着重分析医院基础经济结构等情况，寻求提高作业效率的有效选择，降低服务成本，形成竞争优势。

利用战略成本管理的成本信息，先分析各自医疗服务所处市场的生命周期和市场份额等情况确定应采取的战略。突出特色吸引病人，以差异、特色取得竞争优势，通过培养病人对医院品牌的忠诚度等方法实现差异化。如果不能以特色取胜，就要通过严格的质量成本控制和持续的服务流程优化，在成本和效率上优于竞争对手，以低成本、低价格取得竞争优势。

医院只有采用精湛的技术、优良的服务、合理的检查、合理的用药和尽可能低的成本费用令病人满意，才能获得更多的社会效益和经济效益。战略成本管理的核心理念是构建持久的成本领先优势和差异化优势。战略成本管理的现实意义体现在以下几个方面：

（一）有利于改善和加强医院经营管理

成本是决定医院优质服务在竞争中能否取得份额以及占有多少份额的关键因素，而影响竞争成本的核心是医院的战略成本，而非传统的经营成本。战略成本管理是现代医院适应市场经济发展和医疗市场竞争的必然结果。

（二）有利于建立和完善成本管理体系

战略成本管理是医院全员管理、全过程管理、全环节管理和全方位管理，是商品使用价值和商品价值结合的管理，是经济和技术结合的管理。不仅在成本管理中体现微观层面上的分析，而且把工作重心转向服务关联、技术关联、采购关联、财务关联、竞争对手关联中的成本分析等有关医院整体战略，使医院经营管理正确地进行成本预测，从而正确地选择医院的经营战略，正确处理医院发展与加强成本管理的关系。

（三）有利于更新医院成本管理的观念

传统成本管理只强调管理医院的目的，而不注重过程选择，忽视了人的能动性、创造性及人的多方面需求。医院战略成本管理将全体员工视为成本产生的直接动因、成本控制的主体和成本改进的决定因素，着重进行医疗服务市场的需求分析和相关技术的发展态势分析，并对医疗服务项目的设计、病人的诊治及后续治疗，维护保养、废弃处置等成本进行全过程管理，以尽可能低的费用，向病人提供尽可能优质的服务，以尽可能少的成本支出，获得尽可能多的使用价值，不断提高医院的市场竞争力，为医院获得更多的社会效益和经济效益。

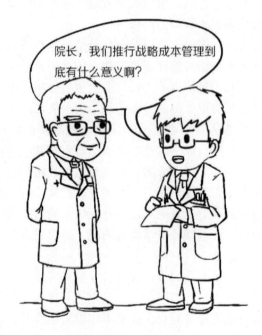

战略成本管理是成本管理与战略管理有机结合的产物，是医院成本管理发展的必然趋势。引入战略成本管理理念，目的是以成本管理为主线，优化资源配置，寻求差异化优质服务，降低运营成本，构建基于整个价值链优化的战略竞争优势，促使医院统筹兼顾，努力改变医院自身状况，以促进医院更好的发展。

五、医院全成本核算

医院全成本核算真实准确地计算医疗服务的成本，客观、公正地评价医疗服务的价值，动态、实时了解医院各环节的效率和效益，有效地遏止不正常的医疗费用增长，对促进医院建设和发展有着重要的现实意义。

医院学科建设和经营管理是医院建设发展的两条主线，医院经营管理往往是医院建设发展的弱项。很多医院把将成本核算列为医院经营管理的重点。但医院和科室的成本核算存在"双轨制"，对医疗成本的归集范围和分摊方法各不相同，没有统一的操作方法，造成医院成本核算的盲目性和局限性，使成本核算产生的信息结果差异很大，很难为医院经营管理提供真实、完整、可靠的信息，达不到成本核算的真正目的。

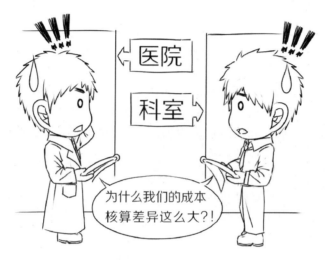

医疗服务不同项目和不同数量的组合，构成不向病种、不同病人的医疗成本。因此，建立医院全成本核算信息体系，要以会计核算数据为基础，按成本核算对象归集分配各项费用进行成本核算，计算医疗过程中的全部资金耗费，以保证成本核算结果和会计核算结果，实现成本核算数据与财务会计数据信息的一致性。

医院全成本该算信息体系分为收入指标体系、成本指标体系、效益指标体系、质量指标体系，其中收入指标体系预测经济活动的发展趋势；成本指标体系实现高效、低耗的成本指标控制；效益指标体系实现效能、效率与效益的统一；质量指标体系对不同专业岗位人员的工作质量、效益进行有效的监控。

建立医院全成本核算信息体系的意义，体现在以下三个方面：

（1）提高医院劳动效率效益。实施全成本核算后，运用经营和成本控制理念规范做事原则，将医疗服务质量指标纳入成本考核，只有符合医疗服务质量的劳务才能核算有效收入。这使科室深刻地认识到，只有全面提高医疗质量和服务质量，提高病人满意度，才能赢得更多的病人，从而改变科室每个人的行为方式，变被动服务转为主动经营，不断提高医疗服务质量，提高医院劳动效率和效益。

（2）控制医院经营运行成本。医院各科室之间实行内部有偿服务，提供服务和物品按医院内部服务价格结算。使用资源的科室支付成本，提供资源的科室得到收入，采取所有物料根据医嘱和收费情况进行以耗定量发放、当月成本全额计入的管理方法，提高科室管理意识，改变科室只注重创收、不关心材料消耗的现象，有效控制医院经营运行的无效成本。

（3）优化医院各种资源配置。医院一般存在着各科室争设备、争人员、争空间的现象，从而导致设备闲置或使用率不高、人浮于事、劳动效率低、部分房间不能有效用于临床等后果。规范医院业务管理流程，注重医院经营管理中投入与产出的关系，充分利用成本核算数据，让科室员工参与管理，使各科室高度关注科室的收、支账目情况，把成本确定的目标变为医院员工的自觉行动，自觉控制自己的可控成本。

科室成本核算是医院成本核算的基础。它能发挥医院财务管理与成本核算管理的作用，使医院财务核算走向经济管理的高度，深入到医院经营管理的各个方面和层次，有效地制止不正常的医疗费用增长。成本核算重点要做好以下五项工作：

（1）科学确定成本核算对象。将医院的科室划分为直接医疗类科室、医技类科室、医疗辅助类科室、管理类科室、科研教学类科室等不同类型科室的核算单元对象，建立健全医院全成本核算流程。

（2）合理确定费用分摊原则。采取一级公用费用分摊、二级管理成本分摊、三级医疗辅助成本分摊、四级医技科室成本分摊等四级分摊法，逐级逐项分摊到不同类型科室。

（3）建立成本核算相关制度。建立健全财产物资出入库制度、各种原始记录及收集整理制度、内部结算价格制度等相关制度。以保证归集、分配和计算各项费用数据的准确性，使医院管理变得严谨、扎实和准确。

（4）规范核算费用分摊方法。正确地归集和分配各种费用等，对各个独立核算实体整个核算过程进行监控。防止核算内容出现错报、漏报、虚报、瞒报，保证成本核算结果和会计核算结果一致，提高医院全成本核算的效率。

（5）定期进行效益分析评估。在分析中做到内容项目齐全、指标科学合理、标准清晰明确、方法简单准确、手段先进快捷，系统、全面和准确地反映医院、科室和单项医疗成本效益的实际情况。

全成本核算需要通过信息管理体系的建设和运用，客观反映医院各种成本产生与形成的过程，显示各科室成本来源与构成情况，不仅可使医院管理者掌握医院总体情况，也可以了解所有科室的成本状况，客观、公正地评价医疗服务的价值，实现成本核算数据与财务会计数据信息的一致性，将使医院财务管理上升到经济管理的高度，有利于从医疗成本发生的事前、事中、事后三个环节进行全方位的控制和管理，从根本上控制好、管理好医疗成本，有效地遏止不正常的医疗费用增长，为落实医院经营管理目标打下良好的基础。通过完善院科两级核算体系，实现医院经济核算和经济管理的统一，实行统一领导、统一管理，制定科室成本核算办法，建立考核指标、成本分析评价、成本信息反馈体系，对材料消耗、公务费等实行事前控制。对服务质量、科研成果、科技创新等进行考核量化，充分利用资本流动性特点，重视资本的支配和使用，降低成本提高劳动效率，以较小的经营风险获取较大的经营效益，为医院可持续发展创造有利的环境与条件。

六、医疗设备精细化管理

随着医疗技术的高新化和医疗需求的个性化，医疗设备在医疗、教学和科研工作中的作用越来越大，许多高新技术的应用离不开先进的医疗设备。医院的医疗设备管理存在盲目引进、重复购置、成本核算不到位、忽视技术培训等问题，加强医疗设备的综合管理，对医疗设备引进、使用等环节进行连续的动态跟踪管理，实现医疗设备的精细化管理，有利于现代医院创造最优的技术、经济、社会效益。

医疗设备的精细化管理，医院要明确相关人员的岗位职责，以及装备规划、立项的原则、程序等，并从医院总体发展、专科建设、人才引进、财务状况、设备性能等方面，建立医疗设备装备规划和立项制度及评审体系，对医疗设备管理工作中的重大决策、技术问题进行评价、咨询和宏观管理，坚持结合医院发展及学科建设的实际需要，考虑医疗设备资源配置：一是满足基本医疗需求，确保医疗工作正常开展；二是添置专科医疗设备，形成特色专科；三是引进高精尖医疗设备，提高医院整体档次，并遵循技术上先进、功能上适用、经济上合理等原则，做到每个医疗设备引进项目均建立项目论证小组，从技术上引进条件是否成熟，资金上是否允许，人员及场地准备上是否充足等方面进行充分论证，并由医疗设备管理机构进行审批，以避免盲目引进、重复购置导致设备闲置、使用率低的不良后果。

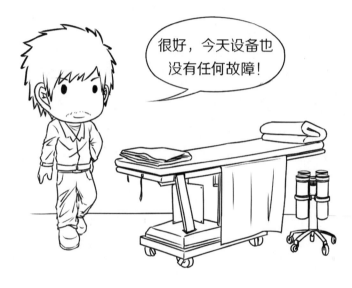

由于采供信息严重不对称，容易引发决策失误、资金超预算、合同缺陷甚至操作违规等风险。因此，必须实施医疗设备采购风险管理。一是采购阶段。医疗设备正式立项后，需要做好供应商的评审、采购方式的选择、采购物品的验收等工作，特别是从供应商的资质、信誉及服务情况、产品质量及价格等方面进行评审，对供应商的供货情况实施监控，实行动态管理，保持供货渠道的稳定性。着重实施医疗设备风险管理，以实现科学配置医疗设备减少闲置浪费的目标。在规避设备采购风险方面主要有两个办法进行规避。一是采用年限折旧法对医疗设备进行折旧管理，并作为科室的成本开支。建立起较完备的风险评估机制，有利于科室在购买设备时充分考虑其时效性，加强设备管理，分解和转移设备的采购风险。在设备采购过程中实行项目管理。凡价值超过一定价值的医疗设备采购，均实行项目管理，划分为项目准备、技术谈判、商务谈判、合同执行、交付使用和使用跟踪等六个阶段，对层层分解的采购流程实施层层负责，层层把关，以有效规避采购中的人为风险。二是设备安全质量管理。医疗设备应用安全与否，直接关系医疗质量。把医疗设备管理部门定位医院质量管理体系的重要环节，而不仅仅是在后勤保障方面的作用。建立以设备应用安全质量保证为核心的管理模式与评价体系，医疗设备的使用、保养和维修必须有专人负责，持证上岗操作，严格按规程操作，保证符合仪器使用的环境条件。大型医疗设备必须制定保养计划，并严格按计划做好日常的保养工作。医疗设备一经出现故障，应及时组织工程技术人员进行检修，院内力量不能解决的故障，要及时通知生产厂家来人维修。医疗设备的使用、保养和维修情况应及时登记，以备作为医疗设备效益分析及日后报废的依据。三是医疗设备的效益分析。分析评价在使用医疗设备的状况，提高使用率，指导医院的医疗设备装备规划和立项，为医院添置同类医疗设备提供论证依据。医疗设备产生的效益可分为两类：一为社会效益，二为经济效益。对于不能单独收费或使用频率太低、但又必备的医疗设备，难以对其进行经济效益分析，主要从诊治人次数、诊疗工作的影响程度、科研教学、业绩等方面进行社会效益分析。而一些有收费项目的医疗设备，尤其是大型医疗设备，除了进行社会效益分析外，应重点进行经济效益分析。最常用的分析方法有两种，第一种是投资回收期法，即根据收回医疗设备投资成本所需要的时间来进行的经济效益分析方法，投资回收期越短的医疗设备，其经济效益越好；第二种是投资收益率法，指该医疗设备每年获得的净收入与投资总额的比率，投资收益率越高，其经济效益越好。从医疗设备购置开始到使用中的每一个环节进行效益分析，既要遵守国家政策，让医疗设备发挥最大效益，又能满足社会效益的需求，维护病人的利益。

七、卫生耗材精细化管理

随着越来越多新设备在临床治疗中的推广和普及，医用耗材使用的品种和数量逐渐增多，给医院成本控制带来相当大的难度。医院耗材管理还存在各种问题，制约着医院耗材精细化管理的发展。比如医院管理观念过于落后、管理方法陈旧、管理制度不够完善等等的问题。一些管理人员在工作过程中还有私人感情，无视医院管理制度，观念过于落后。大部分医院仍旧沿用以往传统的管理形式，管理办法过于单一化、教条化，导致医院管理秩序混乱，管理效益难以提高。缺乏完善的管理制度，在耗材购买方面没有明确的规划和目标，导致耗材流向和使用混乱。

随着医疗耗材使用数量和种类的不断增多，管理难度也逐渐增加，耗材精细化管理应制定明确的管理目标和完善的管理制度，并贯彻落实到具体环节中。对管理工作流程和操作进行规范化管理，提高医院管理效益。主要措施有转变管理理念、加强耗材管理控制以及信息化管理等等。管理人员应明确管理内容及目标，定期举办耗材精细化管理相关培训。尽量采取更多的形式和手段，大力加强耗材精细化管理宣传教育，营造一个良好的耗材精细化管理氛围，以提高管理人员管理积极性和责任心，从而保证耗材精细化管理工作有条不紊的开展。在采购阶段，管理人员应事先对需采购的耗材数量、价格、名称进行详细整理，并与相关部门进行反复的确认核对、申报，应注意耗材的性价比，尽量选择适合于设备要求的经济适用的耗材，以降低病人的治疗成本和提高医疗设备的使用寿命。对于常规耗材要引入"零库存"管理，建立快速供货网络，既减少库存闲量或浪费，又确保临床医疗的需求。对于贵重耗材可采取特殊记录制度，以杜绝漏记账等损失，节约医院流动资金。应在耗材精细化管理中充分应用信息化管理系统，将纸质档案管理数据转换为电子档案，以提高档案数据的准确度，提升管理效率。

八、医院人事与分配精细化管理

人事和分配制度改革既面临医疗管理体制上的调整，又要解决内部结构调整上的矛盾，对医院能否建立有责任、有激励、有约束、有竞争、有活力的运行机制起着关键性的作用，直接影响到医院现代化的建设和发展。医院人事和分配制度的改革，其核心是要建立一种能上能下、能进能出的用人机制和体现劳动、技术、成果、管理参与分配的分配机制。这种机制一方面要通过行政手段用相应完善的规章制度来促进建立，另一方面要通过有效的经济手段来促进建设，形成一种良性循环。

人事制度改革必须与分配制度改革同步进行。分配制度改革是人事制度改革的重要保障，没有分配制度改革的人事制度改革不能持久。深化医院人事和分配制度改革要做到"三打破"、"三建立"，以增强医务人员的危机感、责任感，达到提高效率、减员增效的预期效果。打破用人制度上的"铁饭碗"，建立人员能上能下、能进能出的合理流动机制，明确树立以社会医疗需求为导向的经营管理理念，对医院行政科室和临床医技科室的设置进行调整，确定岗位的职位、职称结构比例，明确岗位职责、任务、工作目标及工作考核标准，因需设岗，以岗定编，公开公正地对各类人员聘任考核实施监督。按优胜劣汰的原则，精减行政后勤编制，大力支持发展医疗技术水平高、社会效益好、有发展前景的临床医技科室，对多年无起色、效益低下的临床医技科室采取合并甚至撤销等措施。

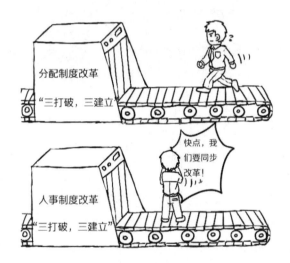

建立聘用合同制，设置转岗分流制和下岗制，实行双向选择，竞争上岗，严格考核.聘约管理。实施院科两级、分类考核制度，考核内容包括德、能、勤、绩。建立医院内部人才服务中心，实行人事代理制，使单一的人事管理制度向人才社会化、市场化配置转变。转变内部管理模式，实现医院内外人员的合理流动，保障医院减员增效后出现的转岗分流人员畅通分流。

医院分配制度改革是要逐步建立起既能充分利用现有的有限的卫生资源，又能更多更好地为病人和社会的发展服务，又不增加病人和社会的经济负担，既能提高工作效率、又能兼顾经济收益的分配模式。实行岗位效能工资制，把岗位职责和工作效率等列入分配内容的范畴，使不同的身价、不同的职务均以现聘岗位确定工资档次，即什么岗位享受什么工资待遇。对构成现行工资部分的活工资和部分津贴也分成不同的岗位档次，起到干与不干不一样的奖惩调节作用。要将劳动、管理、技术、责任等生产要素纳入奖金分配方案，以体现不同生产力要素不同的效益和贡献。并按照向临床一线、专家、学科带头人、业务骨干倾斜的原则，实行业务人员和行政后勤人员两条线分配制度。分别制定行政职务、技术职务、工作岗位的系数，使奖金分配差距拉大，增强奖金分配的激励作用。打破职务、职称终身制，建立评聘分开的管理模式。医院不仅需要拥有广泛知识、丰富经验、基本功扎实、有商业头脑的人才，更需要一批高素质的、有创造能力的、善于创新知识并付诸新的应用途径的人才，即具有驾驶知识的出众能力的人才。为此，医院要从建立健全竞争机制、激励机制、制约机制等方面构建一种全新的人才理念和全新的管理模式，促进改变用人的终身概念即一次分配定终身、一次评审定待遇的用人局面。建立良性循环的用人机制，体现责、权、利相结合和优胜劣汰的原则，推行竞争上岗、评聘分开制度，建立单位自主用人、职工自主择业的新机制，努力营造一种让人才施展聪明才智的氛围，激励各类人才不断创造性地解决新问题，并使之实现自身价值的同时得到应有的报偿。

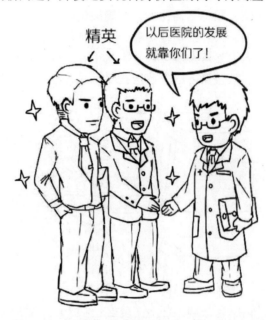

推行科主任负责制、职务竞选聘任制，明确要求科主任树立竞争意识、机遇意识、发展意识、人才意识、管理意识等，明确规定科主任拥有科室行政管理权、业务管理权、人事管理权、经济管理权、医德医风与精神文明建设领导权等权利，使科主任在医院的宏观调控下独立自主、积极主动、创造性地开展工作，在学科建设尤其专业发展上做到有目标、有计划、有措施，并落实到专人。院科两级领导要尽可能做到把更多的精力和时间放到人才建设和人才资源开发上来，确保医院现代化建设拥有永恒的动力和活力。

第四节 医院精细化运营管理存在的问题

目前很多医院开始重视精细化运营管理，但是，在精细化管理上仍然存在诸多问题，需要理清问题后进行下一步的措施。主要的问题有：

（1）全成本核算不完整。为了计算奖金而归集的收入和支出不是各科室实际的收入和支出，计算出来的结果不能正确反映各科室的贡献。绩效考核对收支核算口径进行规定，收入剔除了药品费的大部分和其他费用；而支出仅仅包括人员工资、加班费、夜餐费、差旅费、材料费、设备费、被服折旧、家具折旧、电费、水费、电话费等项目等，不能涵盖医疗科室的全部支出项目。有的医院水费、被服折旧、家具折旧的数额不是实际发生数，而是沿用历史数据。非医疗科室发生的支出完全未分摊到医疗科室，无法与收入配比形成因果联系。成功的分配体系，应当促使科室对本科室收入和支出极度敏感，并且能够积极采取措施控制收支。但目前医院大部分科室对此并不敏感。非医疗科室因为没有硬性的支出定额控制，对自己科室的支出毫不关心，缺少什么、买（领用）多少完全没有计划，随意性极大，无形中造成了资源的浪费；医疗科室虽然知道应当增收节支，但往往也找不着着力点，既没有即时的数据可判断，也无工具对数据进行分析总结和说明。对于科室正在开展的项目，每开展一次实际利润为多少，哪些项目赚钱，哪些项目在亏本，如果不专门花时间人力去查，没有人能掌握数据。而科室领用的材料，来源何方、去向何处、现存多少，也多数只有一个模糊的概念，无法做到心中有数。因此，如果不进行全成本核算，则医院的精细化管理根本无法落到实处，只能是空中楼阁。

（2）绩效管理不科学。很多医院的绩效管理不合理，无法通过绩效管理来引导医院增收节支，或转向科学的管理方面。医院绩效无法实现对管理干部领导行为的激励和引导，或者绩效考核科室与员工或者没有拉开差距，或因为差距太大造成较大的矛盾。绩效管理没能化解矛盾，还可能扩大矛盾。医院绩效管理需要突出制定的绩效指标没有针对性，可操作性不强，使得绩效管理工作无法对医院有推动作用。

（3）物流管理不完善。不少医院的物资管理尚处于极其原始的状态。比如，物资采购及管理无序化。全院性、分科室的采购计划基本是习惯性或应急性采购，无人能做到事前对采购金额、采购数量心中有数。下订单、入库、出库、盘点没有全过程记录，无法通过系统表现为连续的流程，达不到控制的作用。又如二级库管理不完善，三级库管理完全缺失。医院对物资来到科室之后的去向、库存的管理没有做过相应规定，有计划的科室可能会派专人予以记录和管理；没有计划的科室则什么也不做，领来之后放着，需要的人自己去拿，究竟是如何用完的，有多少用于医疗服务和办公，没有人知道，也没有人关心，反正没有了就再到物流料领。材料的消耗管理在这里变成了一片空白，做不到实耗实销。又如，高值耗材管理的缺失。高值耗材主要是和人体介入相关的贵重材料，这些材料的使用将直接影响人体的生命安全。又如，供应商的资质准入管理存在着漏洞、无库存预警、无保质期预警、难以保障物资的及时供应和质量。所以说，精细化管理需要堵住以上各种管理的漏洞。

（4）存在"信息孤岛"的问题。随着医院信息化的发展，医院的信息系统各个部门均有所有不同，系统的多样性，导致数据字典和统计口径不一致，致使数据不统一，难以实现交互分析，从而出现"信息孤岛"的现象，从不同部门获取的数据缺乏准确性和一致性，运营部门无法提供有效的决策数据。运营分析的模板基本没有建立，致使不同的人、不同的部门面对同样的数据，却分析出不同的结果。医院多个院区的管理系统不同，无法实现分别核算、统一管理。现有的软件只能进行分别核算与管理，统一是个难题。所以，如何统一数据字典和统计口径，实现各环节的数据自动采集，确保数据的准确和一致，是精细化管理首要考虑的问题。同时建立运营管理数据平台，整合多院区的数据，将医院会计、成本、预算、绩效、物资、固定资产等运营管理系统的数据整合到一个数据平台，实现数据的集中查询和交互分析，为医院统一管理决策提供有效准确的数据依据。

总而言之，大部分医院目前在精细化管理上还存在着不少问题，成本管理、物流管理和预算管理处于初级阶段，这些与医院的规模和发展速度很不适应，医院必须结合实际需要，引进一套科学完善的医院精细化管理做法。

第五节　医院运营精细化管理的途径

明确了医院运营精细化管理的定义和意义，确定医院运营精细化管理的内容之后，下一步就是需要了解实施医院运营精细化的思路和具体步骤。一般来讲，医院运营精细化可以按以下的思路和步骤进行。

（1）培养员工的精细化观念和意识。

医院运营精细化管理是新思路新思想，如何将这种新的管理思想充分贯彻到各个环节是医院需要考虑的首要问题。大部分的医院员工对医院实施精细化管理的动因和目标只了解一点或完全不了解者。因此，需要医院高层管理者在医院内部营造一种氛围，从注重培养员工的精细化观念和意识入手，积极主动采取各种形式，向员工广泛宣传灌输精细化管理的深刻内涵和重要意义，全面把握和领会"精细化管理"的灵魂和意义，将精细化理念植根于员工的脑海。由被动变为主动，有效推动精细化管理的实施。

（2）做好医院的基础工作。

基础管理是医院发展最基本的条件，是不可逾越的阶段，是实施精细化管理的必要基础和前提。系统梳理管理流程，寻找漏洞和缺陷，使医院各项管理活动有制度、有记录、有流程、有标准、有监督、有控制，使医院管理基础工作走向规范化和系统化，为精细化管理的成功实施奠定坚实的基础。

（3）运用信息系统，支撑精细化管理。

信息化建设已成为医院精细化管理的基础，甚至已经刻不容缓的程度。而精细化管理的成功实施依赖于大量的数据信息，要求管理者灵活运用现有的信息化系统，从系统中及时采集数据来掌握情况。整合与优化信息系统，逐步实现由分专业的多个独立系统向少而精的综合支撑系统过渡。当前的信息系统过于繁多，同时普遍存在着管理和运用的"两层皮"，既不利于医院管理层面的学习与掌握，也不利于数据的采集与维护。信息系统是以支撑医院正常的运转为目的，只有不断完善和运用信息系统才能获取更多有价值的信息，进而更好地服务于医院的发展。

（4）医院的分析和预测需要更加精细化。

精细化的经营分析和预测是决策的前提和依据。不少医院的数据分析方法不到位，分析工具不成系统。运营分析应是对医院的运营状况进行全面系统地分析和诊断，而不能只停留在简单的客户、市场、财务等层面。应对运营状况、财务状况、网络资源配置、人力资源管理进行综合分析，分析它们之间的因果关系。这就要求建立科学、系统的分析方法，完善分析工具。

（5）建立完善全面预算管理体系。

全面预算管理是实施精细化管理的重要基础，已经成为连接战略管理与绩效管理以及落实精细管理的重要牵引环节，并逐渐从成本目标控制手段向财务绩效评价工具和企业战略执行平台演进。在全面预算管理过程中，预算编制是一个非常重要的基础环节，如果预算编制质量不高，全面预算管理的作用和功能就会大打折扣。

（6）重视执行成本，强调效率。

财务成本管理的精细化要慎重考虑执行的成本和效率。在推行"精细化"管理的实践中，出现了不少因过分追求精细化而伤害运营效率的问题。就像前文所说的精细化之争，过分拘泥于步骤和程序的细分、到位，意味着医院要为此付出大量的成本，包括时间、人力和物力，以及对市场变化的反应速度。制度建设是财务成本管理向精细化推进的奠基石。但越规范、细致的制度，其执行成本越高。财务成本管理工作需要规范的管理制度来夯实基础，但在拓展工作领域、与其他部门合作的过程中，需要充分考虑制度执行的成本，避免掉入烦琐冗杂的流程处理中。财务成本管理的精细化需要在"大财务"战略下破除部门之间的壁垒，拓展职能范围，为运营管理活动提供精细化的信息，以信息化手段推进精细化管理，同时兼顾成本效益原则。

第四章 医院财务精细化管理

随着医院的现代化发展，财务管理在医院的作用越来越重要，实现公立医院财务管理工作的有序性，医院财务的精细化管理尤其重要。医院财务管理方式对医院经济效益起到重要指引作用，医院财务实施精细化管理的重要性显而易见，只有推动精细化管理在财务管理工作中发展与成长，才能推动医院经济效益，实现医院的可持续发展与进步。

第一节 医院财务精细化管理概述

一、医院财务精细化管理的定义

医院财务精细化管理主要是指在财务管理的整个过程中，严格遵循精细化管理原则，对医院财务各项流程进行优化，并实现考核控制，利用动态化、标准化提高公立医院财务管理效率。

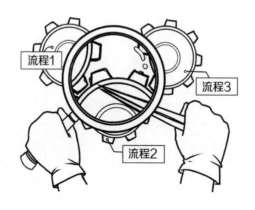

二、医院财务精细化的特点

从财务管理角度分析，医院财务精细化管理的特点有以下三点：

第一是在与传统医院财务管理的对比分析下，不仅职能动向发生变化，并且传统模式下形成的静态核算监督逐渐转变为动态经营管理。

第二是在精细化管理要求下岗位职责分工面临更大的挑战，与传统财务管理模式相比较，精细化管理促使岗位职责分工更加清晰，并且多以量化考核的方式进行绩效评价，以便为社会公众提供更优质的医疗服务，财务为各部门提供精细数据变为日常工作。

第三是在财务精细化管理下，先进的技术与理念融入财务管理体系之中，实现了财务管理的信息化发展。

三、医院财务精细化的意义

精细化管理是医院财务管理的发展目标，对提高财务预算管理水平、财务成本核算和财务绩效管理具有重要影响。

《医院财务管理制度》，将医院的财务精细化管理引入到医疗改革过程中，也是这项政策使"精、细、准、严"为核心的精细化财务管理成为医院医改的重要法宝之一。

医院财务精细化管理使医疗资源及医疗划拨经费更加有效合理。财务精细化管理时要对医院的管理水平的提升措施有着更深入的思考，考虑如何才能完善当前的财务精细化管理系统及建立医院财务精细化的长效机制。因此，医院财务精细化管理具有非常重要的意义。

从必要性看，医院财务的精细化管理对医院提升管理水平及医疗服务能力是非常必要的。第一，医改的政策要求医院不断降低医疗成本，提高医疗的经济效益。国务院颁布《关于深化医药卫生体制改革的意见》的目的就是要对医药事业进行科学的评价和接受社会的监督，为医院提升服务质量、改善服务态度提供了一个很好的平台，也为医院优胜劣汰的市场环境增加了力量，迫使医院不断的优化资源配置，降低医疗成本，提高医疗的经济效益与社会效益。第二，财务的精细化管理可以很直接反映医院在某个阶段的经济效益情况，并将财务分析建立在精细化数据的基础上，对医院分析未来的战略决策是很有意义的。第三，医院财务的精细化管理符合医疗的可持续发展理念，使财务预算机制更加精细，这是医疗持续发展的不懈动力及成本最小化目标的实现手段。

从可行性分析看，财务管理已由传统的财务核算向新兴的财务管理职能转变，由静态向动态的转变，由服务性向管理性的转变。财务精细化管理逐渐成为医院管理的新手段，它在医院中的作用显得日益重要。财务精细化管理顺应了当前医疗事业改革的必然趋势，旨在促进医院提升服务质量，转变服务角色和态度，由一元化向多元化的转变。使财务人员在财务的精细核算体系下开展工作，建立与完善当前的财务管理体系，实施真实、科学、严格的监督机制，以实现高效、优质、低耗的目标。

第二节 医院财务精细化管理的内容

医院财务管理是医院管理的重要环节。随着医疗管理体制改革的深化，将医院财务管理从以医疗为中心注重医疗业务向以财务管理为核心注重经营管理的转变。因此，医院财务管理要为医院持续发展提供稳健和灵活的财务平台。医院财务精细化管理体现在很多方面，这里重阐述以下几个方面：

一、医院财务预算的精细化

财务预算在医院财务管理中占着最重要的比例，也起到最核心的作用。精细化预算管理的本质就是精确化、数据化，在医院精细化预算管理中，传统的笼统模糊的管理要求被具体量化的标准所取代，提高预算管理效能，建立具体详细的绩效考核体系和管理标准体系，使预算管理全过程实现精确化数据化，从而提高其可控性和能控性。预算管理的精细化是财务精细化的前提。只有做好预算管理的精细化，财务管理精细化的一切操作才显得有意义，否则财务管理精细化就不能获得预想成果。

医院财务预算的精细化管理，主要有以下几个方面：

（1）预算引导医院发展。由于社会的经济发展以及对医疗服务的需求越来越大，医院的规模逐年增长，财务的作用越来越大。预算引导医院发展就是要以医院的发展现状作为背景，在预算安排时，以实现医院目标为基础，形成对应的目标战略，并成为管控的目标，对医院财务资源进行优化配置，并能够调动医院医务人员的积极性。由于医院财务预算管理具有计划性和重要性，需要以医院财务收支作为切入点，加强预算控制。

（2）加强预算层级管理。在公立医院中预算层级主要包括三个层次，分别是医院财务预算、职能部门预算、临床医技预算，在实施预算层级管理时需要统筹规划，并以财务预算作为中心，将医院的全体科室纳入到预算管理之中，另外，还要按照医院的规章制度制定有效的战略目标规划，将年度预算、季度预算、月度预算进行综合，严格按照市场发展现状实现财务预算的有效决策。

（3）加强动态化预算，要想真正实现公立医院财务预算管理，那么需进一步强化医院预算的动态性，将滚动预算引入其中。值得注意的一点是在这一发展过程中，医院需扩大滚动预算的范围，实现预算与业务的有机结合，或者根据医院的月度经营状态进行考核，修正数据，实现对预算管理的优化处理。

医院全面预算管理体现在"精、细、全"上，"精"体现在依据充分、数据精准、重在实际上；"细"体现在时间、科目、方式和责任的细化上，"全"体现在预算编制是全员参与、全程控制、覆盖全年的工作并指导全年的工作上。医院的精细化管理具有重要的意义。第一，有利于资源合理配置。预算管理精细化首先是预算编制精细化。预算编制精细化就是预算单位将全年的目标任务细分为一个个分项，对于经费再按照开支范围和使用要求进行进一步的细分，通过对人力资源、信息流和资金流的精细化配置，能够实现资源的科学合理配置，杜绝随意性。第二，有利于充分发挥预算的各项功能。预算管理粗放，预算项目内容设置不细致，容易出现费用开支较随意的情况，降低了资金的使用效率。预算精细化管理就是将费用与目标计划结合起来，按照工作实际情况合理安排各项费用开支，做到凡列入预算项目的经费需求就有资金保障，使预算保障与控制等功能得以充分发挥。第三，有利于加强对预算的控制。粗放的预算管理很难保障落实预算的执行，精细化的预算管理就能将预算层层分解，落实到各预算责任单位、各环节和各岗位，确保预算执行到位，使所有预算开支都有据可查。第四，有利于确保预算考评的准确性。预算精细化为预算考评提供了详细评价依据。通过细化预算编制内容、执行程序等将预算考评项目由定量评价指标取代以往的定性评价指标，使得预算评价的内容更加具体详细，针对性更强，评价结果更准确，更有说服力。

二、医院成本管理的精细化

成本精细化管理是对医院的成本核算的范围、对象、管理目标及控制等的管理，对成本的核算要细化，并运用多样的成本分析方法使成本核算结果精确化。从成本分析方法上看，首先，需保证医院核算对象具有多元化。医院在传统成本核算中具有局限性，成本核算仅仅在医院科室层面，无法实现财务有效管理。所以在精细化管理原则下，需进一步细化成本核算的对象，扩大成本核算的范围，为医疗服务提供参考价值，为医院临床标准管理奠定理论基础。其次，还保证分摊方法的合理性。从新财务制度角度分析，分摊方法是当前医院成本管理精细化的重要载体，在未来的发展中需以成本效益作为基础，对各个科室的成本进行分摊，其中在这一过程的实施中还需要保证成本分摊的一致性，可以采取作业成本法，以此提高成本信息的可比性。最后，要保证成本分析的深入化。医院财务人员在对成本进行分析的时候可以采取趋势分析、结构分析、量本利分析等方法，加强对医院财政专项投资、药品比重的评价，实现对医院财务指标的分析。

医院成本管理是医院经济管理的重要环节。把成本核算的重点从传统的事后算账转移到成本的事前预测和控制上来，是医院加强成本管理、降低成本费用的重点。通过向医院全体员工进行成本教育，培养全员成本意识，使成本管理主体由成本管理专设机构向全员成本管理拓展，变少数财务人员的成本管理为全员参与全过程管理，共同挖掘降低成本的无限潜力，提高医疗服务质量和效益。医院成本管理的重点有以下几个方面：

1. 改革用人制度，降低人员费用

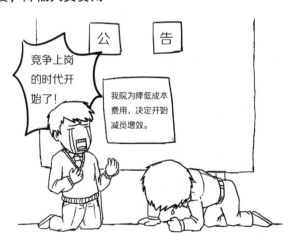

人员费用是医院成本费用的重点构成部分，严格控制人员费用将是医院成本管理的基础和关键。改革医院内部组织结构，简化管理层次，减少管理人员，降低管理费用，也成为加强医院经济管理的重要内容。也就是说，减员增效是医院最有效、最直接的成本控制途径。因此，医院要深化人事制度改革，建立双向选择、竞争上岗的用人机制。实行岗位管理，严格临时用工制度，并制定按劳分配，多劳多得、优劳优酬的分配制度，合理配置人力资源，最大限度地调动医院员工的技能和潜能，减少或避免因人力资源配置不当所引起的费用开支和浪费。

2. 做好成本预测，降低经营成本

医院经营成本主要体现在设备、药品、器材用品、卫生材料、后勤服务等方面，医疗费用的增长则主要表现在贵重药品、系列检验和各种先进设备检查等方面，因此，医院降低经营成本要在维护病人利益的基础上，做好经营成本预测，厉行增收节支。一是通过技术进步和技术创新提高疾病治愈率，缩短病人平均住院日，加快病床周转，提高医务人员的工作效率。二是适应医学模式转变，根据社会需求，转变服务模式，开辟新的服务领域和服务项目，全力满足社会群众多样化、多层次的医疗保健需求。三是公开招标采购设备、药品、卫生材料、器械用品等物质，降低采购成本。四是加强医院后勤服务的成本管理，减少浪费，降低消耗，不断提升医院经济管理的效率，以减轻社会群众的医药费用负担。

3. 加强资产管理，提高使用效益

对医院各种成本对象进行核算是为了进行成本控制，使医院成本最小化。因此，加强医院资产管理，尤其是确保流动资产高效、安全的周转，对减少医院经营成本、提高医院经济效益有着十分重要的意义。一般说来，医院的货币资金、库存物资、药品材料、往来账款等流动资产，约占医院总资产的30%。在市场经济条件厂，合理利用自有资金和借贷资金用于投资成本效益较好的医疗服务项目，将有利于医院经济的发展。关于运用现代物流配送方式，最大限度地降低医院库存物资、药品材料的储备数量，也有助于减少资金占用，降低经营成本。不容忽视的是，及时清理往来账款也是加强医院成本管理的重要内容之一。因为往来账款积压后，一则容易影响医院资金周转。二则容易使超期限债权变成医院成本费用，从而影响医院资余的使用效益。

医院成本核算的目的是加强医院财务的宏观和微观管理，提高医院成本管理水平和医院经济管理效益，为医院建设发展创造良好的经济基础和物质条件。因此，在医院成本核算中要正确处理以下四种关系。

1. 成本核算与财务管理的关系

财务管理是成本核算的基础，成本核算是财务管理的延伸。财务管理没有成本核算，就无法得到成本及相关的数据，使财务管理决策缺乏有力、翔实的信息资料支持。所以要以财务管理为依据，在管理成本增加不明显的前提下搞好成本核算，不断完善医院财务管理机制与措施。特别是要围绕"以病人为中心"的服务主题，切实抓好业务科室、管理科室的成本核算和财务管理，合理制定经济核算与分配办法及相关制度，使业务科室和管理科室既相互监督与制约，又相互配合与支持，确保医院经济持续稳定的发展。

2. 医院成本与科室成本的关系

医疗服务消耗的各项费用总和，可分为变动成本、固定成本和混合成本。其中，变动

成本是指成本总额的变动与服务数量的变动之间成正比关系的成本；固定成本是指成本总额在一定时期和一定医疗服务量的范围内不随服务量的增加而变动的成本；混合成本则指兼有固定成本和变动成本性质的成本。科学客观地分析医院成本和科室成本的特性，有助于调节与控制医院成本和科室成本，提高医院的整体效益。因为科室成本核算是对医院成本管理责任的划分，为医院成本核算和降低病人医药费用服务，与医院成本管理目标是一致的。

3. 成本核算与医疗服务的关系

一般说来，增加医疗服务数量可降低单位服务量的成本。但只增加服务数量，不求降低成本消耗，也会出现服务数量增加而单位成本升高的情况。值得注意的是，为增加服务数量而过多增加消耗，或为节约成本而影响正常服务的行为都是不可取的。同样，不能以节约成本为主而忽视医疗服务质量，或以提高医疗服务质量为主而忽视节约成本。关键是实现医疗服务数量、质量与成本的有机统一。

4. 成本核算与科技投入的关系

医院管理的目标是"用比较低廉的费用提供比较优质的医疗服务"，这就要求医院要不断增加科技投入，积极拓展医学科研和技术创新活动，避免为降低成本而忽视科技投入的短期行为。虽然医学技术创新或科学研究需要较多的成本投入，但新技术新项目一旦应用于临床医疗，将大大降低疾病诊治的医疗成本。既提高医院的社会效益，又提高医院的经济效益。

医疗成本是医院向社会提供医疗服务过程中所支出的各种费用的总和，是衡量医院经济效益的综合性指标之一。通过成本核算的分析预测，可以掌握医院未来的医疗成本水平及其变化趋势，有助于把医院管理中的未知因素转变为已知因素，提高医院成本管理的水平，减少医院经营管理的盲目性，不断促进医院经济管理水平的提高，确保医院建设的可持续发展。

三、医院绩效管理的精细化

在医院财务管理体系中，绩效管理占据重要内容和比例。医院绩效管理的精细化主要是有以下三点：第一，考虑指标的多元化性。传统的绩效考核一般只考虑单一的指标，往往也只是注重财务指标，而现代绩效考核在考虑财务指标管理的同时，还应包括一些社会效益，服务指标、医疗质量等，因此，在考虑医院绩效管理的指标时，要将财务指标与非财务指标一起综合设置。第二，重视权重分配科学化。医院一般采取院科两级制度，对质量与效率进行分配，在二次分配的时候还需要对个人质量加以重视，采取按劳分配的原则，在保证医疗质量的同时实现经济效益的最大化。第三，关注绩效方案的多样性。绩效考核方案可以按照社会发展的要求以及医院自身发展现状，构建核算体系与分配模式。在考核绩效的过程中，应不断采取访谈法、调研法以及咨询法对方案进行调整，并把各个科室的负责人联合起来，综合考虑，从而实现医院绩效管理的精细化发展。

（1）财务预算管理。随着医院收支规模的扩大，需要实行财务预算管理和资本预算管理，做好以下几个环节的工作。一是做好预算编制。坚持以收定文，收支平衡，统筹兼顾，保证重点的原则，根据预算年度收入的增减因素和事业发展需要，采用零基预算方法测算编制收入预算，编制支出预算，对各项费用开支的必要性和合理性进行认真审议，限制费用定额，超支不补。二是执行控制预算。从依法行政、依法理财的高度，将医院所有收入全部纳入预算管理，编制翔实、细致、可执行的支出预算，认真执行医院预算，加强预算编制、执行、分析、考核等环节的控制，严格加强医院预算资金管理，控制无预算的资金支出，提高预算资金使用的规范性、计划性和效益性。三是及时调整预算。加强预算执行的分析评价，国家有关政策的变化影响执行预算或医院事业计划调整时，要及时调整和控制预算。

（2）财务收支管理。建立和完善财务内控制度，对医院经济经营环节活动实施有效监控，严查乱收费、收受药品回扣和病人红包等违纪现象，对医院资金筹资、调度、使用、分配等实行严格控制，严格执行国家规定的开支范围和开支标准，防止权力乱用，防止出现舞弊行为，防止资金体外循环，避免造成经济损失。开展医院财务分析评价，对医院业务情况、财务状况、结余情况、劳动生产率、医院效益和财产物资利用等进行分析，掌握信息，发现矛盾，分析原因，提出措施，明确责任，收支管理。

（3）现金收支管理。现金收支管理做到记账、收付分人负责，日清日结库存现金，定期与不定期清查，不允许白条抵现，超量库存现金及时送银行，不得以个人名义存储公款或私设小金库。严格执行现金使用权限审批，医院各科室不得坐支现金。做好印鉴、密码、支票、核对等管理，实行定期人员流动管理，及时与银行对账，随时了解资金动向，克服"重盈亏轻现金"现象，消除现在管理漏洞。

（4）医药收款管理。医院呆账、坏账较普遍，这与部分病人支付能力弱等因素有关，也与医院对应收款责任不明确、清理不及时等管理方面的因素有关。医院应按年末应收医疗款和应收在院病人医药费科目余额的3%～5%计提坏账准备。要及时清理应收款项，及时结算应收住院病人医药费。对期限超过3年，确认无法收回的应收医疗款应作为坏账处理。

（5）固定资产管理。在市场经济环境中，医院可能遇到各种投资机会，但投资风险和投资收益并存，这就要求建立科学有效的投资决策机制，强化固定资产投资的风险意识，对固定资产投资进行经济分析，注重投入产出效率。同时，设置专门管理机构或专人加强固定资产管理，对基建工程、医疗设备购置、新技术和新项目开展、人才引进等重大投入，必须进行项目可行性分析，保证医疗资源利用最大化。对病源少、产出低、效益差的仪器设备进行严格的购置控制，有效遏制设备闲置和资源浪费，并定期或不定期地对固定资产进行清查盘点，保证投入有效益，业务有发展，技术有提高。

（6）负债经营管理。负债经营是现代医院实现理财目标的有效手段，主要包括三个方面。一是流动性负债的管理，按月编制流动负债偿债计划表，于月末列出次月拟偿付的债务类别、日期、金额及资金储备情况。长期转流动的债务要通过专项融资弥补偿债基金额度的偿付缺口部分，以防因偿债而影响经营资金的运用。二是长期借款的管理，要建立危机管理方案，做好分期的组合融资计划，安排好偿债基金，须有其他的现金收入余额或其他融资渠道，所获现金用于支付债务利息，这是一切重大财务和经营事项运作都必不可少的。三是项目合作与融资租赁负债管理。融资租赁协议是一种长期资金融资方式，要与医院长期发展战略挂钩，与医院核心竞争力培育衔接，对所租赁设备的技术先进性、预期经济使用寿命、使用成本、对医院整体实力的影响等方面进行全面评价，以降低租赁资产所有权和使用权的风险，避免科室利益与医院利益的冲突，影响项目合作与融资租赁的效益。

（7）收支结余管理。收支结余是医院收入与支出相抵后的余额，由于医院成本核算不完全、修购基金计提不科学、药品折扣会计处理方法不统一等原因，导致医院收支结余无法反映医院真实的盈亏状况，给管理带来困难。医院净资产是指医院资产减去负债后的余额，包括事业基金、固定基金、专用基金、财政补助结余、待分配结余。收支结余管理主要是事业基金、固定基金、专用基金的管理重点，保障医院发展。

（8）库存物资管理。以维护医院利益为基点，保障医院物资（含药品）正常供给为中心，制定采购成本预算，明确招标采购的宗旨和原则，严格招标采购操作程序，规范操作。在供贷方的选择上实行"比价管理"，做好外购存货的招标采购和长期采购的经济订货。对货源稳定、供货及时、经常耗用的存货建立经济订购批量模型，按照"计划采购、定额定量供应"的办法进行管理，实行经济采购。对于常用的物资应考虑一定的"保险储备"。

（9）工程财务管理。工程管理要有专人管理、权限审批、过程控制。一是单设账户，单独核算，专门核算医院贷款和垫款等资金往来，核算范围包括改扩建过程中发生的一切费用。二是财务权限审批控制。现金和银行结算分一定的范围和性质授予主管院长、院长、院长办公会审批。其中属于一次性的付款，不得分解支付。三是强化工程管理。属于工程招投标以外的项目发生的各种费用，施工单位必须按照工作程序编制工程预算，并经审计部门审计后方能予以付款。工程中的各种临时变更，须签订洽商协议，按一定权限分别由基建负责人和现场管理人员、主管院长和现场管理人员签订。工程竣工后，施工单位应及时报竣工决算，以便及时转入医院固定资产。

长期以来，医院的财务和会计混淆，资金时间价值概念模糊，资金使用效率低下，筹资渠道简单，应用现代理财的技术和手段较少，会计计算机化还基本停留在"以机代手记账"的阶段，其结果是会计仍是"事后算账"和"事后报账"。要配备专业的、高素质的财务管理人员，将计算机技术与财务管理理论相结合，利用信息化手段实现财务与业务一体化，提高财务管理效率，推行网络财务，加强各部门的协调，实现网上报表、网上联机、网上知识查询、网上信息交流，以达到物流、资金流、信息流有效地集成和共享。

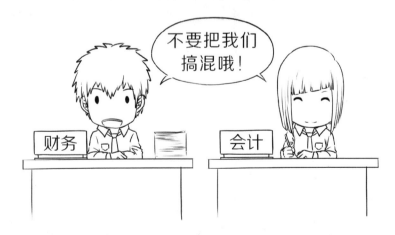

在政府财政补助不足，市场补偿不够的情形下，医院财务管理既面临社会效益和经济效益的双重压力，面临事业编制与企业管理的运行压力，同时还面临政府指导价和市场成本定价的相互矛盾。研究分析并加强医院财务管理工作，有助于正确引导医院经营行为，提高医院管理的竞争能力。

第三节 医院财务管理的问题

在新医改的深入推动下，公立医院财务管理问题层出不穷，由粗放型管理向精细化管理是医院财务管理的必经之路。在推出精细化管理之前，需要分析医院财务管理存在的问题。

一、财务部门统筹管理缺失

大部分的医院因自身以医疗为主，院长副院长都是学医专业，不大重视财务部门，对财务工作也没给予足够重视因而财务管理却显得有些宽松，特别是不少医院只是实行财务的内部管理，而许多的问题都需要依靠财务人员自己去解决，时常会发生工作没有秩序的状况，财务领导层在其中没有发挥到主导作用。许多领导只是从每个季度的财务报表中浏览数据，察看医院的整体情况，做大致了解，而非实质性的深入其中，缺乏了实际管理，统筹不善。随着信息化技术的发展，医院也引入了更加高科技的医疗设备，而财务管理却没有跟上步伐，不少医院仍然利用老套的管理技术，没有借目前信息化的大势进行统筹管理，工作效率低下。现有的软件只能做财务核算与管理两个方面，时常造成数据不一致，没有实现信息交互，造成"信息孤岛"的情况，无法给医院的财务决策提供真实的数据。

二、财务管理缺乏可实性的规范制度

作为医院的核心部门，财务部门关系到了医院的资金运营情况，如果财务部门本身缺乏实用性的管理制度，将会导致财务工作秩序混乱。财务工作人员业务松懈，数据处理马虎，致使资金流向不明；或是管理人员进行管理只是走过场，没有起到应有的监管作用，妨碍了医院的正常运转，给医院造成财产损失，这些都是财务管理不善所造成的影响。

三、财务人员的素质有待提高

不少医院每年都在扩充自己的规模，患者也逐年增多，再加上很多医院的财务部门不招收新的员工，财务人员数量较为固定，使得财务人员的工作量逐年增大。财务人员势必在工作上疲于应付，必然会导致财务管理上出现更多的纰漏，财务工作的质量难以保证。另外，医院的财务人员工作能力有强有弱，加上医院不注重财务知识相关的职业培训，使得医院时常会发生财务错误。

四、缺乏完善的财务考核制度

完善的财务考核制度能够形成良好的财务管理秩序，提高医院的财务运营效率，完善的考核制度能够更为全面地审查财务工作，直接反映出工作人员的工作能力，利于医院进行财务人员的培训、选拔和淘汰，提高财务管理工作效率。很多的医院都没有设立财务考核制度，即使设立了考核制度，也不完善，经常会出现擅离职守、迟到早退的情况，导致工作效率不高，影响到医院的正常运营。

【案例】某医院精细化管理的考核制度

　　医院坚持执行月评比、月考核、月通报制度，对各科室工作分别按照《临床科室质量考核标准》、《门诊工作质量考核标准》、《护理质量考核标准》《护理文件书写质量考核标准》、《急救物品器材质量考核标准》、《特一级护理质量考核标准》、《基础护理质量考核标准》、《医技科室综合考核细则》、《精神文明建设工作考评细则》、《机关科室工作考评标准》实行量化细化考核，并按照比例确立各科的综合得分，作为当月效益工资的奖惩依据。同时，每月还向全院公布"各科室经济效益核算表"、"医疗科室药品占有率排列表"、"效益工资考核后六名统计表"、"医疗医技科室纯利润名次排列表"等，增加透明度，起到激励的效果。注重细节管理，集中开展清仓理库工作，对全院各病区护士长、门诊和医技科室库存物品、物管科库房进行了全面的盘查、登记和造册，全面分项进入计算机系统，作为有关科室的监管依据。进一步完善和规范全院医疗器械、医疗用品、医疗耗材及物品的购进、领用、核对、报废审批制度，堵塞漏洞，控制支出，降低成本，提高收入。

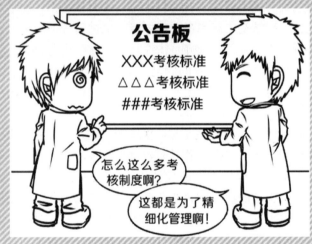

第四节　医院财务精细化的途径

　　医院财务管理工作能不能为改善医院经营管理提供支撑，既取决于医院领导的认识和财务人员的素质，又取决于医院财务管理的功能定位和角色转换。

一、强化医院预算的审核能力

　　首先，依据新医改政策，医院必须使财务核算的内容明确化，对医院的财务预算与财务内控进行合理调整，及时分析医院的医护人员和医院的整体的收支结构及收入状况，使医院的预算及核算能力显著提升，获得准确数据。其次，医院的财务人员要及时分析、审核社保回款基金及医保的垫付基金的比例，同时要结合相关的成本、产出及投入情况对医院的账户往来进行核查，对报表的编制及对外披露进行控制与评价，确保医院预算及核算审核的严格性。最后，要使医院的一切分析评价指标进行量化，对扣款明细及费用明细及时清算与核对，以保障财务精细化管理的有效实施，也有益于提升医院预算的审核能力。

二、强化资产管理，强化成本核算

医院各科室进行医疗服务都需要依靠于固定资产设备，有效地对资产的精细化管理是保障医院的医疗服务态度及医疗服务水平的重要途径，对资产的精细化管理主要包括应收账款的精细化及固定资产的精细化。一方面对固定资产精细化管理要具备固定资产购置、存放及出库等环节的严格规章流程，对固定资产进行信息化管理，利用现有先进的信息交换系统对资产进行及时盘点并减少资产的损耗与流失。另一方面对医院应收账款的核对，严格控制应收账款的额度，保证现金流的正常运转。许多医院因为应收账款不能及时收回而导致资金链的断裂。将财务中的预算、核算等纳入到成本管理范围之内，将成本管理与固定资产管理进行很好的结合。同时强化细化库存材料管理。很多医院主要采用二级管理与条码化管理，其中二级管理主要是所有材料进行入库时都要由一级库房进行验收，由一级库房进行粘贴条码，然后转交二级库房，由二级库房进行统一收费，一级库房根据二级库房的材料耗用量进行补充。条码化管理是指在材料入库时进行贴码，材料的整个使用和流动过程都会由条码进行记录，这起到了过程控制的效用。细化库存材料管理不但要细化会计科目，还要对材料进行跟踪检查。因此，细化库存材料管理对于财务精细化管理非常必要的。

实行成本核算是医院适应市场经发展的必然趋势，也是医疗服务进入市场参与竞争的必然结果。医院成本核算是指医院把一定时期内发生的医疗服务费用进行归集、汇总、分配、计算医疗服务总成本和单位成本的管理活动。医院成本核算按核算对象不同分为三种；一是项目法，以卫生服务的项目作为核算对象；二是病种法，接不同病种分别核算成本；三是综合法，以医院内部各部门、科室作为成本核算对象。其在医院经济管理中的作用有五个方面。一是反映医院工作数量与质量的综合指标。在服务质量一定的条件下，服务数量越多，单位成本越低；在服务数量一定的条件下，服务质量越高，单位成本越高。成本核算集中体现了一定时期内医院医疗服务数量与质量的统一。医院管理者通过成本核算的分析结果，可以及时地进行横向或纵向的成本调控，以求医院经济管理最优化。二是确定合理补偿医疗服务消费的尺度。财政补偿是国家对医疗事业发展承担责任的具体体现，如果医院在医疗服务过程中缺乏实际成本消耗的成本证据，将使医院的财政补偿处于被动局面。科学、合理、正确地进行成本核算，不仅可以为政府制定财政补偿政策提供更准确的信息，也可以为医院经营决策提供重要依据，实现最佳经营成果，增强自我发展的能力。三是确定医疗服务价格的重要依据。在市场经济条件下，医院经济管理将面临医疗服务定价权限的下放，能否确定合理的医疗服务价值，有赖于科学的成本核算信息。由于价格对医疗需求有很大的影响，根据成本核算信息制定的医疗服务价格，将有利于医院的经济运作和经营管理。不切实际的医疗价格，将损害病人的消费权益，最终也将损害医院的经济利益。四是建立健全医院激励机制的基础。完全成本核算提供的成本信息，反映的是医疗服务的全部成本消耗。通过科室全成本核算，调动科室节约成本的积极性，主动加强科室内部管理，有利于维护医院内部正常的竞争态势和激励机制，抑制不完全成本核算引起的各部门、科室争设备、争房屋等不良行为。五是完善医院内部运行机制的平台。医院经济管理的根本目的在于如何以最少量的消耗，提供最大化的服务。成本核算为完善医院内部运行机制提供改革的平台，促进医院经济管理的科学化。

三、全成本核算，奠定医院精细化管理的基础

全成本核算需要建立健全相应的经济管理规章制度，确保对医院成本的全面控制，通过全员、全程、全方位的管理，最终使医院向着高质量、低消耗、高效益的方向发展，达到了整合资源的目的。对成本核算过程进行总结和追踪，对科室进行一级分配，并提供科室进行二级分配的有关数据。但要求二级分配要兼顾患者、医院、职工三者利益，坚持多劳多得、按生产要素分配，体现效率、质量，效益优先，兼顾公平，绩效挂钩。医院对科室的二级分配逐人审核，定期逐个科室、逐个项目进行复查、核对，使核算方案不断完善，质量不断提高。将可控成本细化到岗位、量化到奖金，做到岗岗有标准、事事有规范、全员有考核，形成堵漏、挖潜、节支环环相扣、相互促进。建立和完善成本监控措施，加强经营管理，提高经济管理水平，将使医院谋求更大的发展空间和更多的发展时机。

四、完善制度，加强风险意识

医院要根据会计制度制定出切合自身发展环境的、适合财务部门规章制度，保证财务运营的有章可循。形成精细化的管理离不开财务部门管理的规章制度，这是财务工作的基础依据，也是财务人员工作必须遵照的标准。财务的精细化管理要使财务结构合理化，完善医院的内控制度，大力提升医院的经济与社会效益，推动医院财务部门由记账型向管理型转变；重点培养风险控制的专业人才，对财务人员进行定期培训，使他们不仅有能力对财务风险进行识别，而且有能力对财务风险进行处理。运用综合的手段对财务进行精细化管理，结合成本核算、投资与筹资及内控管理的等相关经验或者措施对风险进行识别与防范；医院要构建财务的风险评价体系。目前很多医院都缺乏相关的系统科学的风险考核体系，并不能对医院的财务做出科学的预测与分析，只是进行简单的财务指标的分析；医院要实行财务风险控制的长效机制，不能在问题出现时才强化内控制度的执行力度，财务风险渗透在医院经营的每一个环节中。因此必须建立财务风险的长效机制，强化财务人员的风险意识；要鼓励采购、信息、审计等部门的协作与沟通，通过部门间的沟通以实现医院财务的精细化管理。总之，完善风险控制制度、培养风险控制人才是医院财务精细化管理提升的必要途径。

五、完善财务信息系统，提升财务信息化建设水平

医院精细化管理的手段离不开信息化建设。医院管理信息系统包括了两部分，一是医疗管理系统，一是运营管理系统。首先，医院各部门间的财务核算都与信息交换有着密不可分的关系。完善财务信息系统不仅能够加快科室间的信息交流，还能及时收集准确的财务数据，这对医院的战略定位及市场分析有着举足轻重的作用。其次，医院以财务信息建

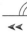

设为基础进行市场特点的分析，寻找财务管理过程中的弱化阶段，充分调动医院的资源效应，以驱动医院的持续健康发展。最后，医院可以开发或者委托开发目前先进的信息系统，这样可以充分利用财务数据的开放性节省人力及财力、物力的消耗，进而大幅度降低医院的成本，促使财务以更快速度向成本、管理、账款及库存等不同会计部门传送财务数据。完善财务信息系统、提升财务信息化建设是医院目前及未来需要持续采取的重要措施。

医院实施成本核算，需统一数字字典与统计口径，对医院的会计、绩效、成本、资金等各方面财务数据进行自动采集，利用医院智能数据分析系统，将数据转化为知识，使医院能够做出正确的运营决策。HRP也叫综合运营管理系统，在新医改的模式下，为谋求更好的生存与发展，专门对会计、成本核算、物流、资产、绩效考核以及预算管理进行了财务一体化愿景规划。最难以解决的是医院的各个信息系统并非处在一个平台上管理运行，业务数据不能共享。而结合统一数据编码规范，建设数据交换平台，进行数据挖掘，通过管理要求对异构数据进行重整，设立医院的经济数据资源库，可实现互补，有利于医院进行财务管理，达到精细化运营的水平。医院要充分发挥医疗服务的作用，需利用新型的财务管理软件，以及先进的财务管理系统进行财务管理，扩招财务人员，提高财务人员的整体素质，再加上医院自身的条件，完善医院的财务管理体系，提高医院财务系统的整体水平，促进财务部门工作的有序进行。

六、完善财务考核制度，减轻财务人员的负担

随着医院规模的扩展，就医人数逐年增长，医院的财务工作压力也不断增大。精细化的管理是使医院财务部门的各个工作环节、工作步骤达到有顺序的，有条理的，层次分明的效果。医院制定出严格的财务考核制度，还要强化对日常财务管理的监管工作，医院财务部门应当在当个季度的财务考核中及时发现问题，出现财务数据失误要及时更正，规避财务风险，以保证财务系统的安全，使医院正常运营。同时，经常对财务人员进行培训，使财务人员能够掌握更多的职业知识，提高财务人员的工作效率，提升工作水平，从根本上促进财务系统的正常运作。

下 编

医院运营精细化管理的实战

第五章　医院运营精细化管理的思路

思考：

1. ABC 医院运营精细化的提出是基于哪几点考虑？
2. ABC 医院运营精细化管理是如何贯彻落实的？
3. ABC 医院运营精细化的顶层设计是什么？
4. ABC 医院构建的"3＋X＋1 系统"具体是什么？
5. ABC 医院构建运营精细化管理内容和做法有哪些？
6. 从 ABC 医院运营精细化管理的过程您总结了哪些经验？

理念和技术是业务革新的左膀右臂。理念是前提、基础和根本，技术是手段路径和载体。ABC 医院提出运营精细化管理的理念之后，在领导的重视和支持下，多方进行深入的研究，决定明确医院运营精细化管理的思路，在全院导入和普及医院运营精细化管理的理念。

第一节　ABC 医院的基本情况

导入故事：寻医问诊之路

2××2 年×月×日上午，陈女士带着 3 个月大的孩子来到 ABC 医院求医。她告诉记者，孩子出生 3 个月来背后一直背着一个莫名的大包，在当地的医院几经检查都没能确诊，这可急坏了一家人。通过问询、外部触摸观察等诊疗方法，ABC 医院著名神经外科专家为患儿做了初步诊断，并为患儿做出正确的治疗方案。家人不禁感叹妙手回春。

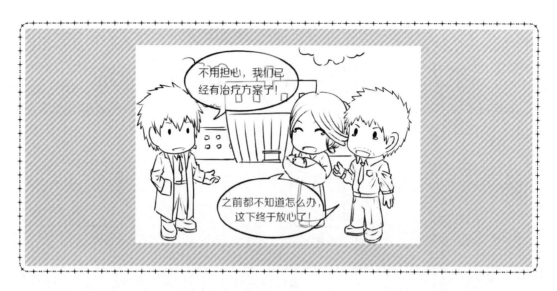

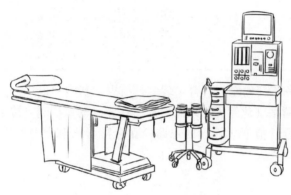

ABC 医院是一所集医疗、教学、科研于一体的大型现代化三级甲等医院。

高标准建设，高质量推进，高水平发展。全体 ABC 医院人以创建一流现代化研究型医院为目标，聚精会神搞建设，真抓实干谋发展，瞄准一流创品牌，努力将医院打造成一流的疑难危重症诊治基地、一流的高新技术辐射基地、一流的医学人才培训基地、一流的医学科技研发基地和一流的信息整合示范基地。

ABC 医院的一流主要是体现在以下几个方面。

一、一流的专家团队攻克众多医学难关

自从 ABC 医院对外接诊以来，像这样在其他医院无法确诊或没能得到有效医治的疑难危重病患者有很多，ABC 医院的先进医疗技术则让这些疑难重症患者看到了康复的希望。

ABC 医院在呼吸系统和危重症疾病诊治方面具有丰富的临床经验，尤其在老年呼吸系统疾病诊治、特殊感染性疾病、呼吸功能不全治疗与康复、疑难病诊治等方面有专长；普通外科主任擅长腹腔镜与机器人胃癌 D2 根治术及结直肠癌根治术，腹腔镜小肠肿瘤切除术，擅长甲状腺和乳腺肿瘤切除术及各种疝修补术，积极倡导建立胃肠道恶性肿瘤的多专科协作（MDT）模式，运用包括微创技术、化疗、生物治疗等各种手段联合模式，提高恶

性肿瘤患者的生存率……这些医学顶尖人才的到来，将建造起医学人才资源的宝库，也托起了众多疑难危重症患者生命的曙光。

ABC医院以急危重症、疑难疾病为重点，以心脑血管病、创伤急救等为特色，打造患者信赖的医疗服务品牌；加强地区多发病、常见病的研究攻关，辐射带动地方诊疗水平整体提升。同步应用微创、介入等先进成熟诊疗技术，尽快形成医疗技术特色；建立省远程医疗会诊中心，建设省急救会诊体系，为患者提供及时高效的医疗救治；推广运用"医疗示范工程"，造福人民群众。

二、一流的先进设备保障重症患者

【小故事】多项ABC医院的第一例

2012年2月14日，妇产科成功完成第一例经阴道微创全子宫切除术手术。安徽患者吴女士慕名医院妇产科主任，特乘飞机赶就诊。

2012年2月14日，第一例左耳人工耳蜗植入术成功。耳鼻喉头颈外科主任采用先进的小切口、保留残余听力的办法，为6岁的患儿实施手术，助他返回到有声世界。

2012年2月15日，泌尿外科成功实施了医院第一例腹腔镜根治性肾切除术。2012年3月13日，普通外科完成了一例腹腔镜探查急腹症手术。……

而这些众多的第一次，有赖于医院一流的设备……

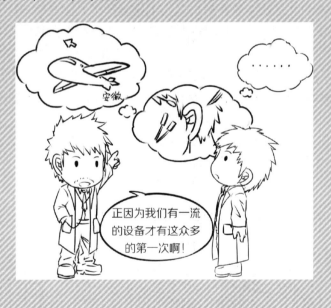

ABC医院具有多种先进设备：配备手术机器人，与传统外科手术相比，整个机器人手术过程中，除了一名发布指令操控机器人的医生外，只需要一名医生给机器人当助手，为机器人更换手术刀、缝合针等器械。手术时，机器人手臂通过小孔进入腹腔后，病灶状

况、组织结构等都通过机械手臂上的摄像头，被放大 20 倍后在监视器上显示出来。通过控制台的三维成像系统，医生就像钻进腹腔里一样，能清楚辨别患者的腹腔结构，迅速确认手术部位。专家称，机器人手术不但创面小，手术中出血量少，而且快速。可以实现远程手术。

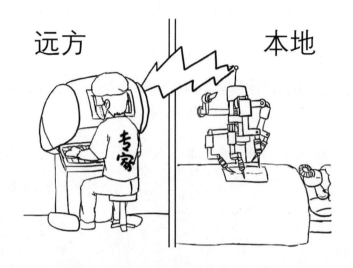

【小故事】神奇的一周，阿婆起死回生

　　一位 75 岁的阿婆，从某医院转院到 ABC 医院。来时体内转氨酶高达 1000 多，多脏器功能衰竭，呼吸机和各种吊瓶"全副武装"，生命危在旦夕。在医院里住院的第三天，病情开始稳定，一周后，身体各项指标明显改善，拆了"武装"，阿婆可以下地走动了。这个效果，让来探望病人的人都惊奇不已。这个奇迹是 ABC 医院给予阿婆的第二次生命。

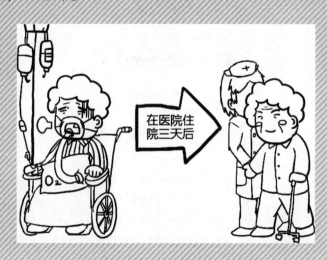

在临床上主要应用于肿瘤、脑和心脏等领域重大疾病早期发现和诊断的 PET - CT 扫

描设备，一次显像可获得全身各方位的断层图像，具有灵敏、准确、特异及定位精确等特点，可一目了然地了解全身整体状况，达到早期发现病灶和诊断疾病的目的，被称为"神探"PET。ABC 医院还配备了磁共振、大孔径 CT、宝石 CT、数字减影血管造影机、直线加速器、自动摆药机等一大批性能优良、世界领先的医疗设备和仪器。还设有各类型一体化数字手术室、层流病房以及功能完备的急救部等配套设施，能够满足各种诊疗、手术、检查和紧急救治需求。

三、一流的就医环境保障患者舒心就医

59 岁的村民林某没想到，第一次来到 ABC 医院，就被这里的气势给镇住了。门诊大楼，每一处都宽敞明亮，每一间房都窗明几净，每一楼层都能看到方便患者的导医与收费处，所有医护人员都笑脸相迎。

这所医院确实如此。风格大气磅礴，布局设计巧夺天工。设计之初，医院就充分考虑到采光与通风，大回廊、大空间、大天井的理念被充分运用。医院采用了若干个天庭，建成若干个空中花园，充分采光与通风，保证所有诊室没有一间是"黑房"。而且，医院的热水供应也全部采用太阳能，能有效地节约能源。

前往 ABC 医院就诊，门诊全程数字化服务，带来全新便捷、安全医疗服务体验。住院病房，带来的则是一种"静心休养"的舒适。

病房内，每张病床上方，都配有电子呼叫系统，患者可根据需要，按键选择呼叫护士、照明等服务。呼叫系统一侧，是供氧管道接口，实现管道输氧。除去先进的医疗设施，直板开放储物柜、壁挂液晶显示屏、阳台晾衣间、热水冲凉间、酒店式洗漱台等，也一应俱全。

"让老百姓看得上病、看得起病、看放心病，这是我们的责任和宗旨。"ABC 医院领导介绍，医院和省内 18 个市县的农合办签署了新农合定点机构医疗服务协议，农民到心目中的 ABC 医院这样的大医院看病也可以报销了。不仅减轻了农民看病的费用负担，也解决了农民"看病难、看病贵"以及看大病要出省的问题，减少了患者劳碌奔波之苦。

为了方便老百姓就医，ABC 医院与当地医保部门签订协议，被授予"定点医保单位"本地人可刷医保卡就医。

四、一流的数字化诊疗系统保障就医方便快捷

"以前看个病怎么着也得一个上午，今天没想到这么快就完事了，真是省事、省心。"市民李某在 ABC 医院看完病后说道。

李某因数日连续低烧来到医院就诊，在挂号处领取条形码后，李某来到呼吸科，刷了一下条形码，个人信息就显示在医生诊台的电脑屏幕上。医生详细询问了李某的病情，并安排她进行肺部 X 光检查。李某的脚刚踏出拍摄室，X 光片就已经通过医院数字化网络系统输出到主治医生的电脑上。医生在电脑上写好医嘱和电子处方后，李某拿着条形码来到收费处交钱，然后到药房外等候电脑屏幕提示拿药。从第一次刷条形码到就诊结束，用时不到 30 分钟，而且整个过程完全实现"无纸化"和"无胶片化"。这对习惯了排着长队挂号，在几个楼层间来回折腾看病抓药的李某来说是个不小的惊喜。

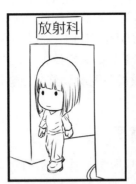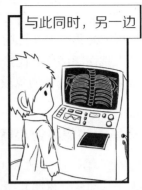

ABC 医院自开诊试运行后，积极推进数字化诊疗，方便百姓就医。患者挂号时领取的一张条形码就如一张"电子身份证"，由计算机系统为每位病人安排好一个永久 ID 号以及挂号、检查、住院等各项流程。ABC 医院在推进数字化诊疗过程中，由于告别了手写病历，检查检验报告单、护理信息和医学影像等病历信息可以实时传送到药房和住院部及资料库，节省病人的时间，更重要的是对医生获得参考病历提供了极大的便利。

ABC 医院建立了国际上最为先进的远程医学系统，除设置一个会诊中心外，还在每个病区设立会诊终端，随时能够与数千所联网医院进行远程会诊和医学交流，这在全国是唯一的。

ABC 医院普外科主任跟医院总部主任通过实时视频远程会诊的方式，对医院住院病例进行远程讨论，成功为一名患卵巢癌晚期多发转移的患者给予了及时治疗指导。

"空中信息走廊"的投入使用，是 ABC 医院的一大亮点。疑难杂症患者，只需要在 ABC 医院远程会诊中心，就可通过网络信息系统，连接国内 390 多家医院专家，展开集中会诊。这对于指导解决疑难重病、重症抢救、复杂手术等技术问题，具有重要现实意义。

未来几年，ABC 医院将按照第一流数字化研究型医院的标准，构建"就医流程数字化、检阅图片信息化、病人数据集成化、管理决策智能化"的高效、快捷的现代化医疗管理系统，以 ABC 医院为依托，建设以三甲综合医院为核心的基层远程会诊系统和以全国知名医院为核心的高端远程会诊系统，努力实现社会效益的最大化。

第二节　运营精细化的管理思路

精细化管理是一场战役，和军队的管理类似，医院的精细化管理也需要像管理，要有思想性、规范性、强制性、时效性，通过对医院在各个时期，各个方面进行精细化管理，从而提高医院的运营质量和效率[1]。

---

[1]　刘寿红著，班组精细化管理，新华出版社，2009.12，第 32 页.

一、运营精细化提出

在办院之初，医院领导就把运营精细化的提出定位在"着眼发展，顶层筹划定方向"。ABC医院院长明确提出："一所在新时期创办的医院，必须走出精细化管理的新路子！"ABC医院自正式开诊以来，医院党委领导提前谋划、通盘考虑、定下方略，将精细化管理确定为医院建设发展的目标方向和重要抓手。主要从下面三点考虑：

（一）精细化管理是保障战斗力的有力举措

医院只有通过精细化管理手段，整合资源摸清底数，内部挖潜，信息集成智能决策，才能全面提升医院和机动反应能力，才能为保障打下坚实基础。

（二）精细化管理是遵循医院运营规律、提升效能的重要手段

医院运营是一项系统工程，要为病人提供科学、有效、方便、快捷的医疗服务，要为医生提供简便合理、可视可知的诊疗环境，要为医院党委科学决策提供人财物等各项资源的精准信息，必须加强精细化管理，确保要素资源清晰考核、直观反映、及时调控。

（三）精细化管理是符合现代医院特点、创新发展的基础工程

精细化管理是新形势下医院发展升级的有效路径，对医院各项工作都提出了更高要求。ABC医院从建设起步之初，就始终坚持以现代医院模式为标准，以创新发展为动因，通过对要素资源的精细管理、收入成本的精确核算、运营效益的精准分析，夯实医院运营管理的框架和基础，为医院进一步创新发展、升级转型提供平台。

二、运营精细化贯彻

"精细化"管理是一个系统、全面、科学的管理工程，医院运营精细化的提出，其目的不仅仅在于顺应中国医院"精细化时代"大趋势，而且更主要的是通过医院自身的规范化、精细化的运营管理，来推动ABC医院的发展。有了运营精细化的提出，就需要进一步得到落实。那么ABC医院是通过什么来得到落实的？运营精细化的贯彻需要通过学习研究和培训，统一思想。在领导的高度重视下，医院党委领导提前谋划、通盘考虑、定下方略，通过会议讨论和集体决策，精细化管理已成为医院实现远大目标和共同愿景。但仅仅有美好的愿景是不够的。那么，怎么避免政策或措施推出后成为一句空话，如何使运营精细化管理能够落实到医院的实处？那是需要周密的设计和部署。具体的工作开始有以下几个方面：

（一）利用行政管理的思想智慧运用精细化管理

行政管理的一套相对完善的行政管理理论、原则、制度和方法可用于医院管理，结合医院管理的要求，总结行政管理的特点，运用到运营精细化管理之中。以行政管理为例，总结其行政管理工作能运用到精细化管理的显著特点有：

1. 思想性

行政管理工作的主要对象是人，应具有很强思想性。行为科学认为，人不是简单的"经济人"，而是复杂的"社会人"，具有复杂的思想。毛泽东同志强调"人的因素第一"，"只要把道理讲清，他们就会自觉地遵守纪律，勇往直前，所向无敌"。

行政管理的经验，可以运用到医院的精细化管理当中。医院的管理会有一些历史遗留

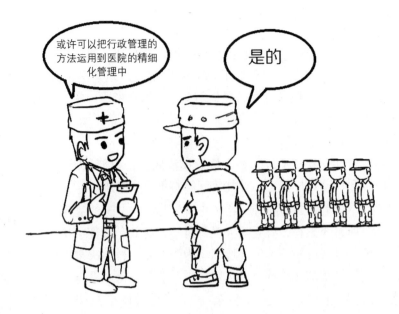

问题，加之工作人员会形成一些思维习惯，甚至养成一些不好"惰性"，有些工作人员思想活跃多变，行政管理工作的难度不断加大，突出运营精细化管理的思想性显得更为重要。精细化管理工作就要坚持把经常性管理工作和经常性思想工作结合起来，融管理于思想疏导之中。坚持晓之以理，动之以情，导之以行，使全体医务人员坚定信念，明辨是非，激发热情，自觉遵守纪律，自觉接受管理。

2. 规范性

如果没有统一的标准进行规范，系统无法正常运行，甚至会出现崩溃。若疏于管理，必是一盘散沙，也没有战斗力可言。凡事都要讲规矩。规矩有两层意思：一是规矩的标准与要求；二是要按标准与要求运行。规则是全体人员的行为准则，最终使团队处于整齐划一，行动统一的运行状态之中。精细化管理要得到贯彻实施，需要制度建设。要以规章制度为规范，人人平等，使每个人都在法规所规范的范围内行动；坚持按规章制度规定的程序开展工作，做到秩序正规。

3. 强制性

单位的职能、性质决定了所有活动必须准确、及时、协调一致地进行。所以每个人必须坚决执行命令，下级服从上级，一切行动听指挥。但是，随着时代的发展，经济的变化，个人的文化程度，思想觉悟的信念都不尽相同，年轻人具有较强的自我意识，价值取向多元，喜欢我行我素。这些情况都给行政管理带来困难。因此，通过第一步统一思想，在启发自觉的基础上，还必须具有强制性，要严字当头。同样，精细化管理通过制度、规范、条例这些尺子，同一标准，不漏一人，一量到底。在工作中要杜绝严下不严上，严兵不严官，严基层不严机关的倾向，解决管理中存在的纪律松弛，作风松散，管理松懈等问题，保证上下一个节拍，一个音调，从而使得精细化管理得到实施。

4. 时效性

所谓效率，就是以最小的投入获得最大的收益。同样的，以最少时间和投入产生最大的管理效益。对于医院的运营精细化管理，要实现各项经济目标，瞄准一流创品牌，打造成一流的疑难危重症诊治基地，更需要强调管理的时效性。

5. 经常性

唯物辩证法认为，任何一种事物都是不断发展变化的。质量水平是一个长期的逐渐量变过程。只有通过平时扎实细致的工作和坚持不懈地努力，从一点一滴做，日积月累，才能最终促使水平发生质的飞跃。行政管理要坚持经常，一以贯之，经常抓落实，一刻也不能放松；也要根据行政管理中出现的新情况，新变化，不断创新管理方法，多出管用的实招，始终高度稳定和秩序正规。经常性是行政管理活动特点的客观反映。同样的，医院的精细化管理也是一个动态的过程，新旧问题交替产生，需要在工作不断地纠正，不断地反复管理，以保持持续发展的态势。

（二）学习和研究医院运营精细化，加强认识，统一思想

"精细化"的实质，是对科学的执着追求，是一种上下共同追求极致的精细化思维模式，它建立在"法制"的群众基础之上。一个医院要推行精细化管理，首先要解决的就是向大家灌输精细化管理的意义、必要性及可实现性，从思想根源上培养大家追求精细化的文化氛围，把对职工具体的工作要求通过统一思想、提高认识、提高职业素质和提高职业技能，逐渐固化到每个员工的工作习惯之中。为此要在医院中培育崇尚科学、爱较真的风气，提倡职工凡事要多想事物背后的规律，改变把重视细节看成是"吹毛求疵"，使职工接受并自觉地践行精细化，把精细化工作落到实处。

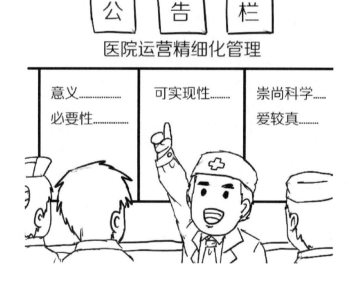

精细化管理已成为 ABC 医院实现远大目标和共同愿景，医院组织各部门进行学习和研究，统一思想，统一认识。对于医院的运营精细化管理是这么理解和认识的：

1. 医院运营精细化的内涵

精细化管理是社会分工精细化和服务质量精细化的必然要求；是建立在常规管理基础上，并将常规管理引向深入的思想，是一种最大限度降低管理成本、提升服务质量、提高管理效率的管理模式；是运用程序化、标准化和数据化手段，通过规则的系统化和细化，使组织内各系统精确、高效、协同地持续运行的一种手段。它是建立在常规管理的基础

上，并将常规管理引向深入的基本思想和管理模式，是一种以最大限度地减少管理所占用的资源和降低管理成本为主要目标的管理方式。精细化管理已成为一个行业或单位实现远大目标和共同愿景的关键所在，是确保一个行业或单位最终强大的决定性因素之一。通过各种管理方法和手段将管理工作的每一个执行环节做到精确化、数据化，提高组织的执行力和效率，从整体上提高组织的效益。

2. 医院运营精细化的理念

精细化的实质，是对科学的执着追求，是一种上下共同追求极致的精细化思维模式。一个医院要推行精细化管理，不仅是创建学习型医院、推动科学发展的需要，更是打造品牌医院，保证医院宏伟目标实现的必然选择。因此，医院从更深的层面加强对精细化管理的理解和认识，提出以下理念：

（1）精细化管理的认识。

首先，精细化管理是一种意识。是做人做事的一种态度，表现在日常工作中，就是做事精益求精，一丝不苟，严谨细致，追求完美。日常工作虽然平淡，但通过精细化，却能给工作和人生带来无穷的乐趣，使我们对人对事有一个全新的看法。因此，要树立精细意识，将每一天、每一件事都做精、做细、做好，在精细中体现人生的价值，在精细中展示出自己的风采。

其次，精细化管理是一种理念。就是只要精细，世无难事。精细作为一种理念，是在做事过程中体现出来的，只要坚持了精细管理和精细操作，任何事情都能做好，再困难的事也能做完美。同时，精细无止境。只有在持续改进、不断创新之中，精细化管理的作用才能充分体现。因此，每一名员工要坚持持续改进，不断创新，通过日积月累，不断提升管理水平，医院才能真正实现跨越式发展的目标。

第三，精细化管理是一种工作方法。精细化管理体现在具体工作之中，就是一种科学地、规范地解决问题的方法，比如系统思考、目标管理、精细作业等。

第四，精细化管理是一种工作习惯。就是人人、事事、时时、处处做好精细化，自觉精细工作。通过"有意识"的引导并强力推行，使精细化逐步成为"潜意识"的行为，彻底改变过去粗放式管理的行为习惯，彻底改变粗枝大叶、草率马虎和"看惯了，干惯了，习惯了"现象，形成一种追求精细、持续改进、力求完美的工作习惯和工作作风。这既是个人人生的财富，也是企业的财富。

（2）医院精细化管理的认识。

在全院上下共同学习和研究下，大家对医院精细化管理有了更深的认识。医院精细化管理是医院为实现"持续改进医疗质量，提高服务水平"的管理目标，通过建立结构化的管理系统和科学规范的管理体系、梳理以经济活动等工作手册为核心的工作流程和程序，最终实现向信息化管理过渡的管理方式，从而提高管理质量，建立医院比较优势和核心竞争力的管理活动。

医院精细化管理主要包括以下四个方面：一是医院精细化管理必须建立科学量化的标准和可操作、易执行的操作程序，以及基于操作程序的医院管理工作。二是医院精细化管理是一种先进的医院管理理念，它体现了组织严谨、认真、精益求精思想的贯彻。三是医院精细化管理最终的解决方案只能通过训练达到全院职工素质提升的实现。四是医院精细化管理淡化人治，崇尚规则意识。

（3）医院运营精细化管理的认识。

前面的讨论，让我们对医院精细化管理有了初步的认识，那么什么是医院运营精细化管理，它有什么特征？它涵盖的范畴有哪些？医院运营精细化的主要内容有哪些，有哪些要点？这些都是在确定医院运营精细化这个全院的愿景之后需要进一步讨论的。经过集体的研究，全院达成共识：

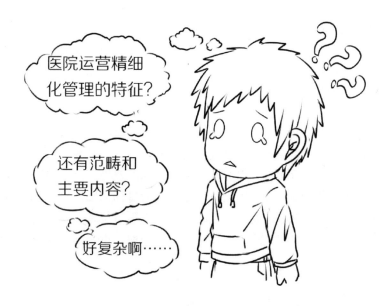

第一，医院运营精细化管理的特征有三个方面：1. 公益性。公立医院本身就是具有公益性质，是不能以赢利为目的。通过医院运营精细化管理，提高效益，其实就是为了降低成本，更好地为民提供优质、廉价和便利的医疗服务。2. 成长性。医院运营精细化管理是在医院的管理中通过分工精细化和服务质量精细化，以最大限度降低管理成本、提升服务质量、提高管理效率的管理模式。所以它能够促进医院更加可持续性发展。因此，医院运营精细化管理更加需要关注医院的成长性。3. 运营活动的价值取向。医院（Hospital）一词是来自于拉丁文原意为"客人"，一开始设立时，是供人避难，还备有休息间，使来者舒适，有招待意图。后来，才逐渐成为收容和治疗病人的专门机构。医院是救死扶伤，以向人提供医疗护理服务为主要目的医疗机构。因此，医院运营精细化管理应围绕着以病人为中心，提供优质医疗服务为价值取向。

第二，医院运营精细化管理涵盖的范畴有哪些？主要是包括三个方面。一是医疗服务活动；二是资产管理活动；三是资金筹措、使用与分配活动。医院还有很多方面的内容，之所以把医院运营精细化管理界定在这三个方面，是因为这三个方面与医院的运营活动相关，这样有利于医院运营精细化管理的落地，实施和执行。

第三，医院运营精细化的主要内容有哪些？医院的经济活动有很多，包括了运营的各个方方面面。结合前面医院精细化内容到实际中，主要界定在预算精细化、成本的精细化和核算的精细化。

第四，医院运营管理精细化的要点有哪些？为了便于更好地把握医院运营精细化管理的要领，把医院运营精细化管理的要点归为三点，一是管理目标和发展战略须着重于

"精";二是目标和战略评估,着重于"细";三是建立各类标准、任务、流程并进行细分,精确计划。

基于以上对医院运营精细化管理的认识,我们在具体的医院运营精细化管理中将这些要点运用到实践中,正是这种认识便于以后医院运营精细化管理的落地和实施,这在后文中将详细介绍。

(三) 系列宣传和培训,统一思想,统一行动

1. 宣传和培训的过程

为了达到统一思想,统一行动的效果,医院召开了全院精细化管理启动大会。医院在召开精细化管理启动大会之后,积极营造良好的文化氛围,并抓紧时机进行全员精细化管理知识培训。充分利用晨会、业务学习、科室周会、行政例会、护士长例会、宣传栏、医院简报、护士节、全院护士大会等机会以座谈、讲座、表演、现场指导等方式组织全体人员学习精细化管理的基础知识,使大家明确精细化管理是现代医院管理的必然要求,是提升科室竞争力的有效方法。树立精细化管理必须是全员参与,是集体智慧和团队合力的结果,是持续改进、不断创新的动态过程。也是医院高标准建设,高质量推进,高水平发展的必然选择,是实现医院创建一流现代化研究型医院为目标,瞄准一流创品牌,努力将医院打造成一流的疑难危重症诊治基地、一流的高新技术辐射基地、一流的医学人才培训基地、一流的医学科技研发基地和一流的信息整合示范基地的重要举措和保障措施。

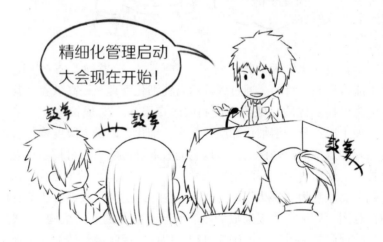

2. 宣传和培训达成的共识

宣传和培训主要是达到一定效果,统一思想,以并统一行动。大家认为,精细化管理作为医院发展战略之一,应该渗透到医院管理的方方面面。经过学习、研究和培训,运用前文提到理论知识,全院上下对于精细化管理的认识形成三个共识:

一是全面管理,精细化管理要体现在各个方面,无论是资产、财务,还是成本、动力,都要体现精细化。医院的人才管理,也存在精细化管理的要求,要做到人尽其才、人尽其用,使得人力资源最大化、最优化;

二是全员管理,前文体现精细化管理是全员管理,同样的,在医院的精细化管理应体现在每个职工的日常工作中去,并依靠全体职工的参与来组织、实施医院的活动,其中涉及岗位职能的定量、复合、工作流程的标准化以及工作效果的最佳化。

三是过程管理。"精细"两个字体现在管理的各个环节之中，每一个环节都不能松懈、疏忽，应该做到环环紧扣、道道把关，细节管理。

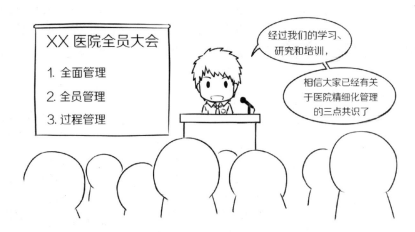

3. 宣传和培训形成的效果

通过一系列的学习、培训和宣传活动，在全院达成了共识，对医院运营精细化管理的概念，做法，意义有了全面的认识，也为下一步的工作部署和实施奠定了基础。这一系列的学习、培训和宣传活动达的到效果有：

一是在全院树立精细化的工作理念。重细节、重过程、重落实、重效果，在每一个细节上精益求精，环节上紧密衔接，努力达到最佳效果。通过培训，使得全体医务人员具备细节意识、服务意识、规则意识和系统意识等四种意识。

二是在全院树立和形成精细化的工作方法。精细化管理重中之重就是落实管理责任，将管理责任具体化、明确化，它要求每一个管理者都要到位、尽职。第一次就把工作做到位，工作要日清日结，每天都要对当天的情况进行检查，发现问题及时纠正，及时处理等等。

三是为全院开展精细化工作提供保障。精细化工作贵在坚持，难在坚持，是个长期的工作。只有深入实践才能将能力和素质转化为工作的动力，真正提高思想认识，不断拓展工作思路，改进工作方法；勤于思考发现工作中存在的问题，不断推进精细化管理工作的有效改进和创新。

精细化管理的实质就是"组织结构专业化、工作方式标准化、管理制度化、员工职业化"，它是确保医院效益实现的基石。医院的经营环境总是变化的，但精细化的管理却不会随时间而改变。精细化管理也是全院文化建设的进一步深化，是医院发展必备的战略举措，培养员工高效、快捷、自律的工作习惯，创建品牌医院的必经之路。全院的一系列卓有成效的宣传和培训，为下一步实施运营精细化管理奠定了扎实的基础。

三、运营精细化的顶层设计

顶层设计是推动任何一项改革的重要基础。医院运营精细化管理开展之前十分重视顶层设计，主要是分为以下几个步骤：

（一）重视

建院之初，医院就意识到运营管理必须要顶层设计，一开始就把运营精细化管理设定为一把手工程。同时主抓两件事，一是决策和执行。由于精细化管理属于执行层面，细节决定成败。领导非常重视每一个管理的细节，并且从战略入手，主抓精细化管理主要方向。

领导重视

1. 领导重视——一把手工程
2. 主抓两件事——决策和执行，精细化管理属于执行层面，细节决定成败。
3. 从战略入手，抓主要方向。

同时，在全院确立实施精细化管理中需要树立起见微知著、针尖上打擂台和钉子精神这三种精神，即树立洞察全局的意识；树立追求卓越、勇争一流的意识；树立持之以恒的意识，为全院的精细化管理统一思想。同时提出精益求精、准确信息、管理细化、严控偏差的管理要点。通过找准目标定位、提高管理方法、量化考评机制、形成管理回路等四个环节形成精细化管理的路径。

（二）理念

如何实行医院运营管理的精细化？医院领导提出四个方面的要求：1. 明确精细管理控制点；2. 建立精细管理流程规范；3. 制作运营执行路径；4. 跟踪考核，重视持续改进。通常所说的科学化管理可分为三个层次：一是规范化，二是精细化，三是个性化，这三层是一种层层递进、相互关联的关系。

必须对资源整合，对流程再造。随着运营渐入正轨，数据量也日益庞大，如何在大数据时代用好每个铜板？党委提出精细理财、科学理财的理念，通过精细理财，来实现严格、规范、科学理财。至此，医院的运营精细化管理以精细理财作为管理的核心。

（三）顶层设计

医院发展的关键因素是两个，一个是相互协同发展的学科群体。一个另是相互密切协同配合的管理群体。前面章节提到精细化的特征，其中之一就是系统化。精细化管理的核心是系统化、细化，即"建体系，定标准"。要使工作质量不断提高，普通员工在完善的系统中也能做出卓越的贡献，关键是建立系统，细节的问题要靠系统来保障。目前大多数国内医院存在管理思维碎片化、经验化，且缺少工具手段，因此，医院精细化管理包括系统保障、体系支撑、手册落地、工具实施四个基本点，通过建立管理系统、搭建运行体系、制定工作标准和运用管理工具来实现。

ABC 医院提出运营精细化管理的顶层设计如下：

1. 构建"3 + X + 1 系统"

医院提出的运营精细化管理，是一个系统性概念。在建院之初就提出了"3 + X + 1 系统"（如图）。具体的如下：

"3"——建立底层三大核心系统：底层三大核心系统就是人力、物资和财务。

"X"——注重中部 X 关键环节：中层是各种 X 关键环节，包括：资金、核算、预算、成本、合同、人力、资产、物资、请领、报销等关键环节。

"1"——设计了顶层一个决策系统：顶层决策系统，就是通过底层和中部的支持，为领导的决策提供支撑。

从横向看，确立精细化管理见长的 HRP 为核心系统。对需在 HIS 系统操作的业务，通过接口抓取数据，实时反映医疗运营情况；通过接口推送数据，满足上报要求，并融合了医院三大核心系统。

从纵向看，底层是基础数据库；中层是已开发的各个应用模块，随着管理深入，还能扩展、升级；顶层是决策支持模块。通过以上内容，从而构建"3 + X + 1 系统"这样的"金字塔"。

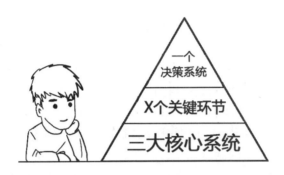

运营精细化的顶层设计

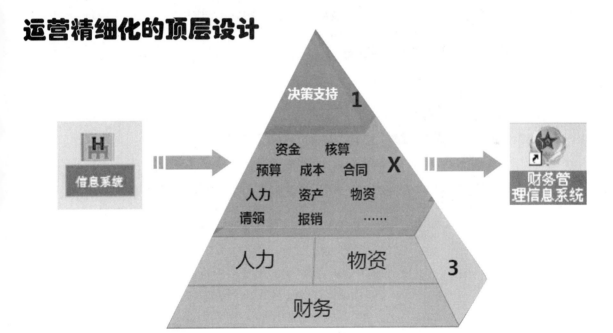

2. 构建"三个体系"

（1）人、财、物全面纳入体系。

为了实现全院的运营精细化管理，谋求更好的生存与发展，全院制订了对会计、成本核算、物流、资产、绩效考核以及预算管理进行了财务一体化愿景规划。整合财务数据，运用信息化系统统一数字字典与统计口径，对医院的会计、绩效、成本、资金等各方面财务数据进行自动采集，将数据转化为知识，使医院能够做出正确的运营决策。而实现的第一步就需要设立医院的经济数据资源库，如果没有这些数据，将是"巧妇难为无米之炊"，达到精细化运营的水平无从谈起。针对医院的实际情况，主要是存在着以下问题：第一，人员摸不清。缺少核岗定编与人员管理。第二，财务审不严。存在人为因素导致报销审核不严的情况，第三，物资管不住。缺少从采购到消耗的闭环管理。需要对人、财、物基础数据做到"一口清"，建立起人财物的基础数据库。

（2）实力、账账、账实一致体系。

对人、财、物基础数据做到"一口清"的目的，就是要建立起实力、账账、账实一致体系。实力是相对于人来说的，是指多部门核对实力，不漏人、错人、重人；账账是相对于财来说的，是指上线前多系统账面差异数据核对，账账一致；账实是相对于物来说的，是指工程资产、在用资产、在库物资，账实一致。

（3）"制度＋流程＋表单"体系。

前文提到，制度建设是实现医院精细化管理的关键所在。如果没有一整套完善的管理制度来维持它的运转，精细化管理难以落地。医院可通过整合制度，建章立制，对全院所有岗位、每个专业进行了全面梳理，把原有岗位标准、规定和岗位责任制整合为细致的工作标准，切实做到人人、事事、时时、处处有标准。医院制定出一套包括 332 项制度、220 项流程、170 个表单组成的制度体系，涵盖人力资源、财务管理、收费核算、成本核算、审计监督、招标采购、咨询服务、物资管理、资产管理等运营管理的各个领域，编印相应的医院管理制度和岗位职责汇编，发到每个员工手中，组织学习、贯彻、执行。

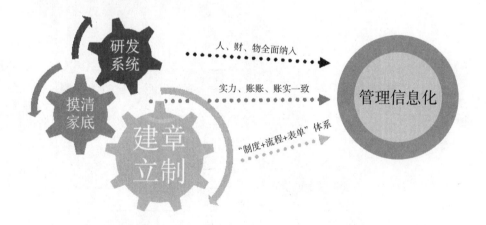

四、运营精细化的实施计划

ABC 医院提出运营精细化管理的实施步骤分为三期。第一期为基础建设。分别就人力资源、财务核算和物资管理进行基建建设，摸清家底。第二期为深化应用。通过对办公门户、系统融合、预算管理、成本核算和合同管理进行深入应用。第三期为数据利用在前两期的基础上，建立和运用决策支持系统，利用数据为决策支撑。

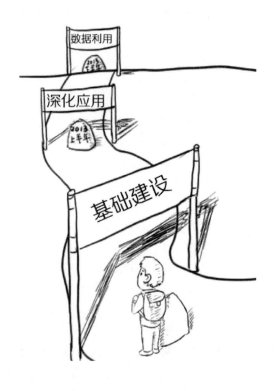

第一期：基础建设	·人力资源 ·财务核算 ·物资管理
第二期：深化应用	·办公门户 ·系统融合 ·预算管理 ·成本核算 ·合同管理
第三期：数据利用	·决策支持系统

　　医院财务管理面临数据量不断增多复杂的大趋势，如果业务基础打不牢，很多事看不到要做，想做没法做，做也做不好。为使管理能"运行有序、反映实际、高效便捷"，抓好"制度完善"、"数据准确"、"系统严谨"三个基础。按照"一手抓线下准备，一手抓线上研发，时机成熟一项，系统管理一项"的思路稳步推进，为后面的精细化管理打下良好的基础。

第三节 运营精细化管理内容和做法

研究医院运营精细化管理的理念、基础建设深化应用、数据利用和运营精细化管理的成果是很有必要的。ABC医院的运营精细化特点在于，第一，运用精细化管理理论以及医院行业的精细化管理经验，将其归纳为理论体系，通过一系列的实践工作，将精细化管理落到实处，并形成一套完整的范例。这个阶段可以说是从理论到实践。第二，经过精心的整理和归纳，运用已落地的精细化管理具体做法，对之前运用过的精细化管理理念进行提炼和升华，形成一套比较完整的精细化管理实践和理论。这个阶段可以说是从实践到理论。第三，将经过检验的精细化管理理论进行推广，用以指导下一步的具体工作，并可以供其他医院参考和学习观摩，这个阶段可以说是从经升华的理论用于指导和推广到实践中去。

一、运营精细化管理内容

做任何工作都不外乎就是"是什么？为什么？干什么？"这是成就事业的一种科学思维过程。要求办任何事情都问这几个问题。同时再加上认真观察，客观评估，深入思考，科学决策，那就可以说"世上无难事，只怕有心人"。在后面的几章内容将思考ABC医院运营精细化管理"怎么干"的问题。而在这一章，我们将考察ABC医院运营精细化管理"是什么？为什么？干什么？"。

"是什么？"就是ABC医院运营精细化管理是指为了实现目标应该做什么。"为什么？"就是运营精细化管理的原因，为什么要实施运营精细化管理，目标是什么？"干什么？"就是为了实现目标运营精细化管理应该做什么？只有明确这三个"什么"，医院运营精细化管理才有基础。

（一）是什么

ABC医院运营精细化管理是什么？主要是"四个内容一个实现"。四个内容主要是：第一是以业务需求为牵引，第二是以网络化为平台，第三是以信息化为手段，第四以数字化为导航。一个实现就是实现医院运营效益最大化。

（二）为什么

为什么ABC医院要开展运营精细化管理？因为第一，医院要运营安全，但数据监控的难度越来越大。第二，医院的各个方面要管控到位，但规范管理的标准越来越严。第三，医院各项决策要决策科学，但信息分析的要求越来越高。

（三）干什么

明确"为什么"，医院确定了运营精细化管理要"干什么"这个主题。分别分为要解决的问题和具体要干什么的内容。

1. 要解决的问题

（1）人员摸不清：缺少核岗定编与人员管理的互控手段，缺少与会计核算的实时联动。

（2）物资管不住。缺少从采购到消耗的闭环管理，缺少与会计核算的实时联动。

（3）财务审不严。存在人为因素导致报销审核不严的情况，缺少对收入、采购、库存、成本、资产、工薪、合同管理前置监督、实时追溯。

（4）预算控不住。缺少对物资采购的预算控制，缺少对物资出库和经费报销的联动控制。

（5）成本核不准。缺少实现院科两级数据同源的方法。

（6）口径合不拢。存在多套数据字典，导致统计结果不一致的情况。

（7）数据用不细。缺少从报表、图形层层钻取至最底层数据的业务和技术手段。

（8）技术达不到。存在多套业务系统，导致管理平台不统一的情况。

要解决的典型问题	人员摸不清	全面 规范 严谨	·缺少核岗定编与人员管理的互控手段，缺少与会计核算的实时联动
	物资管不住	全面 规范 严谨	·缺少从采购到消耗的闭环管理，缺少与会计核算的实时联动
	财务审不严	全面 规范 严谨	·存在人为因素导致报销审核不严的情况，缺少对收入、采购、库存、成本、资产、工薪、合同管理前置监督、实时追溯
	预算控不住	规范 严谨	·缺少对物质采购的预算控制，缺少对物资出库和经费报销的联动控制
	成本核不准	规范 严谨	·缺少实现院科两级数据同源的方法
	口径合不拢	规范	·存在多套数据字典，导致统计结果不一致的情况
	数据用不细	透明	·缺少从报表、图形层层钻取至最底层数据的业务和技术手段
	技术达不到	扩展	·存在多套业务系统，导致管理平台不统一的情况

2. 要干什么

医院在确立了精细化管理这一带有方向性的思路后，重要的就是结合医院的现状，按照精细的思路，找准关键问题、薄弱环节，分阶段进行，每阶段性完成一个项目，实施运转、完善一个项目，并牵动修改相关项目，只有这样才能最终整合成医院管理的全部体系，实现精细化在医院发展中的功能、效果、作用。但医院的精细化管理千头万绪，要做的事情很多。经过研究，ABC 医院将医院运营精细化管理高度概括为"一个目标，两个路径，三个落实"。具体如下：

（1）一个目标：运行有序、反应实际、管理高效

（2）两个路径：一是制度完善、数据准确、系统智能。二是资源整合、流程再造、业务倒逼。

（3）三个落实：一是建章立制；二是摸清家底；三是研发系统。

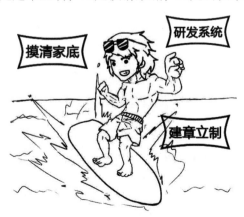

在此基础上，明晰了院长和各级的经营管理责任，细化了任期目标责任制，释放了医院的经营活力。通过医院运营精细化管理，使医院的管理发生以下的四大转变：一是从外延式向内涵式转变；二是从粗放型向集约型转变；三是从经验型向科学型转变；四是从共性化向个性化转变。同时，在实施医院精细管理的过程中，最为重要的是要有规范性与创新性相结合的意识。精细的境界就是将管理的规范性与创新性最好地结合起来，只有这样，才能体现医院精细化管理的精髓。

二、运营精细化理纪实

随着 ABC 医院渐入正轨，每年财经管理的数据规模和难度日益加大。资金流、物资流、信息流、商流间数据相互关联、转化，可以说医院进入了"大数据时代"。与此对应的，十八大以来对财经管理更加严格，院领导要求"用好每个铜板"。如何用好每个铜板，这是摆在大家的面前的问题。在大数据时代用好每个铜板，医院的运营精细化管理必须提上日程。但是如果仍遵循老的观念、办法，难度好比大海捞针！如何寻找出路？在茫茫大海寻寻觅觅之中，得到领导的支持。按照医院提出"一所在新时期筹办的新医院，必须走出精细理财的新路子！"的理念，精细理财成了医院在大海里捞针的那只手，那只医院财经管理的抓手。也就是说，医院的运营精细化管理，理财的精细化成为第一仗。

医院党委领导提出"医院向运营要效益必须依靠抓手，我们找的这个抓手就是精细化管理，就是以网络化为平台，以信息化为要素，以数字化为导航，实现运营效益最大化"。在经费极其紧张的情况下，医院拿出开诊当年收入的一定比例的资金一次性投入 HRP（医院资源管理）系统平台建设。该平台一经推出，在业界得到良好反响，平台的先进性和应用效果进入了全国综合性医院前列。

星垂平野阔，月涌大江流。在医疗卫生改革的汹涌浪潮中，ABC 医院愿作为一名搏击者和探险者，在推动运营精细化管理道路上，扬起奋勇前进、开拓创新的风帆，为医疗卫生事业做出自己的贡献。

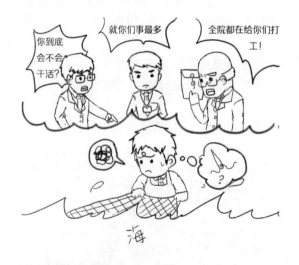

（一）ABC 医院运营精细化管理的具体做法

运营精细化管理是一项系统性工作，医院最初推行时，确实遇到不少困难，首先是各部门的不理解和不配合。运营精细化管理需要自上而下推行，领导便给予了足够的重视，积极推动该项工作的展开。凡涉及重大财经问题，财务部门不拿意见党委就不研究，党委一旦形成决议就坚决贯彻执行。很多影响面大、牵扯利益多的财经制度、活动都以党委名义发布、组织，彰显了力度。对新出台的财经规定，党委成员总是先带头学习、执行，再按分工对下传达、要求。

有了党委的鼎力支持，严格管理与取得，大家理解就不再矛盾。各部门都密切配合，变成了"众人拾柴"。财务工作说到底是慢工出细活。有了执行，给了时间，精细理财的效果渐渐显现，慢慢地，财务工作变得养眼、耀眼起来！

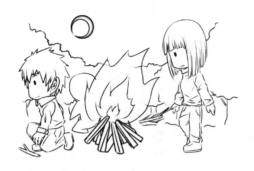

正是有了院长等领导的以身作则，率先垂范，班子成员、机关干部、全院员工，上行才会下效。特别是三位分管财务的不同级别的领导，更是出了名的"三抠"。抠字体现在方方面面，对采购设施设备，坚持能化缘解决的不买，投产比低的缓买；对节能减排小到一度水电都纳入成本核算；对行政消耗性预算一压再压；对资金使用计划反复测算推演正是这个抠字，抠出了精细理财和勤俭办院的好作风。

1. 建院初期用重典

精细理财的工作千头万绪，但顶层设计必须一步到位，建章立制已迫在眉睫。

"医院一张白纸，从无到有，精细理财要理到哪里，制度就要管到哪里，必须抓紧建立起精细的财务制度体系。"这是办公会上班子成员形成共识。

早在医院成立之初，领导就对刚刚组建的财务科提出三要：要快，"要抢在陋习养成前，定规矩来"。要严，"要经受住各级审计和历史检验"。要细，"要对小到一片药都知道从哪来，到哪去"。领导的指示，就是工作的方向！

"快"字当头。短短不到两年，医院结合实际，按照早出台、先试行、再修改的原则，历经8批次优化调整，反复再造流程，建立完善了40余项严格、具体的财经制度，确保了每项财经工作都有章可循。

"严"字把关。财务部门一竿子插到底，各职能部门不再编配兼职会计；只开设一个账户，其下绑定若干子账户，分别核算各类财经业务，统一调度、监控资金，落实了财务集中统管和收支两条线要求；在预算编制时增加了集中采购和库房管理的要求，解决了预算执行可能出现的分歧；通过将填报与审批环节分离，实现了每笔经费财务先审核，每项采购咨询先询价，每批物资系统先录入，每张发票联网先稽核；为给医院财经管理开好头、立好规，很多经费使用严格，压低了招标起点，提高了审批权限。

"细"字入微。每项制度都按工作流程、分工、时间、职责标准细化，财经文字、图表都使用制式内容、格式。做到对外"一表清，一看懂"。对内"谁管都一样，管谁都一样"。制度也充分结合实际，因地制宜，如针对医院特点，制定了《可使用公务卡消费商家目录》；因时制宜、因人制宜。

医院精细理财在坚持"走出去，请进来"的方法中受益匪浅，特别是主管部门"不厌其烦，诲人不倦"，先进医院"知无不言，言无不尽。"医院建立和完善了标准化的财经制度体系。上级部门在财经纪律检查后，对医院精细、严格、规范的标准化财经制度建设给予了充分肯定。

2. 清产核资摸家底

精细理财就是要管好钱和物，而难点是在钱变物后的失察失控。已运行两年的工程建设和两年的医院运营所形成的大量资产，能否确保账实相符？"资产清查，摸清家底"的全院共识已经呼之欲出。

动员会上领导语重心长地说："我们是新建医院，情况还不算复杂，如果现在家底都搞不清，恐怕以后想搞清会更难"。在调研中发现，很多医院成本核算搞不好，都是因为摸不清家底所致。而医院是新建医院，管理是一张白纸，这正是其他医院所不具备的条件。医院人渐渐认识到清产核资搞得越早，工作量就越少，规范难度也就越小。

想搞清偌大一个医院动态的家底状况，又谈何容易？面对几十万条数据，真是无从下手！关键是要选准清产核资的数据和时点，也就是用"用哪个数据去核，能核得准；从哪个时点去查，能查得清"。经过反复备证，最终确定了"以审计结算数据为工程资产核对依据，以财务账面数据为运营资产核对依据，对三个月内的任意时点连续核对，逐步缩小账实差异"的清查方案。

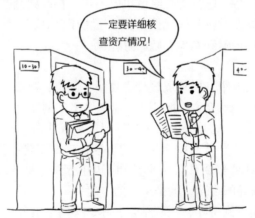

随后，医院启动了由××个主管部门和××个使用科室、××家参建单位参加，通过6个不同核算口径系统软件，展开对数万余个单位数量、近××亿元价值动态数据的清产核资。先后经历三个步骤：

第一步，将工程的结算资产账、医院资产账、实物资产账核对一致，做实了一本工程资产的明细账。能做好此项工作关键是靠"财务对工程结算付款与医院成本核算的统管"。通过把压力前移到参建单位，"交不清资产就不支付尾款"，使工程建设指挥部向医工、信息等职能部门的资产管理无缝过渡。通过把压力后移使用科室，"接不清资产就挂钩绩效考评"，使各职能部门向使用科室的资产管理无缝过渡。

第二步，通过对上级配发和医院自购的各类涉及财经信息软件的差异数据反复细致核对，提供了一组精细准确的账面数据。核对中，有的业务不支持系统同时操作，就"三班倒，人休电脑不休核对"；有的业务需要多系统一起排查，就"多人同时操作多台电脑核对"；有的业务操作不能影响白天正常工作，就"通宵加班核对"。其他单位系统间的资产总值都很难对上，而医院硬是把几个系统的月折旧额对的分毫不差。

第三步，通过对全院范围在库物资、在用固定资产、在位人员清查、核实一致，摸准了一套账实相符的家底数据。对资产清查，有人说是"费力不讨好，后人乘凉的活"。医院人不信这个邪。随着工作的深入，也越加感到该项工作的复杂。面对"有自己买的、接受别人捐赠的、上级配发的、使用中损坏、报废的、丢失的，科室间扯皮的"等形形色色的资产状况，医院果断成立了成本核算领导小组，院长亲自挂帅，副院长、医务部具体抓落实，带领财务科和其他职能科室连续奋战三个月，实现了对全院资产的"一口清"。资产核对后，随即又展开了对固定资产打印、粘贴条形码的工作，让每个资产都拥有整齐划一的 LOGO 和唯一标识的资产身份。对人员实力的清查，则更多的触及了部门利益。为实现编制、工资、超额劳务补贴人数的三控制，要逐个科室的筛查、核对、做工作。差异人数要么增编，要么辞退，各科室各部分该有多少人，该分配多少资金不言自明。

3. 信息平台作抓手

在实际工作中，医院也越来越感到，如果没有信息化的标准化精细理财，制度内控上还靠人治，既不安全，也不长久；核算方式上还靠手工，不及时，也不准确。因此，为精细理财寻找固化标准的信息平台摆上了议事日程。

院长为精细理财指明了方向："医院向财经管理要效益要依靠抓手，引入精细化财经信息平台就是整合资源、提升效果的有力抓手！""砸锅卖铁也要让财经管理信息化先行。"预算审议时，院部领导心往一处想。在经费极为紧张的情况下，党委顶住压力，投入财经信息化建设，引入了 HRP 系统。

按照"一手抓制度的线下完善，一手抓系统的线上研发，时机成熟一项，使用系统管理制度"的思路，先后完成了物资管理、成本核算、财务控制三期开发。大致经历了三个阶段：

初期，是普及系统的使用率。"全院要强推 HRP 使用，不按要求用的，财务可以不报销，谁不满意谁找我！"有了院长的支持，系统推行势如破竹！全院开展了为期一个月的 HRP 大练兵，刮起了 HRP 的头脑风暴，实现了全院人员都了解 HRP，各级领导都重视 HRP，经办人员都会用 HRP，人财物管理都纳入 HRP。短短两年，HRP 的业务覆盖率和使用率均达到100％。

院长使出了技能【波动·强制使用HRP系统】

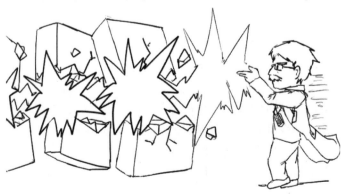

中期，是维护系统的权威性。"行不行，看系统"，机关与科室，领导与群众，管钱的与办事的说了都不算，系统才是裁判员。系统的权限与规则变更都要由成本核算领导小组研究决定。

后期，是提升系统的友好度。这是对系统更高的要求。怎么好用就怎么改。把枯燥的数据变成图文并茂的多维度分析，使得系统操作更便捷、简洁、人性。

医院先后开发了物资请领、经费报销、成本核算、合同管理、招标询价、图表分析、物资盘点、出纳支付等模块。全院实现了福利发放纳入系统管理，杜绝了薪酬多发、重发、错发；资产"进、移、出、存、盘、废"流程纳入系统管理，防止了资产的流失、无序、闲置；会计核算纳入系统管理；会计科目关联成本、预算、合同、单位等维度；打通与原来财务系统接口，确保了院科两级数据同源；成本核算纳入系统管理，自动归集、分摊、生成图表，钻取底层数据，挖掘了数据分析深度；招标采购、经费报销、物资请领线上申请、审核，联动了预算、合同价款、库存等消耗，实现了系统自动记账。

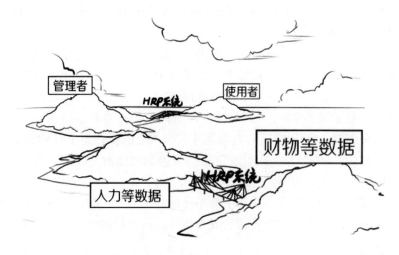

如今的 ABC 医院的 HRP 系统融汇了精细化管理的理念，是具有精细化管理特色的 HRP 系统，它搭设了两座桥：一座是将财经业务全都纳入 HRP 的后台管理，搭起了人、财、物等各项数据之间的桥；另一座是将实际操作全部纳入 HRP 的前台管理，搭起了管理者与使用者之间的桥。

系统使用后，已有很多知名医疗机构参观医院 HRP 系统研发成果，在医院精细化理财现场会，ABC 医院的 HRP 作为具有医院精细化管理特色的系统，已逐步成为医院有影响力的品牌之一。

4. 咨询代理为依托

如果说，信息系统可以看作是规范医院财经管理的一支抓手，那么引进咨询代理服务则是另一支推手，它们共同形成了医院精细理财的左膀和右臂。

院长提出了新思维："医院精细理财所涉及的专业、复杂程度越来越高，必须依托专业机构提供更加规范、有针对的日常咨询服务"。该想法来自于工程建设中普遍采用的过程管理咨询。把过程管理咨询移植到医院日常财经管理，在全国还没有一家医院开展过，也没有一家咨询公司做过。医院花钱办事，包罗万象，涉及医疗设备、后勤物资、房屋维修、物业、车船、保险各领域。包括资格预审、招标采购、询价认价、合同组卷、法律服务、结算审核全过程。医院需要的是啥都会的"杂家",依托一家专业咨询机构,整体打包提供服务咨询机构的选择历经多轮深化调整才最终确定。

日常咨询服务第一要务还是省钱。单项采购以×万元为标准,超过的招标,低于的询价。每次招标都要"掺沙子",从咨询公司信息库随机抽取一到两支队伍参与竞价;都要"划红线",由咨询公司测算招标控制价,在红线下的竞价才有效。每次询价都要"货比三家",咨询公司通过电话、网络、实地考察等方式,考虑运费、税金等因素,摸实底价;都要"PK",采购部门与咨询公司背靠背报价,采购价不允许高于咨询价。工程的结算审核,这是咨询公司的老本行,审减效果也很明显。

日常咨询服务也规范了财经运行的过程管理。招标公告怎么发,资格预审怎么搞,开标怎么组织,中标后怎么清标,合同怎么签订,法律风险怎么规避,结算怎么办理?这一系列专业而复杂的问题,咨询公司都有一套专业的人马,成熟的办法和制式的文本为 ABC 医院提供强大的咨询服务。

引进日常咨询服务公司短短一年,成效已经显现。财经运行的流程清晰了,时间缩短了,价格控制了,风险降低了,办事部门也省心了,领导更放心了。"如果我们能用每年少量的咨询费,却省下了上千万的采购经费,这钱就花得值!"院长的一席话,增强了医院把好事继续办好的信心。

5. 累累硕果满枝头

如今的 ABC 医院,运营精细化管理、精细理财的意识早已深入人心。机关人员在预算执行方面,科室人员在成本核算方面意识不断增强。无论领导、还是普通员工,都懂得"勤俭办院有我一个!"两年来,医院精细化管理的脚步一刻都没有停息,实现系列阶段成果:

2××2 年×月初步建立标准化的财经制度体系;

2××3 年×月引进日常咨询服务公司规范经济运行管理;

2××3 年×月完成在库物资、在用资产、在位人员的三项清查;

2××3 年×月完成 HRP 人财物精细化管理的系统研发;

2××4 年×月实现超额劳务补贴发放与成本核算挂钩;

2××4 年度预算基本实现收支平衡。

运营精细化管理得到较好的效果。而这其中,精细理财,以财务管理为导向功不可没。ABC 医院的精细理财延伸了理财的深度和宽度,也正是通过精细理财实现了严格理财、规范理财和科学理财。下面介绍 ABC 医院的财务做法和经验。

(二) 财务精细化管理的主要做法

财务管理要遵循"思则变,变则通"的客观规律。坚信脚踏实地、不懈努力一定能够实现"强院梦"。ABC 医院坚持科学理财,不断汲取现代医院经营先进做法的营养,坚持用财务数据校验业务数据,用财务工作倒逼业务工作,坚持以财务为核心的 HRP 系统研发方式,形成了以信息化为依托,集财务管理、审计介入和成本核算于一体的财经管理新做法。

ABC 医院在管理中,把财务管理比作开好一部车,好驾驶有这么几个标准"起步要快、行驶要稳、动力要足、路况要好"。而财务管理"这辆车"的管理可分为以下几个部分:

1. 拧紧合力，开启财务管理的"发动机"

三年来财务管理的最大体会就是聚心齐力，因为这是一切工作顺利推进的开始。

经验：ABC医院财务精细化管理好比一部车

我们把财务管理比作开好一部车，"起步要快、行驶要稳、动力要足、路况要好"。几年来财务管理的最大体会就是聚心齐力，因为这是一切工作顺利推进的开始。下面是几个"力"：

一是领导给力。关键争取主官的支持，因为主官站得最高、看得最远，也最容易调动资源。对影响全局的工作以党委名义发布，既能得到部门领导的支持，也能引起全员足够重视；同时，只有领导对财务的长期关注、持续投入、充分授权才能发挥财务综合管理的作用。

二是部门合力。家底清查、系统研发都属大项工作，多部门间必须分工明确责任到人、倒排时间、数据互认才能完成既定目标。

三是下属得力。要有领导明天要，晚上不睡觉的执行力；要有领导说一，想到三四的能力；要有不怕失败，推倒重来的毅力；要有不计得失，爱岗爱院的定力。

四是借助外力。充分借助银行的技术力量，这是财务的独有资源；虚心汲取成功经验和现代企业理念，一步到位做好顶层设计；主动了解政策动向，更多争取政策倾斜。

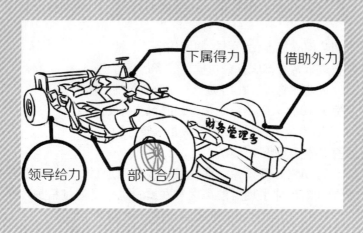

2. 夯实基础，筑牢财务管理的"车轱辘"

当前，医院财务管理面临数据量不断增多复杂的大趋势，如果业务基础打不牢，很多事看不到要做，想做没法做，做也做不好。为使管理能"运行有序、反映实际、高效便捷"，而着力抓好"制度完善"、"数据准确"、"系统严谨"三个基础。

3. 提升业务，打造财务管理的"新引擎"

精细理财就是整合财务管理、审计监督、成本核算等多种理念，依托信息化平台，实现业务的倒逼，流程的再造，环节的整合。下面从四个方面进行阐述：

（1）业务一体。业务管理中各种手段使用的时间有前有后，使用的部门有你有我，但大多各管其事，互不关联，难以形成合力。而多种业务手段在同一时间相互作用于同一业务点，就会形成瞬间的爆发力。这里举三个例子：

一是搂住盘子。虽然预算年初分配了，但执行时仍会在办事和审核之间出现"哪些项目一起招标，哪些采购单一来源，哪些报销零星结算，哪些物资不入库房"等一系列问题分歧，原因就在于预算编制时附加信息量偏少。那么，能否在预算编制时，对采购、库存等管理要求一并明确呢？这就运用到前文提到的预算管理在编制预算时越细越具体越有利于管理和控制的知识。于是尝试将每个明细预算项目都标识出执行该项预算需采用的采购方式、招标项目、录入库房等信息。如与规定不符，就由编报人列明原因，上报党委会研究。这样，既避免了执行预算时可能出现的分歧，也让领导对全年招多少标，买多少货了然于心，预算的龙头作用充分发挥。

二是统一尺子。以往的成本核算，常出现财务与经管两家出具的院科核算数据不一致，领导无法掌握使用的情况。原因在于没有从根本上解决数据同源的问题。能不能在会计核算时，增加成本核算的管理，在院级核算时一并完成科级核算？于是，尝试安排系统团队研发了会计维度的功能，让系统从多个视角作用于会计记账这一个业务点。在会计科目选择后，系统自动弹出成本中心填写栏，要把记在这个会计科下所产生的经费，核算到具体的成本中心，成本中心可以是一个或多个，简单的系统会自动选择复杂的需要人工选择，不选不行，金额分不完也不行。而通过会计科目记账就是院级核算的方法，这样院级核算的会计科目与科级核算的成本中心就有机联系起来了。所有各科室的科级核算合计就是院级核算，一下子解决了院科两级数据不同源、口径不一致的问题。

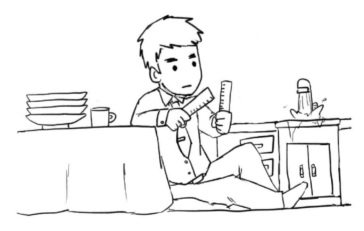

三是放干池子。零星物资和办公用品采购是最易超难管的经费。首先，能不能对零星物资采购用不断完善合同清单的办法解决呢？通过尝试在招标时尽量列全物资清单，合同明确约定一旦需要属于该合同类别而清单中又没有的物资，供应商必须先购买，再认价补入合同的物资清单。这样零星物资采购会大大减少。同样，能不能在办公用品预算编制时，引入集中采购、成本控制的概念？通过尝试先规定办公用品分类设定消耗标准，算出包干定额，实际开支超过定额要扣成本。规定办公用品只能到库房领取，由归口部门集中统购，杜绝了办公用品零星报销。

（2）业务内控。在实际工作中往往一个人管理的业务、一个部门说了算的业务，数据就容易出错，长时间就容易有问题。必须通过多方同时对某一业务内容的校验，实现业务的监督、稽核、制衡，从制度、专业、岗位三方面抓好业务：

一是穿上鞋子。上墙的制度是看的，落地的制度才是用的，只有把已有的规章制度转化为可操作的"线与点"，制度才能真正地生根开花。一条条流程穿起了一个个控制点。线是流程，要便捷；点是控制点，要具体。于是通过尝试将制度按类别划分为不同的工作图，工作图要避免部门反复交叉，审核人多次流转，图文并茂地显示出完成一项业务工作要几步、每步找谁、谁干什么、使用什么表格。实现"外人一看就懂，员工一学就会"、"谁管和管谁都一样"的标准化。

二是找面镜子。医院运营包罗万象，业务管理需要杂家。能不能找到一支有能力、有资质的第三方中介力量来协助医院做到程序合规、控制价格呢？通过尝试引进日常服务咨询公司，在造价控制、招标代理、合同起草、采购询价上全面发挥作用，咨询公司承担全部法律责任。特别是咨询公司招标时出具的拦标价和采购时出具的询价都成为复核的参照依据，成为红线、底线、安全线。

三是设好对子。对每项业务都设置一个对立的复核业务岗位，从另一个侧面对业务质量再审核、再把关。以财务科为例，财务业务转型后，尝试重组出四个内控岗位：以资金支付前后划分，复核会计稽核凭证，分析会计稽核图表；以系统管理内外划分，数据会计稽核电子档案，档案会计稽核纸质档案。每个方面都有两个人共同把关、互相负责，出错概率大大降低。特别是数据会计是全新理念的内控岗位，负责维护、更新系统平台产生的数据，包括审核会计科目、预算指标、项目维度、银行账号、成本中心、员工卡号、数据推送等。只要是涉及的数据都由数据会计录，其他会计只能看和用，看出错误也只能退给数据会计更改。这样，数据会计责任明确，其他会计也有精力更关注审核，很好地起到了内控作用。

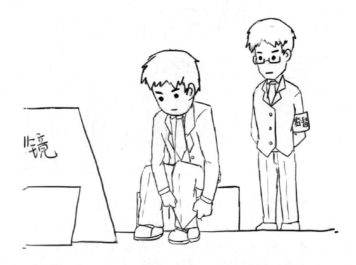

（3）业务留痕。业务管理留不下痕迹的地方，往往是管理最容易失控、出问题的地方。对资金往来、审批签字、发票内容、系统数据等财务业务的关键环节留有痕迹，就可以准确勾勒和监督业务全程。这既是对经办人的监督警示，也是对业务完成后的备存留底。具体来讲，分别从账户、票据、支付三个关键点切入：

一是勒紧袋子。利用银行的技术产品，在一个基本账户下分设若干子账户，对口核算不同用途资金，每个子户均能打印银行对账单，既满足各部门需要，又统一在财务的掌控之下，财务集中统管和收支两条线得到落实。

二是核清票子。通过尝试两条线管理，收入是一条线，开多少票收多少钱，确保账票一致；支出是另一条线，拿多少票支多少钱，坚持网核发票。

三是留下印子。现金是最不易留痕的结算方式。因此只允许公务卡和银行转账两种方式报销。公务卡在推行中，通过因地、因时、因人制宜的管理，使得公务卡应刷尽刷、规范使用；转账管理中，银行每日上门，不许他人取票、开空头支票、背书支票，不能使用公务卡也用银行代发解决。对个别情况导致的月底未达账项，出纳要逐项说明原因，让痕迹更加清晰。对报销审批单、合同草案打上水印，所有报销单据打上序数编码，以防偷梁换柱；建立"经费审批预留签字"和"经费审批人变更"备案制度，以防虚报冒领。

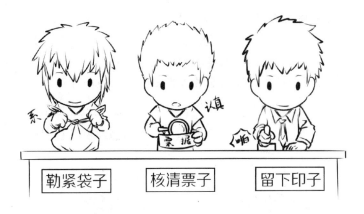

（4）业务联动。利用信息化手段，使每种业务信息都由唯一部门负责维护，其余部门均通过系统自动提取使用，实现资金流、物资流、信息流的数据共享，使得信息反映更及时，操作也更便捷。体现在两个特点：

一是分享果子。信息化手段提供把简单的、重复的、有规律的工作交给系统去做的机会，让财务人员充分解放出来成为可能。通过尝试把总结出的记账规律写进系统，让系统自动对预算指标、合同总价、人员编制、物资库存、盘点周期建立红色预警功能，不符合控制指标的不能报销、不能录入、不能采购；填入人事信息，自动得出应计发的薪酬；物资的入库、移库、出库，固定资产的增加、减少、折旧、盘点，合同价款的变更、支付，都是自动生成凭证、打印支票。目前，财务人员已实现会计不记账，不看辅助表的自动化管理。

二是串访门子。以前报账人来财务要跑好几趟，财务人员也挺尽心，但大家意见仍很大。能不能换种思维，通过靠前服务来弥补严格管理带给报账人的心理反感。不是你来找我报账，而是我去给你报账呢？信息化为这种设想提供了可能。通过尝试让业务部门通过系统平台选择"理单、审核、取单"三种上门报账模式，填写预约时间、地点，流动报账会计携带无线笔记本、打印机按照系统提示信息，到科室上门服务，分类解决"不会等教的、备好等核的、批完等钱的"三种业务。目前，上门报账率已超70%，足不出户的点对点报账成为新的时尚。

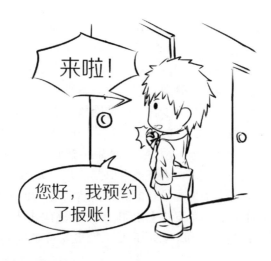

4. 争取理解，铺设财务管理的"高速路"

前文提到，财务管理要遵循"思则变，变则通"的规律。财务管理，管的是业务，面对的是业务背后的人。制度是死的，人是活的，系统是死的，事是活的。争取理解，就是把业务管理转换成服务人的理念，通过服务人来更好地实现业务管理。

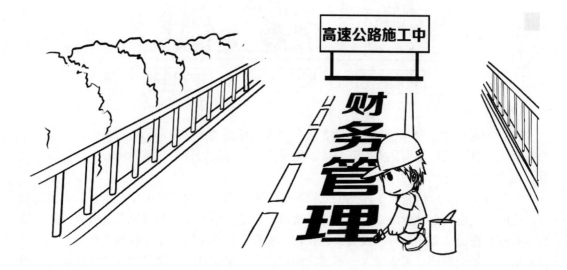

这里总结了四个方面：

1. 以人为本。

财务工作面对不同群体，需求都不尽相同。只有区别对待，才能满足个性要求。我们把医院区分为四类人群：第一类，院部领导需要决策分析。就提供从图表层层钻取到凭证、物料编码、病人 ID 等底层数据服务。院长有时自己打电话到财务要凭证看；第二类，科室领导，需要掌握情况。就提供在电脑上随时可按权限查看本科室成本、资产、折旧、合同、预算、人员、库存等信息服务。科室人员轮换时，自己打印、自己核对、自己交接；第三类，经办人员，需要办事便捷，就提供上门服务，变"他找我"为"我找他"；第四类，供货厂家，需要结算及时。就分清"验收、制单、跑签、支付"各环节部门之间的责任。

2. 把握初次。

财务工作连贯性很强，往往初次把握得当，日后工作就好做。财务报销的特点是这次办了，下次就得办，给你办了，也得给他办。第一次处理结果，会直接成为日后同类情况出现的判例参照；第一次办不好，坏印象还很难消失。有的人就办这一次，印象留终生；同时，也要看到问题出现归根结底是因为没有制度规范所致。

3. 以点带面。

财务专业性强，规章制度多，一般人员很难掌握我们尝试建立全院业务骨干网络管理，以点带面，自上而下，层层传导。医院让系统对每个科室或课题组只授权一名报账人；年初预算下达后就组织报账人业务培训，再由其负责对片区经办人再培训；要求经办人在业务存在疑问时，要事前问询财务，不能先斩后奏；政策变化通过报账人第一时间通知下去。

4. 适应形势。

财务工作大清查严格程度、严峻形势超过以往。因此，必须适应形势和主动作为，包括：新旧制度变化的对比和常犯错误要广而告之；有审批权的领导要熟悉权力责任；提高自身业务素质，确保审后不翻旧账；系统要能智能审核固化制度要求。总结起来就是"让员工了解不能办的事，让领导知道不能批的钱，让财务明确不能报的票，让系统屏蔽不能过的账。"同时应深挖潜力，创新思考，让管理信息更透明公开，让服务保障更靠前贴心，让数据分析更科学可用。

第六章　医院运营精细化管理的基础建设

随着精细化管理的学习、研究和培训的开展，精细化管理已成为 ABC 医院实现远大目标和共同愿景的关键所在，成为确保医院成为行业内管理超前的强大领头羊。那么，有了医院领导的重视和支持，如何贯彻落实运营精细化管理工作，成为摆在全院面前的重要问题。

医院精细化管理的本质就在于它是一种对医院发展战略和目标分解细化和落实的过程，是让医院的战略规划能有效贯彻到每个环节并发挥作用的过程，也是提升医院整体执行能力的重要途径之一。在医院确立了建设"精细化管理和精细化服务"这一带有方向性的思路后，下一步就是结合医院现状，按照"精细化"的思路，找准关键问题、薄弱环节，分阶段进行，每阶段性完成一个体系，完善一个体系，最终整合全部体系，实现和发挥精细化管理和服务在医院发展中的功能、效果和作用。ABC 医院在基础建设之前开始了以下几步准备工作。

（1）健全管理体系。为确保精细化管理抓出实效，医院成立了以院长为主任委员的精细化管理委员会，负责审定各项工作流程，定期召开会议，及时总结精细化工作成果并对下一步工作进行决策。各系统成立精细化管理领导小组，具体领导系统内科室开展精细化工作，并定期向精细化管理委员会汇报进展情况。各临床科室成立以科主任和护士长担任正、副组长的科室精细化管理小组，负责科室精细化管理工作的具体落实。

（2）标杆引路。结合医院工作实际，全院范围内确定了三个有代表性的科室作为精细化管理标杆科室。标杆科室工作先行一步，对标杆科室的骨干进行培训，使其充分认识开展精细化管理的必要性，牢固树立精在岗位、细在流程、化在系统的整体理念。

（3）职位分析和流程制作。各部门按照工作运转模式，紧扣工作制度和操作规程，结合各科工作量对各岗位职责进行认真分析，依据岗位职责制定各项工作流程。

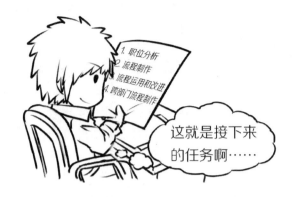

第一，职位分析。首先组织全体人员认真学习和讨论工作职责，明确岗位分工，按照活动项的重要性以权重进行分解并排序，设定考核分数，交由全体人员讨论通过，填写各种职位说明书。根据各自承担的工作职责，确定其应具备的任职资格，并对本职位的重要质量指标、有关工作流程及工作制度进行界定。对科室内部及外部沟通的类型及频率进行讨论，并对不同岗位提出相应的沟通要求。明确沟通对象，保证沟通效果，最大限度地发挥协同作用。

第二，流程制作。流程是指把一个或多个输入转化为对顾客有价值的输出活动。效率和效益是流程优化的宗旨。流程的制作是为了满足需求，充分利用现有人力资源，减少不必要环节，明确责任，提高效率和效益，实现增值。医院组织人员对工作中的主要工作内容进行反复讨论，依据工作程序、工作职责、工作制度、参与此项活动的有关人员在本项活动中所承担的工作及相互间的衔接绘制成流程图。

第三，流程审核。流程的运用和改进各科将流程制作完毕后，交主管部门进行审核，确定此流程符合各项工作制度，流程清晰、易于操作、责任明确、便于考核，再返回各科室在临床工作中运用。在运行过程中，根据情况将存在问题及需要改进的环节报主管部门再次进行修订，最终上报精细化管理委员会审定。

第四，跨部门的流程制作。在流程的制作过程中，系统内的流程比较容易解决，而跨部门之间的流程讨论及制作难度较大。但这一环节正是医院提高工作效率、实现科学化管理、由人治转向法治的关键所在。跨部门流程不能及时制作和运行，将影响精细化管理的进程和效果。

健全管理体系、标杆引路、职位分析和流程制作等准备工作结束后，ABC 医院开始了运营精细化管理工作的基础化建设。下面从"六化"分为六节来介绍运营精细化管理的具体做法。

第一节　实现健全制度摸清家底，实现基础数据规范化

俗话说"没有规矩，不成方圆"。规矩也就是规章制度，制度建设是一个制定、执行

并在实践中检验和完善的动态过程。制度没有"最好"，只有"更好"。医院在不断实践的过程中以标准化管理制度、人事管理制度、绩效管理制度、财务管理制度等方面下大功夫，用科学、积极、实用的管理方式降低"风险"、坚持"勤政"、促进"发展"，激励员工自我管理，自我提高。

在制度的行使过程中，标准化管理、人事管理、绩效管理同等重要，其中标准化管理是土壤，是各项工作顺利展开的基础；人事管理是根基，是选用人才、留住人才的定心丸；绩效管理是养分，如果没有科学的标准化管理，即使移植了先进的人事管理方案、拥有再好人事管理制度，工作也很难做到位。同时，如果没有专业、科学的人事管理，即使移植了先进的绩效管理方案，也无法实施。因此医院应该先导入标准化管理体系，成立标准化管理办公室设专人监督体系运行情况，建立科学合理的人事管理制度和绩效管理制度，将制度程序习惯化，提升职工工作积极性和执行力。

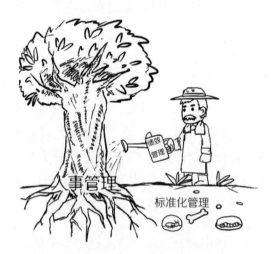

天下难事必作于易，天下大事必作于细。想要创建一流现代化研究型医院，在众多医疗卫生机构中脱颖而出，就必须从细节服务中着手，从细节做起，做对细节，做好细节。精细化管理必须以健全完善的制度作为遵循，以精准精确的人财物数据作为基础。为了实现健全制度摸清家底，实现基础数据规范化，ABC 医院分两步走：一是建立"制度＋流程＋表单"的制度体系，二是对人、财、物基础数据做到"一口清"。

一、建立"制度＋流程＋表单"的制度体系

为了建立"制度＋流程＋表单"的制度体系，ABC 医院经过反复调研、论证、修订，制定出一套包括 332 项制度、220 项流程、170 个表单组成的制度体系，涵盖人力资源、财务管理、收费核算、成本核算、审计监督、招标采购、咨询服务、物资管理、资产管理等运营管理的各个领域，形成了独具特色的"制度＋流程＋表单"体系，这一体系成为 HRP 信息平台的重点研发内容。做到"三字诀"："快"字，按照早出台、先试行、再修改的方法，多次优化调整，不断"打补丁"，确保了有章可循；"严"字，对程序的管理做到每笔经费财务先审核，对价格的管理做到每项采购咨询先询价，对数量的管理做到每批物资系统先录入；"细"字，涵盖经济运行的各个领域，具体到监督审核的每个细节，形成独具特色的"制度＋流程＋表单"体系。

业务管理流程汇总表

序号	财务业务	管理流程
1	工资（奖金）、保险及住房补贴管理流程	取得工资（奖金）、保险及住房补贴编制依据→编制发放表→审核工资发放表→逐级审批工资发放表→领制会计凭证→复核会计凭证→与相关人员联系发放事宜→办理账款支付及凭证移交
2	合同管理流程	取得经济合同材料并移交给业务公司→根据合同或给公司起草的合同制作草稿（×××县批示）→复核草稿（×××县批示）并制作定稿→复核定稿并签订合同→签证会计审核确认及归档会同原件→取得合同、取得合同会同及资料录入ERP系统存档
3	合同（大额）款项及验产及兑付管理流程	取得并审核验收入账及其应到付的材料并移交给会计→审核各部门及负责办会账款项支付的会计→取得已审批的材料或在网上报审平台出具并打印票向（×××县批示）→审批并根据审计材料及其打印报账单（及×××批示）→实审批凭据及验产手续→根据各项关及会计凭据→根据对要求凭证确认会计凭证→复核会计凭证→与得会计凭证→办理账款支付凭证移交
4	资产采购验收管理流程	取得各部门门出入库单、发票明细表、固定资产管理报表→复核各部门根据是否在ERP系统录入一致→复核各部门在ERP系统中录入内容是否在ERP自动生成的凭证证据→审核ERP系统自动生成的会计凭证→复核会计凭证→打印合计凭证→审核会计凭证→整理凭证档案
5	医疗收入核算管理流程	按收入入账并核对同一月份按管理月汇入当前收取的缴费日计、审审各类收费款会计或按月复核各类财务等→打印其核汇总收入出会计凭证→复核医疗收入出应会计凭证→根据医疗收入实收会计凭证→登审时汇日清→过账
6	成本核算管理流程	根据各会计目变动情况调整科目与成本核算到对应表，如审科目调整、划分与组内会计进行补贴调查→月为起点以汇总至当月医疗费用核算，审核系统汇兑单核算入成本分摊导入→审核并分析成本会计凭证、及时解决发现的问题，并向科长汇报、一核验→按收与复报出→过账
7	工程付款管理流程	保留保函（如有）→检索保函信息其有（如有）→取得已审批的材料或在网上报审平台出具并打印报向（×××县批示）→复核报向（×××县批示）进行打印报向（×××县批示）并根据实审批凭证及验产手续→审核凭据及会计凭证→复核各项会计凭证→根据对要求凭证会计凭证→与得会计凭证审核凭证→办理账款支付凭证移交
8	借款管理流程	领制《部门内借款凭证》→通过财务系统查询相关付款费入的数据→审核借款及各附原据→逐级核批→取得已审批或已具限流及其原据据→根据审方内容并复核账款款项及付款账款项→逐一核对并报出根据系据→复核借款凭证→根据对要求凭证会计凭证→登审凭证会计凭证→取得会计凭证报出过账→取得会计凭证
9	收保证金管理流程	《开标前投标保证金到账情况表》交至财务至纳员→根据得得付退款单开具及收款票据→根《开标前投标保证金到账情况表》上加盖财务专用章印及→根据得收单据据领制会计凭证→复核会计凭证
10	退保证金管理流程	接实各部门提交的退保证金申请并打印报向（×××县批示）→复核报向（×××县批示）进行打印报向→逐级核批→审核ERP系统自动生成或成凭证并核据对要求凭据退款→复核报凭报出→办理账款支付凭证移交
11	原辅借领管理流程	从入账申请原据→检查入库的原据与实际请领的一致→按入库存档内原据核算原据报凭借报存凭据→填写原借领用单及其会计原据审批与审批→复核原借领用据→审核原借领用思→按原据借领用思及发放原据并登记原借领用存凭据→定期核原借领用存凭据盘点原借存储库存

通过"制度＋流程＋表单"的体系建设，在全院形成公平、合理的氛围。一是加强班子管理，扩大管理层级间的幅度，将多层次的管理体系扁平化。中层干部可在不请示副院长或院长的情况下直接安排自己主管的工作，简化工作流程，充分发挥中层干部的主观能动性；二是责任制度扁平化。单位所有规章制度均先交由人事科审核后，以文件形式向全院下发执行。各部门安排各自工作，并对全员有管理要求，每月召开目标考评会，对日常工作中出现违规的人员报人事科扣除相应分数，分数关联奖金，交给财务部门执行；三是绩效工资核算扁平化。所有职工的绩效工资都是由财务科直接核算，避免科室负责人截留。

职权明确、内容翔实的岗位责任制，让员工能够了解到自身工作内容，明白自己该做什么、不该做什么，该怎么做，以及怎么样才能保质保量地完成工作等等。一个连自身岗位职责都不熟悉或了解的人，心里怎能不犯糊涂，手脚怎么利索得起来？组织或单位又怎能指望他把工作负担起来？从员工的角度看，还能通过全院的岗位职责了解其他工作岗位的职责内容，进而了解整个工作的运行流程，从全局上认识自身工作在整体工作中的位置和作用，从而有计划地安排好工作进度。在完成本职工作的同时，有效地配合其他部门和同事的工作。在一定的时间积累后，员工就能在提高自身素质、技能的基础上，学会从其他的工作角度来看待自身的工作，培养自己的管理意识和协调能力，自觉地加强部门间、同事间的团结合作。每个员工只有学习好岗位职责，才能在工作中得心应手，真正做到心里有数、手脚不慌，才能让自己取得更好的成绩和长足的进步。从单位的角度看，通过推行"制度＋流程＋表单"和岗位责任制，能够用制度来约束、规范自身的工作行为，力争做到积极、主动、自觉，最终实现人人自我管理，确保全院的各项事业更快更好地发展。

以上的这些效果，就是 ABC 医院长时间以来通过长抓不懈地落实制度整理，通过严格的管理以及狠抓工作落实，在内部各个层面形成管理规范，为此做了大量的工作，付出了艰辛的探索和不懈的努力。不断优化制度，不断地整理编订《制度》，做到每个人人手一份，在强化严格管理和增强执行力上迈出了重要的一步。同时这些制度、流程、表单也成为下一步 HRP 信息平台的重点研发内容。

二、人、财、物基础数据清理

精细化管理工作在信息化建设中的作用，精细化管理和精细化服务工作与医院文化建设都是加强医院内涵建设的工作，开展好"两项"工作，对医院信息建设工作和扎实落实各项工作、提高科室凝聚力、提高人员整体素质有着十分重要的意义。

药品库　　　　　　五金库　　　　　　耗材库　　　　　　用品库

为了实现对人、财、物基础数据做到"一口清"，医院利用三个月时间，在 HRP 系统上线前，组织全院××个主管部门、×××个使用科室、×××家参建单位，对 6 个不同核算口径的软件，涉及大量物资、资产进行核对，并全部录入 HRP 数据库；新增医疗设备和新购物资，需财务部门、管理部门、使用单位三方核对一致，才能结算支付和进行成本核算。全部高值耗材和固定资产实行条码管理。财务、人力部门核对人员信息，依托 HRP 做到常态化实时核对。HRP 成为在库物资、在用固定资产、在位人员的唯一管理平台，同时印发《HRP 操作手册》，开展 HRP 全员培训，打牢系统应用基础。

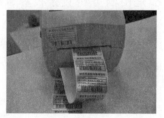 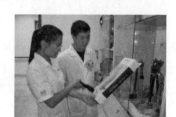

打码　　　　　　　　　　　　　　扫码

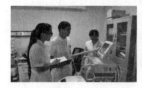 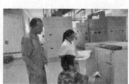 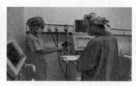 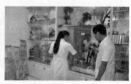

验收　　　　　　贴码　　　　　　核对　　　　　　清点

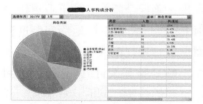 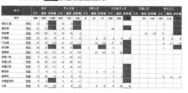

人员构成分析图　　　　　　超缺编情况报表

三、《HRP 操作手册》举例

《HRP 操作手册》涵盖了预算会计、成本控制、成本会计、物资盘点、固定资产的采购、过账、转移、盘亏盘盈、折旧、月结年结、总账科目、财务系统与 HRP 系统传输错误日志处理操作、组织架构和成本中心、人财物运营管理（经费报销平台）、报表展示平台等。同时，HRP 网上报销平台操作手册又分别分为财务审批篇、合同付款篇、合同招投标篇和职能部门篇。

下面分别以 ABC 医院网上报销平台_ 财务审批篇中的一些关键环节的实时操作为例，说明 ABC 医院通过《HRP 操作手册》，将每一步详细的操作规范和标准制订成册，便于广大职工掌握和普及，实现管理的规范化、标准化和制度化，使得精细化管理真正能够落到实处。

ABC 医院_ 网上报销平台_ 财务审批篇

用户操作手册
ABC 医院_ 网上报销平台_ 财务审批篇
目录

（一）日常费用及差旅费报销的分管会计审核

事务描述	日常费用及差旅费报销的分管会计审核	
操作界面		**操作说明**

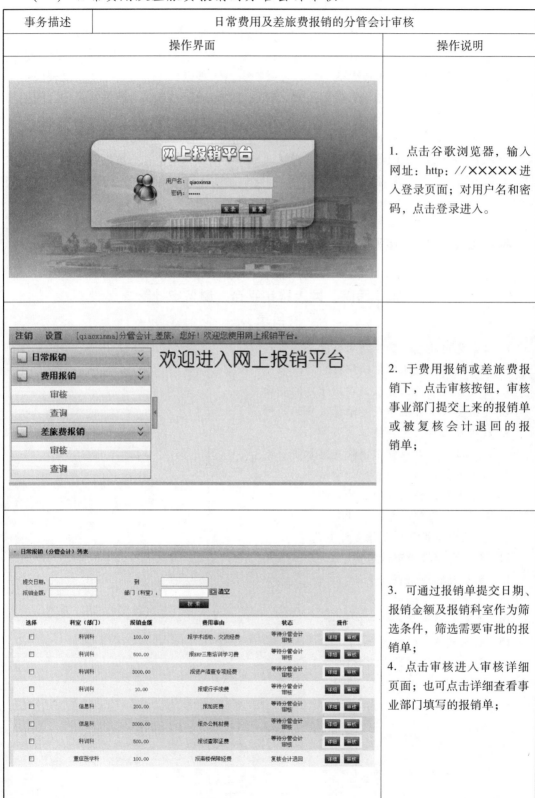

网上报销平台 操作界面	1. 点击谷歌浏览器，输入网址：http：//×××××进入登录页面；对用户名和密码，点击登录进入。
欢迎进入网上报销平台 操作界面	2. 于费用报销或差旅费报销下，点击审核按钮，审核事业部门提交上来的报销单或被复核会计退回的报销单；
日常报销（分管会计）列表 操作界面	3. 可通过报销单提交日期、报销金额及报销科室作为筛选条件，筛选需要审批的报销单； 4. 点击审核进入审核详细页面；也可点击详细查看事业部门填写的报销单；

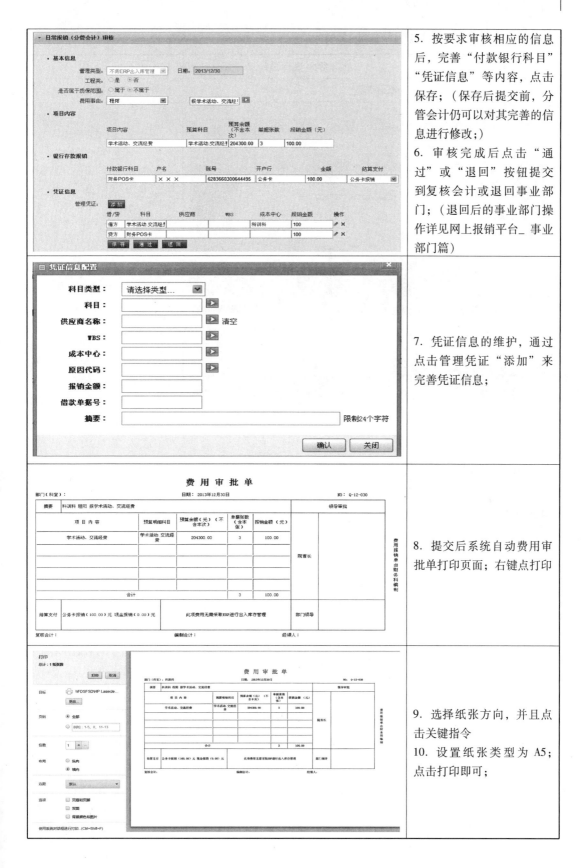

5. 按要求审核相应的信息后，完善"付款银行科目""凭证信息"等内容，点击保存；（保存后提交前，分管会计仍可以对其完善的信息进行修改；）

6. 审核完成后点击"通过"或"退回"按钮提交到复核会计或退回事业部门；（退回后的事业部门操作详见网上报销平台_事业部门篇）

7. 凭证信息的维护，通过点击管理凭证"添加"来完善凭证信息；

8. 提交后系统自动费用审批单打印页面；右键点打印

9. 选择纸张方向，并且点击关键指令

10. 设置纸张类型为A5；点击打印即可；

（二）零星大额报销单分管会计审核

事务描述	零星大额报销单分管会计审核	
操作界面		操作说明

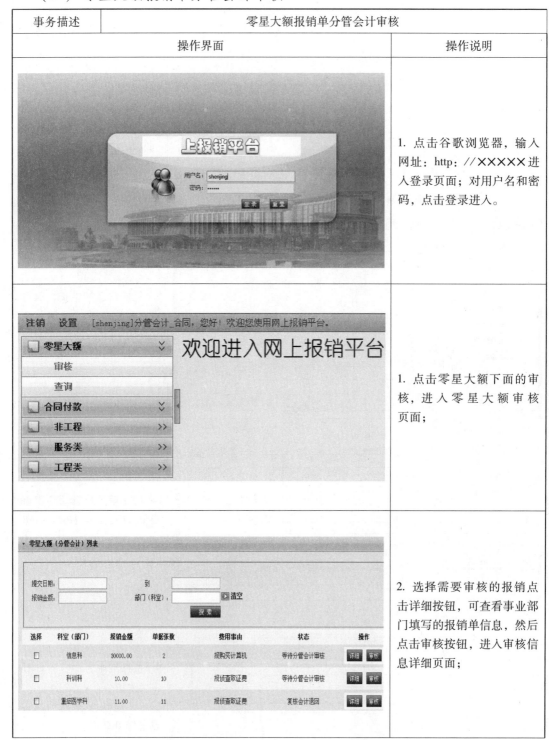

操作界面栏：

1. 点击谷歌浏览器，输入网址：http：//×××××进入登录页面；对用户名和密码，点击登录进入。

1. 点击零星大额下面的审核，进入零星大额审核页面；

2. 选择需要审核的报销点击详细按钮，可查看事业部门填写的报销单信息，然后点击审核按钮，进入审核信息详细页面；

续上表

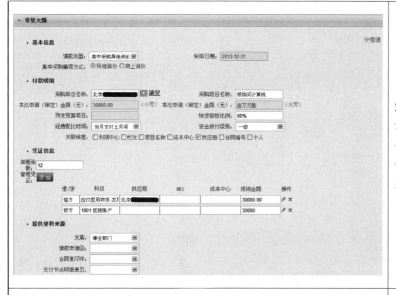

2. 审核完成后，完善相关零星采购呈批单信息，点击保存；3. 如事业部门的报销存在问题，点击退回；如果没有问题点击通过按钮；

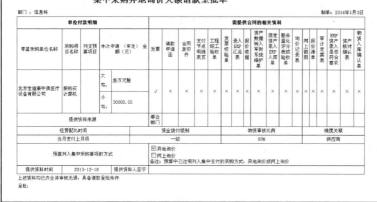

4. 点击通过，系统自动弹出打印页面；
5. 右键点打印；

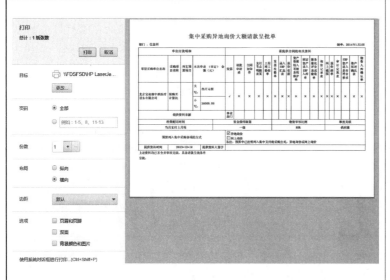

6. 选择纸张方向，并且点击使用系统对话框进行打印...(Ctrl+Shift+P)

7. 设置纸张类型为 A4；点击打印即可；

（三）零星大额报销单复核会计查询

事务描述	零星大额报销单复核会计查询	
操作界面		操作说明
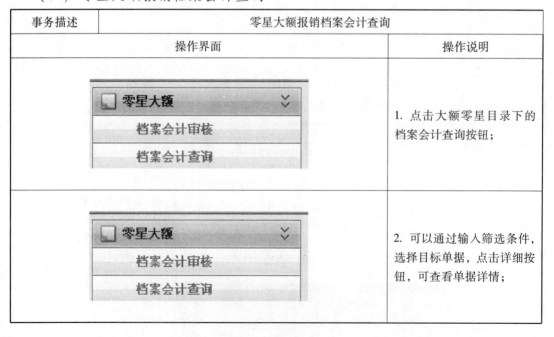		1. 复核会计在零星大额下选择查询按钮；
		2. 在查询页面通过输入筛选条件，查出相应条件的单据点击详细查看详情；3. 也可以点击打印，打印纵向呈批单；

（四）零星大额报销档案会计查询

事务描述	零星大额报销档案会计查询	
操作界面		操作说明
零星大额　　　　　　　　　≫ 档案会计审核　档案会计查询		1. 点击大额零星目录下的档案会计查询按钮；
零星大额　　　　　　　　　≫ 档案会计审核　档案会计查询		2. 可以通过输入筛选条件，选择目标单据，点击详细按钮，可查看单据详情；

（五）零星大额凭证生成

事务描述	零星大额凭证生成	
操作界面		操作说明
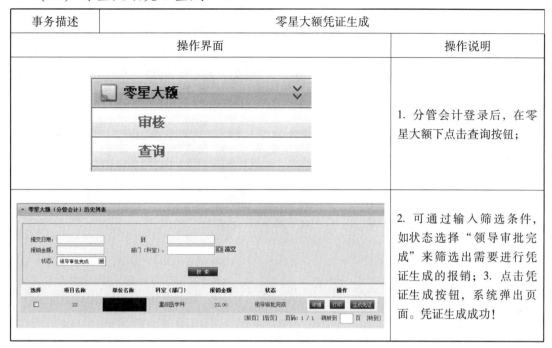		1. 分管会计登录后，在零星大额下点击查询按钮； 2. 可通过输入筛选条件，如状态选择"领导审批完成"来筛选出需要进行凭证生成的报销；3. 点击凭证生成按钮，系统弹出页面。凭证生成成功！

第二节　建立并轨协作机制，实现业务运行一体化

精细化管理必须打破业务壁垒和部门壁垒，在整体运营的思维和视角下，实现业务运行的整合、再造。

ABC 医院做法具体有以下三个特点：

第一点：合同组卷实行"四方编组"。为规避法律风险，在起草合同文本时，由审计、咨询、档案和业务部门四方独立录入各自负责的内容，交互共享，通过预设的 12 种模板形成完整的合同文本，并引入法律顾问，对合同文本进行审核把关。

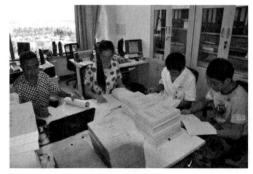

合同四方编组

第二点：经费报销实行"网上审核"。建立"财务部门先审核，业务部门后审批"机制，业务部门网上提出报销申请，财务部门流动报账会计携带无线笔记本、打印机上门审核，审核合规的报销事项，除费用类报销，其余各类经费均由财务人员完成跑签，方便了业务部门工作。

第三点，挂号收费实行"一卡通"。银行卡开通挂号、实时缴费功能，患者可以远程通过网上、银行网点挂号，节约了就诊时间，"看病难"得到有效缓解。

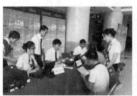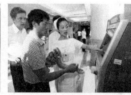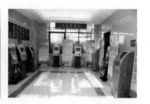

一卡通应用

第三节　整合盘活有限资源，实现效益生成集约化

医院建设发展的资源是有限的，必须结合现有能力水平，使有限经费发挥最大效益。ABC 医院整合盘活资源，主要有三个特点：第一点，建立母子式银行账户体系。第二点，实行预算拨付优先级管理。第三点，建立集中采购路径化管理。

一、建立母子式银行账户体系

全院在一个基本账户下开设九个子账户，对口核算不同用途的资金，清晰资金往来关系，每个子账户均能打印银行对账单，方便对账管理，实现统一监控，财务集中统管和收支两条线得到有效落实。

二、实行预算拨付优先级管理

按照重要且紧急、紧急但不重要、重要但不紧急、不重要也不紧急的类型，制定了一至四级预算拨付优先级别，每周根据可用资金总量制定出资金拨付计划，有效保障重点资金和基础资金，做到科学有序调控。

医院把工程进度款、员工工资等归为重要且紧急类经费，把保证金、水电费归为紧急但不重要类经费，把药品、耗材成本性支出等归为重要但不紧急类经费，把办公费、差旅费等归为不重要也不紧急类经费。按照重要且紧急（保证金、水电费、员工工资等）、紧急但不重要（药品、耗材成本性支出等）、重要但不紧急（设备费等合同款等）、不重要也不紧急（办公费、差旅费等）的类型，制定了一至四级经费使用优先级别，每周根据可用资金总量制定出资金拨付计划，有效保障重点资金和基础资金，做到科学有序调控。

三、建立集中采购路径化管理

采购经费是医院运营的大项支出，集中采购是实现规模效益的有效手段。医院以单项采购×万元为标准，超过×万元的项目，必须实行招标，包括发布公告、遴选供应商、资格预审、出具控制价、组织招标等流程，招标控制价以下的竞价才有效；低于×万元的项目，在电话、网络或考察询价后，都要组织竞争性谈判，货比三家进行比对。

第四节　创新联网监控措施，实现内部管控前置化

精细化管理是医院信息化管理必须迈过的一道坎，不论是哪家企业，哪家医院，离开了精细化，要想把信息化搞好，无异于缘木求鱼。为此必须由重视细节到倡导精细化管理，设法在医院的运营过程中消灭不能给运营和服务的最终用户带来好处的所有活动，同时，还要持续不断地寻找可以优化改进的方法并坚决贯彻执行，充分贯彻落实精细化管理的理念。

ABC 医院通过创新联网监控措施，实现内部管控前置化。主要是分为以下几点：

一、实行公务卡多维明细监控

按照有关文件对公务卡使用管理的明确规定，通过进一步强化了网络化、远程化监控管理，通过国税、地税网络平台逐笔查询发票真伪，开通银行"重客系统"，实时查询公务卡的卡号、消费时间、地点、商户名称、消费项目，系统记录与发票、POS 机签购单三者一致才能报销。同时协调地方税务部门定期发布《可使用公务卡商家目录》，协调当地全部 9 家银行每月定期到医院办理银行卡，从而使公务卡管理做到应办尽办、应刷尽刷、规范使用。

二、实行银行存款联网核对

全部支出通过银行转账、银行代发和公务卡三种方式当日办理完毕，严格控制支票使用，杜绝现金开支和未达账项；为全院员工开通报销到账、工薪发放、新增业务短信提醒功能，财务部门开通高级网银实时查询，开户银行每天以电话方式与财务负责人核对银行存款开支，做到了最末端的实时监控，可控风险降至零。

三、实行重点经费红色预警

对预算指标、合同总价、人员编制、物资库存、盘点周期建立红色预警功能。预算明细项目对应唯一指定采购方式、管理部门和库房，不符合控制指标的不能报销、不能录入、不能采购。

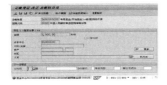
预算校验

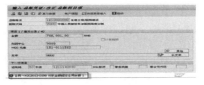
合同付款预警

把每个明细预算项目绑定上采购方式、库房等信息，将预算管理延伸到业务明细，实现业务发生时的实时控制。

四、实行重要凭证水印防伪

财务报销的审核单、审批单、合同草案等，均通过 HRP 系统平台打上水印，所有报销单据打上序数编码。建立"经费审批预留签字"和"经费审批人变更"备案制度，院、部、科三级×××名负责人全部留存签章，杜绝了伪造文书和虚报冒领。

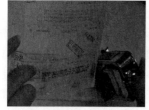 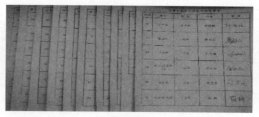 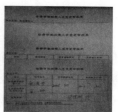

防伪表单　　　　　　　　领导签字笔迹　　　　　　　审批变更

五、引入咨询公司发挥外脑作用

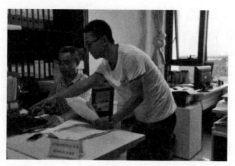

咨询比价

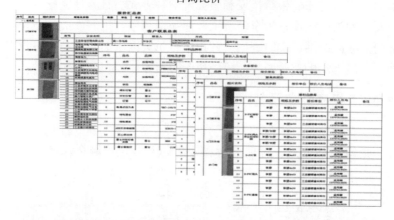

引进实力过硬的咨询公司，建立供应商、品牌、价格、评标专家四个库，在造价控制、招标代理、合同起草、采购询价上全面发挥作用，×××万元以上大项招标引进两家咨询公司背靠背竞争性核价，咨询公司承担全部法律责任，医院有效规避了法律风险，规范了招标秩序，先后组织××××项招标采购，未发生一例违规招标和投诉。

第五节　破解信息孤岛难题，实现数据管理自动化

精细化管理涉及 HRP、HIS、上级工程等多个系统，必须实现多个信息系统的联网互通、信息共享、数据同源。医院做法具体有以下四个特点：一是数据信息同源共享，二是创新设置"会计维度"，三是数据信息自动生成，四是建立数据、分析会计岗位。

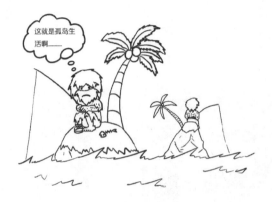

一、数据信息同源共享

ABC 医院实施了四步走。第一步换系统，确立 HRP 系统平台为主导系统，连接现有 HIS、上级工程等信息系统，对医院运营的各流程、环节、字典、数据，全部使用 HRP 一个系统管理；

第二步抓数据，对还不能使用 HRP 管理的收费、药品等运营业务，从 HIS 系统平台中自动抓取数据，纳入 HRP 管理；

第三步推信息，对必须通过上级配发系统才能上报的数据，打通系统间接口，将 HRP 数据自动推入指定的上报系统；

第四步统字典，预算科目、会计科目、经费项目、成本项目四个字典库保持完全一致，打通信息孤岛的语言通道。

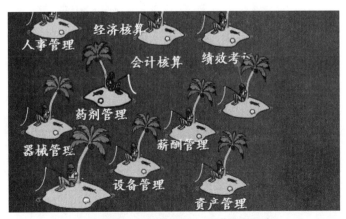

各种松散的部门级系统，形成信息孤岛

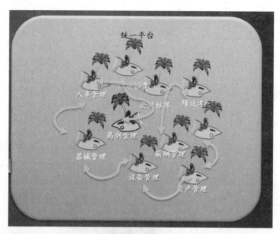

建立统一的平台

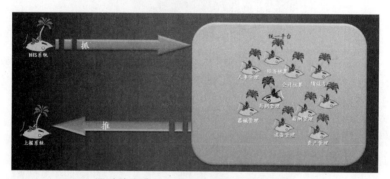

通过统字典，打通信息孤岛的语言通道

二、创新设置"会计维度"

制定 106 个标准化会计摘要清单

*1 至 999 个"会计维度"增加了会计科目的信息容量，提高了会计核算的深度。

*院科两级核算数据同源，结果一致。

会计摘要清单汇总表

分类		序号	摘要规范模板
科目记账后，通过增加成本中心一个维度关联（工薪类）	工薪-保险	1	日期（X年X月）+聘用人员保险
	工薪-补助	2	日期（X年X月）+项目（伙食/水电/夜班/电话补助）
	工薪-工资	3	日期（X年X月）+聘用劳务人员工资
	工薪-超劳补贴/科室基金	4	日期（X年X月）+聘用劳务分红酬
		5	日期（X年X月）+科室（参照成本中心）基金
	工薪-单项奖励	6	日期（X年X月）+项目（手术补贴/住院收益/科间会诊/例例会诊）
		7	日期（X年X月）+专家门诊单项奖励
	工薪-绩效	8	姓名+日期（X年X月）+项目（补贴/工资/教育补贴/单项奖励）
科目记账后，通过增加成本中心、个人两个维度关联（借款类）		9	科室（参照成本中心）+项目（补贴/工资/教育补贴/单项奖励）
	借款类	10	科室（参照成本中心）+借款人（XXX）+借+借款事项+预计还款日期（X年X月X日）+＃+借据号（XXXXXXX）
科目记账后，通过增加项目名称、供应商、合同编号三个维度关联（保证金和物资类）	保证金类	11	收/退+投种项目（参照开标保证金缴纳情况反表）+缴纳日期（X年X月X日）+收据号（XXXXXXX）
	物资类	12	日期（X年X月X日-X年X月X日）+库房（参照ERP库房名称）+项目内容
		13	出库期限（X年X月X日-X年X月X日）+库房（参照ERP库房名称）+项目内容
科目记账后，通过利润中心、成本中心、栏次三个维度关联（收入报送类）	收入	14	现金、收款经管科目+日期（X年X月X日）+现金收入转存储蓄
		15	POS、收款经管科目+日期（X年X月X日）+银行/储蓄+POS卡收入转存银行
		16	其他收入+科室（参照成本中心）+日期（X年X月X日）+收入项目
		17	收费+日期（X年X月X日）+科室（参照军人）+类别（参照会计科目）
		18	挂账收入+应收单位/部门+日期（X年X月X日）+列别（参照会计科目）
	捐款	19	经济管理科+捐+捐款/慰保+日期（X年X月X日）+POS卡进预安全
科目记账后，通过增加项目名称、成本中心、栏次三个维度关联（差旅费、其他事业费、招待费）	差旅费	20	科室（参照成本中心）+理由（开会/公课学习/探讨/带教出差诊疗/调店/进修）+项目（交通费/住宿费/伙食补助费/办差别费/行李托运费）
	其他事业经费	21	科室（参照成本中心）+振销项目
	招待费	22	科室（参照成本中心）+招待接待费
科目记账后，通过增加项目名称、供应商、成本中心、栏次、合同编号五个维度关联（付款类）		23	日期（X年X月）+付款项目内容
科目记账后，不通过维度关联（固定资产）		24	科室（参照成本中心）+招项目内容（参照解放军总医院固定资产折旧方法及年限表）+数量（XX）

第二点：创新设置"会计维度"

医院制定了106个标准化会计摘要清单，针对会计科目承载信息偏少的问题，开发了"会计维度"功能，自由设定1至999个"会计维度"，如"成本中心、合同名称、项目名称、单位、部门、现金流量表"等要素，涉及工程的还要增加"概算、楼栋、专业"等要素，"会计维度"这一创新设置，增加了会计科目的信息容量，提高了会计核算的深度。特别是"成本中心"这一维度，是精细化管理的一大突破，在院级核算的同时，一并完成科级核算，真正实现院科两级核算数据同源，结果一致。

三、数据信息自动生成

在人力资源管理中，填入岗位、学历、职称、入职时间等信息，自动得出应计发的工资、补贴、保险，生成会计凭证，通过编制、工资、奖金人数的互控。

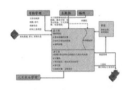 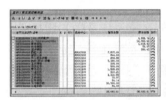 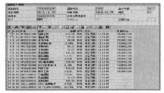

对薪酬、经费、物资等收支都是HRP自动记账，所有操作留有痕迹，杜绝了擅自改动。在人力资源管理中，填入岗位、学历、职称、入职时间等信息，自动得出应计发的工资、补贴、保险，生成会计凭证，实现编制、工资、奖金的人数互控；差旅费报销中，填入人员级别、出差时间、出差地点等信息，自动计算得出应报销的差旅费金额。

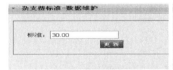 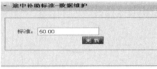 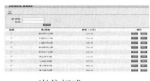

杂支费标准　　　　　　　差旅标准　　　　　　　岗位标准

物资的入库、移库、出库，资产的增加、减少、折旧，合同价款的变更、支付，全部自动记账和计入成本中心。建立预测模型，HRP系统平台依据进出存情况，自动生成采购计划；合同管理中的供应商名称、开户银行、账号自动推送到会计核算和支票打印系统，出纳只需将支票、汇票放入打印机，系统自动打印。

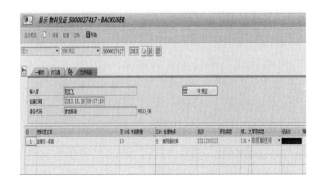

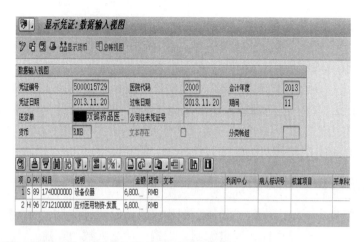

四、数据管理自动化后会计岗位内容的调整

财务部门使用 HRP 系统之后的岗位逐步发生了调整。

第一阶段：岗位调整，由于 HRP 系统上线之后，大大提高了财务工作效率，减轻了财务人员工作强度，为整合资源需对部分岗位进行合并和拆分；

第二阶段：岗位新增，在原有编制不变的前提下，将因 HRP 系统上线后优化出的两个空缺岗位重新赋予新的职责。

财务人员由单纯记账转型为复核、分析，从繁杂的记账中解放出来，新设数据会计、分析会计两个岗位，数据会计主要负责维护、更新系统平台产生的数据，这是一个非常关键的岗位，包括会计科目、预算指标、项目维度、银行账号、成本中心、员工卡号、数据推送等；分析会计主要负责分析运营数据，挖掘数据异常原因，提出决策意见建议。

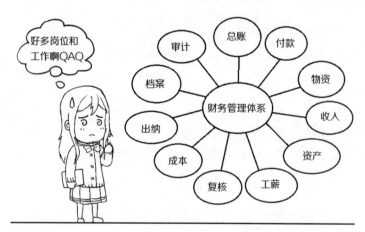

第六节 升级运营价值，实现决策支持智能化

精细化管理通过对人财物数据的核算、分析，最终目的是为医院决策层、管理层提供有价值的信息。一是系统呈现塔形结构。可扩展的应用子系统，当前包括 9 个子系统（预

算管理、付款审核、会计核算、成本核算、合同管理、物资管理、固定资产、人力资源、电子发票），根据医院运营需要可再开发新的子系统，全部纳入 HRP 统一管理，不允许家家立灶、户户冒烟，保持 HRP 系统平台的可持续、可扩展、可升级；二是决策智能效果凸显。在决策支持上，着力突破了数据"提取"和"钻取"功能。按照会计凭证、物料编码、患者 ID 号、人财物变动数据、会计凭证、报表、图示的流程，正向就是数据"提取"功能，逆向就是数据"钻取"功能。三是决策支持形成体系。全部是自动、实时发布"3 + 6 + 6"的决策支持信息，即收入成本、预算执行、绩效考核三类报表，经费、工薪、资金、资产、成本、审计等六个报告，以及药费比、百元收入成本率、人员经费占总收入比率等六个直观图示。这些报表、图示提供了图文并茂、简约生动的运营信息，充分展示了人机交互的友好性，为院、部、科三级分权限提供数据导航。

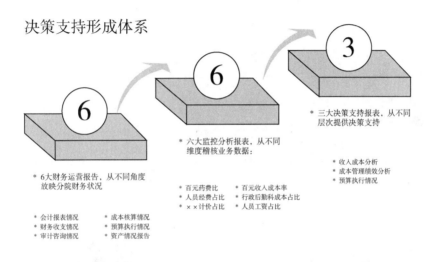

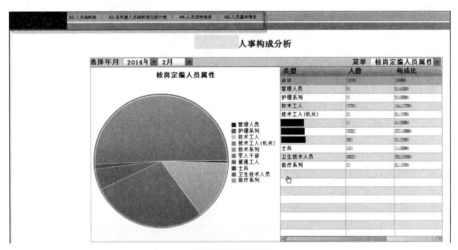

人员组成分析图

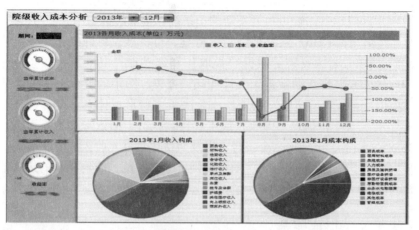

院级收入成本分析图

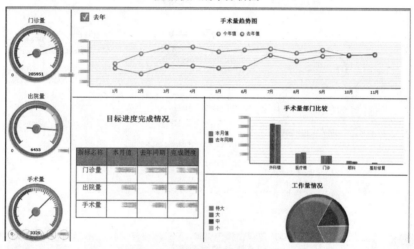

手术量、门诊量、出院量分析报表

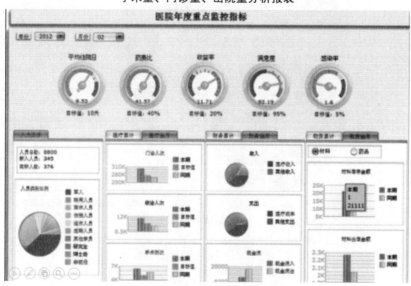

医院年度重点指标监控图

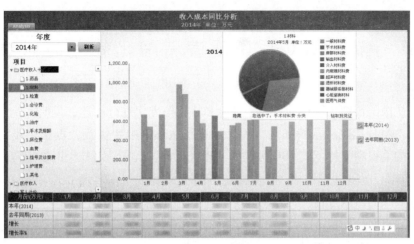

收入成本同比分析图

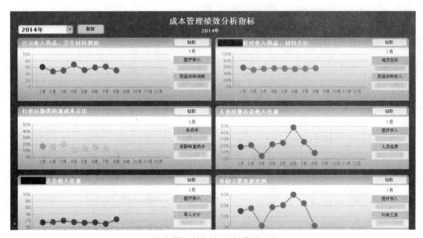

成本管理绩效分析指标图

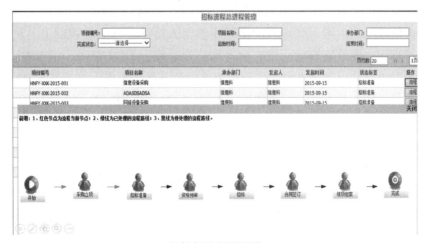

招投标进程展现图

第七节　ABC 医院运营精细化管理的体系

第二章从医院精细化管理的环节、理念和特征等方面进行阐述，说明医院运营精细化管理的理论。ABC 医院运营精细化管理工作正是从理论中到实践，再从实践到理论的过程。在领导的重视和支持下，ABC 医院的管理人员通过认真学习有关医院运营精细化管理的理论基础知识，经过组织、培训、宣传、顶层设计和规划，实现了医院运营精细化管理的从理论到实践的落地过程。通过对本章前面六节的总结，可以总结出 ABC 医院的精细化管理体系。下面分别从 ABC 医院医院精细化管理的环节、核心内容、特征等方面阐述 ABC 医院运营精细化管理的体系。

一、ABC 医院医院精细化管理的环节

ABC 医院把精细化管理的思想、作风、态度都贯彻到整个医院的所有管理活动和操作过程中。具体来说，ABC 医院是通过精细化的操作、精细化的控制、精细化的核算、精细化的分析、精细化的规划五个环节来实现运营精细化管理的。

（1）精细化的操作。

医疗行业是讲究各种医疗行为的正规化、规范化和标准化。精细化的操作是源于对各种标准的严格执行，减少偏差与偏离度。比如对于现金的上限，要求不同的部门有不同的规定和具体的金额；又如与科室业务对接，将各项事项的审批权限，报销流程和付款流程以精细化操作的方式呈现出来，所有的这些都形成了"制度＋流程＋表单"这样弥足珍贵的医院财富。

（2）精细化的控制。

精细化的控制的实现，就能控制好医疗活动整个过程可能出现的系统错误和偶然错误，杜绝部分管理漏洞，增强整个医疗流程中参与人员的责任感和控制力。比如 ABC 医院精细化的操作中，要求所有的人员、财力和物力必须上 HRP 系统。对不符合要求的发票一律拒收，并停止任何款项支付，情节严重的向税务机关举报。对于不上系统的费用申请一律不给支付，所有的人员都需要使用公务卡。比如严格控制费用，仅仅是网上报销平台操作手册，就分为财务审批篇、合同付款篇、合同招投标篇、事业部门篇等。每个部分均设置了详细的节点流程和控制环节。比如，财务审批就分为复核会计、日常报销或差旅费报销的会计审核、修改、查询、复核与查询、生成；日常费用或差旅费凭证生成、支票打印；零星大额报销单分管会计审核、分管会计查询、复核会计复核、查询，档案会计呈批情况、会计查询、凭证生成、支票打印等环节。又如合同付款流程包括了合同付款呈批单创建、合同付款呈批单的修改、合同付款呈批单的分管会计查看、合同付款复核会计的复核、合同付款复核会计的查询、合同付款档案会计呈批情况、合同付款档案会计查询、合同付款凭证生成、合同付款的支票打印等。所有的这些措施，都使 ABC 医院的运营管

理达到一种规范化的状态。

（3）精细化的核算。

ABC 医院通过精细化的核算，将医院维持在一个运营良好状态，同时还能完整地反映出医院运营过程中的成本。对于医院的未来和发展能有一个较好的预测。ABC 医院通过对整个医院层面的收支核算，下属单位的收支管理，以及各科室的精细成本核算，及时发现医院管理和科室资源分配、政策选择中的漏洞和弱点，便于及时改进。通过精细化核算，能让领导层及时发现医院运营状况与优劣，及时调整发展规划和战略。

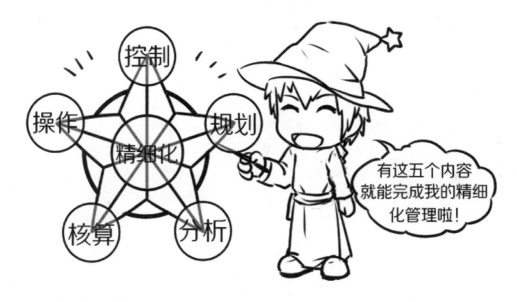

（4）精细化的分析。

精细化分析是一个医院取得核心竞争力的有力手段，是进行精细化规划的依据和前提。精细化分析主要是通过现代化手段，将医院管理目标中的问题从多个角度去展现和从多个层次去跟踪。比如，通过自动、实时发布"3 + 6 + 6"的决策支持信息，为医院决策层、管理层提供有价值的信息。通过这种精细化的分析，为领导提供提高医院发展动力的决策方向，以供参考。

（5）精细化的规划。

精细化规划是医院管理者推动医院发展的一个基本任务。一个医院的规划包含有两个方面：一方面是医院领导层根据区域发展规划和医院自身发展的情况而制定的中远期目标，这个目标包括了医院的规模、重点、技术、管理模式和实现方式等等；另一方面是医院领导层根据上述目标而制定的具体实施计划。医院精细化的规划是指医院所制定的目标和计划都是科学合理、有规范、有依据、可操作和可检查的。ABC 医院通过实时不间断的决策支持信息，为领导的精细化规划提供了基础数据。

二、ABC 医院运营精细化管理的核心内容

（一）成本核算管理

ABC 医院始终把成本核算作为 HRP 系统研发的引擎目标，通过全要素、全流程、全成本核算让医院的每个方面、每名员工都受益，实现系统的落地。一是优化基因设计。基因是事物基本构造和性能的遗传载体。以系统基因顶层设计为突破口，从而提高成本核算的根本质量。在组织结构上，将医院管理体系转化为成本核算所需的系统结构，如成本中心、利润中心；在会计信息容量上，将每个会计科目绑定若干所需的会计维度，如成本科目、合同名称、项目名称、单位、部门、造价、现金流量等。在院级核算时，一并选择成本中心，实现了院科两级数据同源，结果一致；在成本要素上，将成本科目保持与会计科目完全一致，再按核算逻辑逐级归集，确保了成本核算与会计核算口径一致。二是自动归集数据。对医疗收入采集严格按照权责发生制原则，每日零点通过系统接口抓取当日 HIS 收入数据，自动区分门诊住院和收入类别，计入成本中心；对人力支出采集，每月系统按人事部门维护的人员信息自动计发工资补贴后，计入成本中心；对物资支出采集，一种是"以领定支"方式，通过"物资请领平台"自动在物资出库时，计入成本中心；另一种是"以耗定支"方式，每日零点通过系统接口对当日 HIS 消耗数据自动抓取，计入成本中心；对固定资产自动计提当月折旧；对高值耗材实现多级库存地，实施计价联动管理，为单病种核算打下基础；对费用支出采集，通过"经费报销平台"，在报销时由财务人员选择，计入成本中心。对各类项目以月为单位固化支付规律，准确收支配比。三是预设核算模型。针对不同收入成本类别，在系统中预设各种分配分摊规则、方法，在全部成本要素归集数据完成后，系统按照核算类型的规则，自动进行成本核算。实现了模型核算全程无人为操作、无线下运行。四是图表层级展示。按照新会计制度要求，系统实时自动生成"3 + 6 + 6"报表体系；院、科两级收入成本报表格式一致；院、部、科领导可分权限，通过"图示、报表、人财物变动数据、会计凭证、物料编码、患者 ID 号"的层层点击查看，实现对成本、预算、会计的管理钻取。

（二）支付结算管理

医院始终把支付结算作为 HRP 系统研发的保底工程，通过更精准、更及时、更简便的支付结算，消除资金风险，提高财务效率，提供决策参考。

（三）内部控制管理

医院把内部控制作为 HRP 系统研发的关键环节，通过对医院运营的监督、稽核、制衡，维护医院的安全发展。财务科外聘人员较多，其他业务部门人员流动性也很大。这就要求财务管控必须关口向前、深度向下、核查向一线，必须强化部门间的管控和岗位间的互控。

一是业务内控。引进实力过硬的咨询公司，建立供应商、品牌、价格、评标专家四个库，在造价控制、招标代理、合同起草、采购询价上全面发挥作用，×××万元以上大项招标引进两家咨询公司背靠背竞争性核价，咨询公司承担全部法律责任，医院有效规避了

法律风险，规范了招标秩序。以单项采购×万元为标准，超过的项目，必须实行招标，包括发布公告、遴选供应商、资格预审、出具控制价、组织招标等流程，招标控制价以下的竞价才有效；低于的项目，在电话、网络或考察询价后，都要组织竞争性谈判，货比三家进行比对。对工程项目，审核工程概算、预算、结算。两年来已累计为医院节约经费××××万元。加强审计部门介入监督，通过系统核查、现场核实、资料核对等手段，实时管控业务部门管理设施设备的数量、价格、时间、品牌、规格、型号、进度、质量、清单等情况是否属实。

二是岗位内控。在系统管理上，按权限分级分户操作授权，并永久记录历史痕迹；在数据管理上，各类系统字典只允许唯一部门、人员的操作；在流程管理上，所有财务业务都要两人以上审核签字；在资金管理上，出纳在资金支付时只能读取收款单位、账号、金额、时间等重要信息；在票据管理上，票据与票控系统两员分设、相互监督；在密码管理上，网银、公务卡授权、操作、审核三人分离；在档案管理上，凭证要经分管会计、复核会计、出纳、档案会计四个岗位的不可逆向的依次流转，合同呈批、经费审批等重要财经档案由财务人员完成跑签；在经营管理上，对合作经营单位委派业主代表和财务总监。HRP系统上线后，财务人员实现了业务转型，全都从繁杂、重复的记账中解放出来，提高了工作效率，也实现了增效减员。在原有编制人数下，将节省的财务人力重组出四个内控岗位：复核会计负责资金支付前审核原始凭证，对业务进行事前内控；分析会计负责资金支付后分析财务报表，对业务进行事后内控；数据会计负责系统内维护数据信息，对业务进行线上内控；档案会计负责系统外归档纸质资料，对业务进行线下内控。

随着系统的推进，医院还将产生数据库管、数据医生等新岗位。同时，医院发展要依靠系统，而不是依赖系统，系统越重要，就越更应重视对操作系统的人的管理。

三是技术内控。通过HRP系统的技术手段，对预算指标、合同总价、人员编制、物资库存、盘点周期建立红色预警功能，预算明细项目对应唯一指定采购方式、管理部门和库房，不符合控制指标的不能报销、不能录入、不能采购；对财务报销的审核单、审批单、合同草案等打上水印，所有报销单据打上序数编码；建立"经费审批预留签字"和"经费审批人变更"备案制度，院、部、科三级×××名负责人全部留存签章，杜绝了伪造文书和虚报冒领。

（四）财务业务一体化

HRP系统核心理念就是打破业务壁垒和部门壁垒，在整体运营的思维和视角下，通过财务的核心系统管控，实现业务运行的整合、再造。这个核心理念可以称之为财务业务一体化。上述汇报的成本核算、支付结算、内部控制三项管理，均已嵌入了HRP系统的财务业务一体化管理。它的主要原理是每种财务业务信息都有唯一部门负责维护，其余部门均通过系统自动提取使用，实现了资金流、物资流、信息流在系统内数据相互关联，一体化监控。

一是招标管理与合同管理一体化。在起草合同文本时，业务部门负责录入中标单位信息，咨询公司负责录入合同条款信息，档案部门负责录入招标过程信息，审计部门负责审

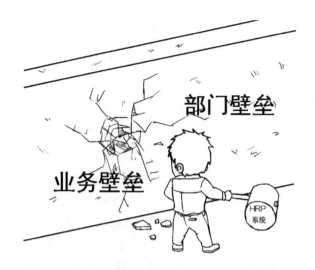

核录入信息。通过"合同管理平台"形成完整的合同文本，实现招标管理与合同管理的交互共享。

二是合同管理与经费管理一体化。分管会计通过"经费报销平台"选择对应的合同编号，系统联动出合同的单位、金额、条款，付款的账号、笔数、金额等关键信息，填写《付款审核单》，复核会计审核通过后，系统自动抓取《付款审核单》业务数据出具《付款审批单》，滚动变更"合同管理平台"的关键信息。

三是经费管理与业务操作一体化。业务部门通过"经费报销平台"选择"日常报销、差旅费用、零星大额"三种报销类别，填写《费用报销单》，可选择"理单、取单、审核"三种上门报账模式，流动报账会计携带无线笔记本、打印机根据预约时间、地点上门服务。上门服务审核通过后，系统自动抓取《费用报销单》业务数据出具《费用审批单》。

四是业务操作与预算管理一体化。系统按照"以收定支"和"定额支出"两种预算管控模式，对工薪发放、经费报销和物资请领三种预算消耗形式，无预算或预算不足情况会自动不予通过，业务操作完成后也会自动消耗预算。预算的项目、指标、开支、余额均自动为业务操作人员呈现在"人事管理平台"、"经费报销平台"、"物资请领平台"。今后预算还要控制到招标采购环节。

五是业务操作与会计核算一体化。对人事业务，填入岗位、学历、职称、入职时间等信息，自动得出应计发的工资、补贴、保险，生成会计凭证；对财务业务，填入人员级别、出差时间、出差地点等信息，自动计算得出应报销的差旅费金额。填写"经费报销平台"信息，自动生成会计凭证；对资产业务，物资的入库、移库、出库，固定资产的增加、减少、折旧、盘点，合同价款的变更、支付，全部自动记账；建立 HRP 预测模型，HRP 系统平台依据进出情况，自动生成采购计划。对药品和医用耗材，通过"HIEP 电子发票平台"，建立医院与供应商远程采购信息共享。

六是会计核算与支付结算一体化。会计凭证自动抓取"合同管理平台"中的供应商名称、开户银行、账号等信息，自动推送到"支付结算平台"，出纳只需将支票、汇票放入打印机，系统自动打印。

三、ABC 医院运营精细化管理的特征

总结前面 ABC 医院精细化管理的做法，按照前面理论知识的内容，不断运用于实践中，经过总结，有以下的特征：

（一）专业化

专业化是精细化的前提。管理之目的在于使有限的资源发挥最大的效能。对于企业的发展来说，就应先考虑是否合适发展专业化。世界范围内来说，企业以回归主业、突出核心能力为主要趋势。

ABC 医院在组织培训学习后，牢记专业化的精髓。坚信在同等条件下，要想把事情做得精，必须投入更多的时间、更多的人力和物力，这就必须把有限的资源投入到最有效版块上。因此，ABC 医院在一开始运营精细化时就选择专业化的发展道路。

信息化方面，通过招投标聘请专业的信息化公司开发各种模块，不断培训和强化训练，提高内部人员的专业业务能力。在决策中，ABC 医院不断提高中层人员的决策能力。不断从洞察力、分析能力、直觉能力、创新能力、行动能力和意志力等方面对人员进行训练。同时随着医院精细理财所涉及的专业、复杂程度越来越高，医院需要的是啥都会的"杂家"，依托专业机构提供更加规范、有针对的日常咨询服务，整体打包提供专业的咨询服务，让医院相关工作人员能够获得专业的咨询服务的同时，腾出更多的时间和精力，更专心地致力于医疗方面的服务。

（二）系统化

精细化管理也是一项系统工程。精细化管理需要一系列的、有机组合的、朝向总体目标的、协调一致的管理工作来完成。ABC 医院在开展精细化管理之初就注重顶层设计，其实这就是一个系统化的过程。先是通过人力、财力、物力基础数据的清查。打造"3 + X + 1"体系。这其中可以说是依赖于系统做任何一项工作，不是某一个单一的动作或程序所能达到简单实现达到精细化管理的目的的。

在 ABC 医院的管理当中，由于是系统的过程，一旦发现问题，医院的管理层即刻分析问题出现的原因，是属于个案的问题，还是属于系统性问题，及时分析错误的起因，同时尽量把问题放到系统中去检讨，去系统地观察问题和思考问题，所以问题能够得到根本的解决。

ABC 医院的精细化管理的成功，有赖于从领导层规划精细设计并且建立一套高效运行的系统。通过建立一套以目标为导向、以制度作保证、以文化为灵魂的组织系统来实现 ABC 医院的管理目标。

（三）制度化

ABC 医院从成院之初，就树立精细化管理的目标，并把制度的建设作为时时刻刻应做的重要事情。精细化的落地有赖于制度的建立。一个不良的制度会阻碍人们创新的积极性。一个组织制度的好坏，要视乎制度的建设情况。ABC 医院通过不断地更新了三版本的制度汇编，一系列流程优化以及一套套完整的表单，使得管理不断地更上一层楼。

（四）数据化

数据成为管理的依据和标准。精细化管理是通过对数据的分析研究，来确定具体如何

操作的。过去医院的管理基本上来自于似是而非的判断、主观的臆想与无序的安排，原因是各种数据散落在不同的部门之间。因此，管理要严谨；严谨来自数据。在管理中最忌讳"大概、差不多、可能是这样"这样容易误事、坏事。而 ABC 医院通过第一步换系统，连接现有信息系统，对医院运营的各流程、环节、字典、数据，统一一个系统管理；第二步抓数据，第三步推信息，数据自动推入指定的上报系统；第四步统字典，预算科目、会计科目、经费项目、成本项目四个字典库保持完全一致，打通信息孤岛的语言通道。通过这四步这现用数字化方法来描述医院活动的目标、计划、运行状态的特征，通过数据分析来提供高效的决策体系。实现"用数据说话、用数据分析、用数据要求、用数据检验"。

（五）信息化

医院的管理者一般都是高考的佼佼者，经过多科医科专业的深入学习和艰苦的临床的锻炼，在理论上是丰富的，在实践也是扎实的。加上几年的管理的经验，从理论上来讲都是先进的、客观的，从逻辑分析能力上来讲思辨能力都很强。但往往在决策中经常出现失误，因为一个正确的决策要求决策者具备观念、逻辑分析能力、信息掌握数量、专业分析工具等四个方面素质。医院的管理者往往有观念，逻辑分析能力，但由于缺乏信息支撑以及专业分析工具，使得分析的信息掌握不全和信息归纳分析太慢造成的，无法看透事物的本质，也无法定下正确的决策。而 ABC 医院的信息化却使决策得到客观的支持。主要表现在：

1. 利用信息化系统使决策效率提高

信息需要及时提供。只有及时的信息才有价值。在非信息化的情形下，医院的工作人员需要花费大量时间处理大量信息时，人工计算量是很大的，有时得不到即时的结果，往往错过机会，信息已失去意义。

ABC 医院通过两个方面来解决信息及时问题。一是岗位调整，使用 HRP 系统大大提高了财务工作效率，减轻了财务人员工作强度。二是岗位新增，系统上线后优化出的两个空缺岗位重新赋予新的职责。财务人员由单纯记账转型为复核、分析，从繁杂的记账中解放出来，新设数据会计、分析会计两个岗位，一个岗位是维护、更新系统平台产生的数据，一个岗位是分析会计主要负责分析运营数据，挖掘数据异常原因，提出决策意见建议。因此，信息化使 ABC 医院从庞杂无序的信息中，迅速提炼出决策依据的数据，提高决策效率，过去用大量的时间用于收集信息，少量的时间用于决策。使用系统后，两项工作调转过来，少量时间用于收集信息，大量的时间用于决策，甚至是使用专职的时间用于决策，决策的正确性大大地提高了。

2. 利用信息化系统实时进行沟通和监控

信息化系统最大的便利是对过程状态进行实时监控和即时沟通。对于 ABC 医院院长来说，即可以随时看到各个科室的工作业绩的现状，同时也可以通过全院的总收入，直接通过穿透点击看到每种收入的内容，甚至是哪个病人所产生的数据，通过过程控制医院实时的情况，及时了解异常情况，并实时进行处理，从而规避错误。

3. 信息化还可以使医院的存储和检索条理化

【案例】教授的愤怒与开心

有一天，院长从睡梦中被电话时惊醒。原来是某科室的大牌教授打电话来投诉。他有一份申请办理的文件在四个月前递交给某个科室，该科室说要"研究研究"，就此束之高阁。教授开始琢磨，"研究研究，是不是烟酒烟酒……"但等来等去，也没有回复，也没有下文。等到实在忍无可忍，只好给院长打电话了。院长一听急了。四个月！足足四个月！对于科研临床研究集于一身的院长来说，视时间为珍宝。四个月，可以做多少事情！最后通过了解，发现这个科室也不是故意拖的，因为事情需要几个部门跨部门解决。由于没有来得及召集部门研究，一放就耽搁下来了。院长下定决心要求所有事项信息化，不仅数据是信息化，而且所有的文件公文流转都需要信息化。这样，事项什么时候发起，需要由哪些部门来跟进，在谁的手上停留多长的时间一清二楚。不仅是有据可查，还能反映出哪些部门的处理的速度快慢，同时也有温馨的提醒功能，能够方便加快事项的及时处理。教授不禁感叹，用信息化的管理手段真的是完全不同啊。

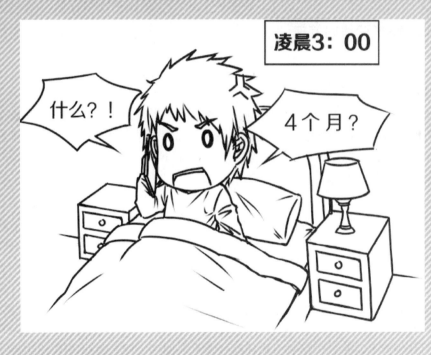

过去各种信息停留在医院的各科室，各种规定、文件、标准、流程、计划、统计报告、绩效考核表等文件，有些文件在不同部门流转中，文件繁杂，有时甚至相互冲突。一是经常会有所冲突，二是难以看到全局，因为局部的数据使得决策不清晰，难以准确判断和定位。

第七章 医院运营精细化管理的具体应用

第一节 财务制度管理精细化

> **思考：**
>
> 1. ABC 医院运营精细化管理分为哪些版块？
> 2. 这些医院运营精细化管理的方法和内容对你有哪些启示？

一、与业务部门协同管理

（一）财务人员到各部门调研

【缘由】

我们经常说，"没有调查就没有发言权"。对于管理者来说，不到一线基层调研，难以做好管理工作。为做好机关和临床科室的财务服务保障，结合院试运行以来的实际情况，根据院领导指示，财务部门组织了对全院各单位走访调研。

【过程和做法】

1. 调研过程

财务科组织人员用了一周的时间，采取到各单位现场座谈的形式进行有关财务需求和建议的走访调研。共涉及××个机关和临床科室的××名负责人（含机关部处领导、科长，临床科室主任、护士长），调研覆盖了全院所有单位。

2. 调研问题

（1）报账流程类问题。包括包干经费使用、现有报账流程简化、影响临床采购付款等问题；

（2）福利待遇类问题。包括奖金和补助较院本部偏低、探亲路费待遇不明确、缺少单项奖励提成等问题；

（3）科室经费类问题。包括科室无机动经费等问题；

（4）预算经费类问题。包括机动预算使用、不同项目预算间调剂等问题；

（5）科研经费类问题。包括结转院本部科研经费等问题；

（6）公务卡类问题。包括公务卡怎么办理、怎么使用、怎么报销等问题；

（7）成本核算类问题。包括科室间成本分摊等问题。

3. 解决办法

财务科对上述问题进行了归类、分析，按下述三种途径解决问题：

（1）需对已有财经制度加强了解的问题。如公务卡使用、经费报销流程、包干经费使用等。通过院周会通报、设置财务咨询专线等方式，加强各单位对已有财务制度的了解；

（2）需积极协调院总部或医院其他部门的问题。如缺少单项奖励提成、待遇不明确、结转院本部科研经费等。由财务科牵头联系相关主管部门后给予明确答复；

（3）出台相关财经制度的问题。如有利于医院增收节支类经费使用等。建议由财务科出台《合作、赞助、创收经费管理办法》、《上级划拨项目经费管理办法》等规定，同时继续优化 ABC 医院现有各项财务制度办法。

财务科通过本次调研，准备抓紧做好如下事项：

一是启动下一年度预算编制。根据来年实际需求，适当调整预算编制的部门设置、管辖范围和额度；

二是召开全院财经工作会议。对医院机关和临床科室负责人进行一次普及性的财经制度培训，同时对医院当前的运营状况进行通报；

三是建立制度事前听证、事后调研机制。借鉴此次调研经验，拟每半年开展一次财务调研，调整完善财务制度；尤为重要的是在制度制定前，广泛征求采纳相关部门意见。

【经验与点评】

本次调研活动体现了财务的服务理念。通过调研，了解基本情况，获知：一是各个职能部门提出来的问题很多情况是由于不了解财务制度而造成的。因此加强宣传和培训是财务工作的一个重要组成部分，也是效率最好的部分，同时对医院当前的运营状况进行通报也能消除很多误解。二是一些问题是由于上级部门、本级体现部门之间的沟通问题。建立积极的沟通机制很有必要。三是很多问题是由于随着新业务产生，没有制度造成的，需要尽快制订相关制度，如各种经费管理办法。并同时优化各种旧的已有财务制度。这就确定了未来财务精细化管理的工作方向。

这次调研，通过发现问题、分析问题和解决问题，达到很好的效果。掌握了财务管理的现状，建立与各部门的沟通机制，明确了下一步财务工作的重点和方向。调研之后，院长指出，为基层服务是我们的工作的出发点和落脚点。财务工作不错，应进一步优化流程，同时又严格把关。

（二）建立财务与各科室的业务配合制度

【缘由】

财务部门如何与各科室立下办事规则成为头等大事。因为这将影响到财务运行和医院的作风。所以，为了严格落实国家有关财务条例，确保财务科与各科主要业务事项能够分清责任，优化操作流程，规范业务管理。

【过程和做法】

ABC 医院总结外部的学习经验，结合医院实际情况，在与各科多次沟通、反复协商，并达成一致的基础上，拟定了《财务科与各科主要业务事项说明》。每个业务事项说明基本上分为几个部分：一是确定人员，落实人员事项。在人员配置上，先是在财务部门安排专人与科室对接，同时要求科室要安排专门人员与专门的财务人员对接。二是明确职责，

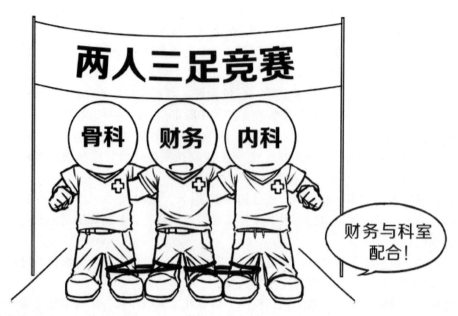

确定财务审核权限。三是明确收发物资及报账事宜。四是明确付款事宜。以总务科为例，具体的做法如下：

1. 人员事项

（1）人员配置：财务科物资成本会计一名与总务科进行对接。

（2）总务科固定专人（如库管员）与财务科物资成本会计进行工作对接。

2. 审核事项

对总务科的管理情况参照上级的规定履行审核职能：

（1）审核科室采购预算、目录、文件。

（2）参与监督招投标及议价过程，审定合同商务条款。

（3）对已签订合同及时送财务存档，以便办理付款申请。

（4）对合同有关经济条款执行过程进行审计监督。

3. 收发物资及报账事宜

（1）总务科收到物资后录入 HRP 系统（含合同采购与零星采购、给养物资除外），将入库单据的第二联签名确认，与财务科物资成本会计办理移交手续（每两个工作日交接一次），物资成本会计凭此联挂供应商往来款。

（2）总务科整理发票与入库单据，并打印汇总表，要求发票与汇总表交由经办人、库管员、主任三级联审，按要求填制费用结算单，送财务做支付款项处理。

（3）物资成本会计收到费用报销单，应审核单据并核对 HRP 数据。

（4）物资出库后，总务科通过 HRP 打印出库单汇总表交由经办人、库管员、主任三级联审签字，与财务科物资成本会计办理移交手续（每周交接一次），物资成本会计凭此进行成本流转账务处理。

（5）价拨物资事宜，收到价拨物资按拨入的物资清单，与财务科物资会计做报账处理（暂定为每周一次）。物资出库事宜与上述四项一致。

4. 付款事宜

（1）财务科在收到总务科费用报销单 15 个工作内，依据合同及实际情况，归口办理审核报批和支付结算。

（2）在审批费用报销单完成后，财务科及时通知供应商法人授权固定委托人办理支付结算相关手续。

（3）总务科如对供应商有延期或提前支付要求应及时通知财务科办理。

【经验与点评】

经过这四部分的梳理，找到做事的人，确定做什么事，定下做事的流程和规矩，为财务工作的顺利开展，以及医院的事业的发展打下牢固的基础。在此过程中，产生了大量的流程和表单，也为以后建立下"制度＋流程＋表单"体系打下良好的基础。

（三）制订与下属招待所财务部业务对接管理办法

【缘由】

为使下属招待所财务管理既符合上级财务规定，能够经受审计检查，又符合企业化运作要求，方便一线管理，确保顺利营运和准确核算，实现财务科由管理者向监督者的转变，有必要对于医院的制度和下属招待所的制度进行一一对比和分类，同时进行重新修订，以满足经营管理和监督检查的要求。

【过程和做法】

按照院领导指示和医院与合作集团的合同约定，医院财务科与下属招待所财务部组织人员，前后历时一个月，对医院和招待所差异较大、数量众多的财务制度进行了逐一对比分析，经过反复磋商和研究论证，最后达成共识，以合作集团财务制度为基础，以医院财务制度为参照，对合作集团不符合医院财经法规要求财务制度进行了重新修订，对存在漏洞的财务制度进行了补充完善，对符合医院上级主管部门财经管理要求和具有行业专业特点的财务制度继续沿用。

同时，根据正式运营后监督管理的需要，拟制了《ABC 医院财务科与下属招待所财务部业务对接管理办法》。按照该办法，在实行对接移交后，下属招待所的采购、合同签订、大额付款及报销等事项，由其财务部按照招待所内部流程审核、报批和结算，医院财务科不再介入具体财务业务流程，而是通过会计报表、审计等方式实现对其监督管理。该办法明确了双方的财务对接模式、财务报表与数据的对接、票据对接、初次交接移交财务设备及权限、开办与营运的账务处理及审计等事项。

另外，对于财务科与下属招待所财务业务衔接提出以下建议：

（1）账户变更时间为××××年×月×日。

（2）为方便财务业务对接，准确划分费用归属，应尽快明确开办与运营时间，建议运营时间同账户变更时间一致，为××××年×月×日。

（3）尽快组织人员对下属招待所的开办费用进行逐项区分和清理。

（4）在完成财务科与下属招待所财务业务对接后，下属招待所按照修改后的财务审批权限进行管理，业主派驻下属招待所的财务代表履行日常经营财务管理和监督职能；财务科履行对下属招待所的审计监督职能，审计时将按照此次修改后的财务制度作为依据。

【经验与点评】

一个单位在管理下属单位时，经常会有存在和外单位进行合作的情形，在合作时双方的制度，管理机制，风格，环境和背景会有所不同。以上案例中财务部业务对接管理的做法可以为对外合作的企业提供一种参考典范。第一，对于国有单位来说，上级财经法规要求和对外合作往往不同。对外合作一般只需按财会制度、税务部门和工商管理部门依法依规办事。国有单位在这些部门的要求之上，还需要按照上级相关的法律法规严格执行。所以对于合作项目，管理者需要一方面既要考虑符合上级财务规定，经得起以后各类检查，又要符合对方企业的管理风格、企业化运作、效益的要求。这是需要领导者在这两者之间达到平衡。第二，关于制度合并、磨合和整理。本案例中，花费了大量的时间进行逐一对比分析，经过反复磋商和研究论证，最后达成共识。为了提高效率，避免冲突，以合作集团财务制度为基础，以医院财务制度为参照，对于符合上级主管部门财经管理要求和具有行业专业特点的财务制度继续沿用，这样不会影响到下属企业的日常运转。对于不符合财经法规要求的制度坚决重新修订，对存在漏洞的财务制度进行了补充完善。第三，对接移交后，下属招待所的采购、合同签订、大额付款及报销等重大事项，由其财务部自己管理，即规避了风险，也加大了下属企业的责任，同时也不放弃对其有效的监管。

二、现金管理精细化

（一）财务提现审批和操作流程的规范

【缘由】

众所周知，现金是财务管理中的重要环节，往往也是舞弊最多的环节。因此管理好现金，严控现金支出，是做好财务内部控制的工作的重要一环。因此，为切实加强财务内控，确保资金安全，并从源头上从严控制现金的支出范围和额度，财务部提出进一步规范ABC 医院财务提现审批和操作流程的事项。

> **加强现金管理应如何入手？**
>
> 1. 首先了解现状。
> 2. 同时了解国家相关部门的规定。
> 3. 对照之后再进行调整和改革。

【过程和做法】

为了管理好现金，严控现金支出，确保资金安全，先是分析目前医院的现状，再提出改进措施。

1. ABC 医院财务提现的原状

ABC 医院开业后，财务提现审批和操作流程一直沿用原医院工程建设指挥部模式。审批流程：由出纳填制《财务提现审批单》，经财务审核，报分管领导审批；操作流程：提现前一日由出纳根据《财务提现审批单》开具现金支票交银行工作人员签收，提现当日由银行工作人员将现金打包并封上一次性号码锁条，通过押运公司将现金送达财务科，出纳核对押运单据上的号码与一次性锁条上的号码一致后签收，同时当场清点提现金额无误后入库保管。

2. 按国家相关部门的规定进行对照，提出改善措施

根据 ABC 医院财务制度规定："单位提取现金需要报领导审批并加盖公章"，将 ABC 医院财务提现审批流程改由财务科出纳填制《财务提现审批单》，经总账会计复核、财务科长审核、主管领导审批后，加盖公章。

附表：

财务提现审批单

取现时间		现金支票号	
取现账户		取现金额（小写）	
取现事由		取现金额（大写:）	
院务部部长			

财务科长：　　　　　总账会计：　　　　　出纳：

ABC 医院（公章）

【经验与点评】

原来 ABC 医院的现金提现是在建设期间设置的内部控制流程，是在当时的特殊情况下设置的，也抓住内部控制的关键点，经财务审核，报分管领导审批。但在建设完毕后，医院及时做出调整提现的规定，其作用一是符合上级主管部门的规定；二是现在的提现需经总账会计复核、财务科长审核、主管领导审批后，加盖公章，更能确保资金安全，并为从严控制现金的支出范围和额度奠定基础，提供制度的保障，切实加强现金提现的内控。目前 ABC 医院已实现零现金，所有的支付不再提现，全部用转账的方式，但这种在有现金的情况下的管理模式，对于那些还使用现金支付的单位来说，有着有益的借鉴作用。

（二）现金限额的管理

【缘由】

现金是财务管理中的重要环节，现金一多，出现舞弊的可能性就越大。因此从源头上从严控制现金的额度是提高资金安全度的有效办法。

【过程和做法】

为进一步加强资金安全管理，经财务科、各职能部门、下属招待所研究讨论，结合实际业务需求，对医院各财经管理单位库存现金设置上限。具体如下：

财务科每日库存现金不超过××万元；

总务科水电收费、住房押金收费每周五库存现金不超过××万元；

病案管理科病案复印费、太平间收费每月底库存现金不超过××万元；

下属招待所每日库存现金不超过××万元。

现金限额的规定，从严控制现金的支出范围和额度。经过一段时间的发展，ABC 医院的财务科已达到了零现金的状态。

· 219 ·

趣味【案例】盘点现金的囧事

　　有一次，ABC医院聘请一个专家，对财务的内部控制进行评估，正在和出纳访谈时，专家说"那现在咱们盘点现金吧。"出纳惊讶地说："盘点现金？我们现在已没有现金了，收到的现金由银行上门来收取，报销实行公务卡。所以没有现金。"专家感叹说"实现零现金，那是很先进的啊！"

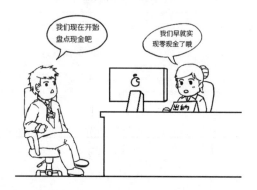

【经验与点评】

　　现金支付一是会容易产生错漏。二是会带来更大的工作量。三是容易套取现金，产生舞弊。减少现金支付对于提高财务工作效果有较大作用。

（三）优化现金管理制度

【缘由】

　　随着精细化管理的推进，ABC医院准备持续对各个版块的制度进行优化。现金是舞弊的可能性最大的环节，不断地优化现金管理是提高资金安全的重要方面。

【过程和做法】

1. 现金限额

　　原流程：现金数额无明确规定。

　　更改后流程：现金数额不超过 X 万元。

2. 出纳出票操作管理

　　原流程：根据会计出具的会计凭证、各职能部门的报销单、审批单，出纳核实金额及付款信息后，依银行规定异地结算或同城结算开具转账支票及电汇凭证。出票完成后打印出票汇总表送交科室领导，票据使用汇总表交由银行人员签收，作为领取票据的依据。如领导不在需电话通报汇总表的具体内容，为确保资金安全，银行柜台再电话核对票据的金额及数量，领导同意支付后方可划款。

　　更改后流程：在以上操作流程的基础上，财务科增加了三项服务：第一是付款期限。严格按照财务科制定的规定时间付款；第二是超过时间要在汇总表上注明原因。由会计负责填写说明，明确责任人。如账户没资金，需由出纳负责查询账户资金情况，并保证账户及时调拨款；第三是电话通知。付款注明打入公务卡账户的，付款后立即电话通知，提醒对方查收。

3. 领票人沟通问题

现流程：领票人由会计沟通，领票人由财务科领导直接通知会计，由会计告知出纳。

更改后流程：领票人由出纳沟通确认，领票人由财务科领导通知会计，会计告知出纳后，出纳和领导核实后，方可办理出票。

【经验与点评】

通过对出纳现金额度的管理、出票操作流程的规范、以及办理出票的具体流程，对出纳的管理达到精细化管理的程度，同时根据实际情况的改变，不断地进行优化。

三、银行账户管理精细化

（一）银行账户的管理定位和功能分析

【缘由】

是否办理协定存款协议，开通定期或七天通知等账户是财务账户管理经常碰到的问题。办理这些业务，一方面是可以以最大效益盘活沉淀资金，但另一方面要考虑上级的规定以及财务风险。也就是说，对于财务部门来说，要考虑的是既要资金安全以及合规性，又要考虑到最大限度地发挥效益的问题。

【过程和做法】

为了完成这个任务，财务部门向领导汇报。领导做了重要的指示，先是要求进行调研，出具可选择的方案，做出决策。

首先，进行调研，调研的过程如下：

在当时特定的环境下，上级财经政策允许的资金保值增值产品共三种：

（1）协定存放。与开户银行签订协定存款协议，签订后对账户余额超过××万元以上，按照协定存款利率×%计算，不足××万元部分，按活期存款利率计算。

（2）七天通知存款。每次用款前，均要提前七天书面通知开户银行，按照七天通知存款利率×%计算，未通知或不足七天提取，按活期存款利率计算。

（3）定期存款。主要分三个月、半年、全年三种。年利率分别为×%、×%、×%

其次，进行分析。相比较，协定存款，盈利低，资金使用机动性高；七天通知存放，盈利较低，且程序较复杂，资金使用机动性一般；定期存款，盈利较高，资金使用机动性差。综上，财务部门拟采取办理协定存款与七天通知存款、定期存款相结合方式。具体为：为基本账户下已开设各子账户统一办理协定存款协议，并增设"定期存放"和"七天通知"两个账户。当基本账户下各子账户剩余资金超过一定的金额后，财务科将酌情以七天通知存款或定期存款方式存入相应账户，以最大效益盘活沉淀资金。

根据上级"集中支付，单一核算"的账户批复，财务部门经请示上级业务主管机关同意，采取使用"在基本账户下绑定子账户"的"对公一户通"新金融产品，以银行存款明细到子账户方式核算单位的经费。

再次，为调动一般存款账户提供金融服务的积极性，引入多家银行作为引入竞争机制，通过不同银行间同类业务比较竞争，提高各自服务质量。同时盘活同一个银行账户提供金融服务的积极性。比如对于财务部门来说，在某一个银行开具的某一个账户经常指定仅负责发放人员工资单一业务，对于这个银行来说，该账户仅在每月发工资时有资金瞬间转入、随即转出，账面无沉淀资金，根本无法调动该行服务积极性。对此有这样的对策，可以开展一般存款账户多项业务服务。这样就可以对不同银行账户进一步精细化的使用功能分析：

（1）一般户除不能取现外，与基本户功能基本一样，资金存放在任一账户，均能孳生利息，对于一般户与基本户应同等看待。

（2）不同银行在服务对象定位上可有不同侧重，根据开卡情况，某个银行账户偏重服务于本医院人员，另一个银行账户偏重服务于临时聘用人员。

（3）引入竞争机制后，可视几家银行的服务质量对已有业务和新增业务进行划分调整，充分调动其服务积极性。

最后，要求原来仅有单一业务的账户的银行（比如只是发放人员工资），提供增值服务。包括：

（1）比照目前使用的其他银行"对公一户通"，在一个总账户下设多个子账户的做法，拟建立现金支付平台，通过该平台可即时查询资金使用情况，也可实现分账户管理。

（2）设立 POS 卡刷卡机，使用公务卡办理日常报销，员工能持有公务卡办公进行补充，方便办理公事。

（3）可能情况下，可提供一定额度的贷款授信，对原有银行贷款授信额度进行补充。

【经验与点评】

对于初设立的医院来说，在不违反国家相关的规定的情况下，办理相关的灵活的账户；能够充分利用政策，获取最大的合理回报，体现最大的经济效益，又能满足资金的需求，是需要认真考虑和重点思考的问题。这里有几个经验可以分享：一是要在政策允许的范围下，能够保值增值。否则将是违反相关的规定。在以后的各种审计或检查中无法通过。二是为了方便管理，应考虑一般账户与基本账户均开办协定存款，且利率一致，剩余资金无论在哪个账户均能为医院产生同等效益。这样可以避免在工作中出现很多麻烦或需要平衡的问题。三是做好不同银行账户之间功能的分析，平衡好相互之间的关系，根据服务质量来调整功能。能最大地调动银行的服务质量和积极性。四是提供一定额度的贷款授信。这些对于新成立的医院以及资金紧张的医院来说，都是非常重要的。

可以说，仅是一个账户管理都可以做到如此的精细化，做到如此用心的管理，没有任何困难可以阻挡管理前进的步伐。

（二）资金支付方式选用银行金融产品

【缘由】

为切实提高资金使用效益，真正实现有限资金利润最大化，通过使用银行金融产品，达到医院、供货商、银行三方共赢，对已有资金支付方式与银行金融产品有必要重新选择。

【过程和做法】

财务部门经过调研，与几家开户银行沟通了解，做如下简要分析：

1. 已有资金支付方式

目前，医院主要使用的资金支付方式：一是以延期半年方式支付的药品费、医用耗材费；二是以按合同约定节点方式支付的款项；三是以现款现结方式支付的零星采购款项。

2. 可用银行金融产品

（1）银行承兑汇票。银行按院方要求，开具给供货商的可以在规定期限内，采取"到期提款、贴现取款、背书转让"三种方式使用的票据，到期院方支付银行承兑汇票款。优点是支付形式灵活，缺点是年资金成本率高（院方×%、供货商×%）。

（2）国内保理。银行按院方要求，对院方与供货商所签合同支付约定期限，对供货商收取保理费后支付货款，到期院方支付国内保理款。优点是年资金成本率低（院方无成本、供货商×%），缺点是支付形式单一。

（3）流动资金贷款。银行按院方要求，将流动资金款项拨付至院方账户使用，按月收取贷息，到期归还本金。优点是院方使用资金自主性强，缺点是本金归还期短，年资金成本率高（院方×%、供货商无成本）

（4）固定投资贷款。银行按院方要求，将固定投资款项直接支付承包单位，按月收取贷息，到期归还本金。优点是本金归还期长，缺点是院方使用资金自主性弱。

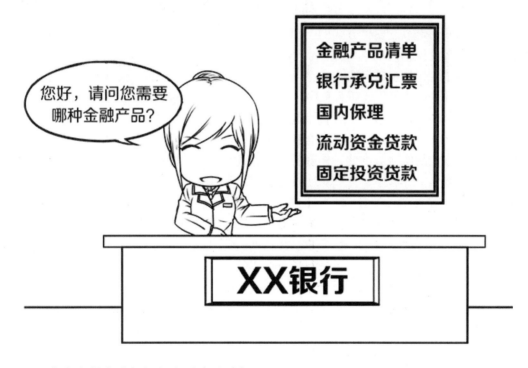

3. 资金支付方式与银行金融产品选择

（1）延期半年方式支付的药品费、医用耗材费。仅对供货商在半年内提前支付的情况，按照有利院方资金成本率（供货商资金成本率仅作参考）排序，建议采取国内保理、银行承兑汇票、流动资金贷款的先后顺序选择金融产品。假如某个医院药品费、医用耗材费预算×××××万元测算，如供应商让利×%，采取国内保理业务可较目前延期半年方式支付节约采购资金×××万元。

（2）按合同约定节点方式支付的款项。通过商务谈判，按照有利院方资金成本率（供货商资金成本率仅作参考）排序，也可以采取国内保理、银行承兑汇票、流动资金贷款先后顺序选择金融产品，以达到延期支付医院流动资金目的。假如按照某个医院集中采购事项扣除药品费、医用耗材费预算差额×××××万元测算，按银行同期贷款利息测算，可节约货币资金时间价值约×××万元。

（3）以现款现结方式支付的零星采购款项。因涉及金额较小，建议不选用银行金融产品。

4. 选择的实施方式

由财务部门全程参与招标询价文件的拟定、商务谈判资料的准备以及商务谈判并确定资金支付方式与银行金融产品的选择，并报主管领导审批。

附表《采用银行金融产品资金成本明细表》（表中的数据为银行设计的虚拟数据，本案例并没有真正实施，此处仅提供一种可供参考的方法）

【经验与点评】

财务管理的重要职能是筹集资金和运用资金，通俗来讲，就是聚财、用财和生财。对于医院来说，资金支付有不同的方式，有不同的金融产品可以选择。对于财务部门来说，重要的是要擅长调研和总结。对于 ABC 医院来说，一是分析目前的资金的支付方式，二是主动进行调研，了解现行可用银行金融产品。三是进行深入细致的分析，对于延期支付方式的，按合同约定节点支付方式的，和以现款现结方式支付的，给予不同的选择方案。对于不同的方案提供不同的选择结果。尝试给领导以选择题，并提供有倾向性的一种选择，而不仅仅是给领导反映问题，向领导出综合题让领导来回答。前者是给领导排忧解难，同时让领导进行决策，既符合程序，又对领导给予足够的尊重。后者纯粹是给领导难点，只是反映了问题，但同时也给领导出了很多难题，由于领导往往不是这个领域的专业人士，往往会使问题得不到解决，或由于领导不专业，提出解决问题的方法有所偏颇，又不能发挥下属专业的能力。因此，作好精细化管理，要争当第一种，充分的调研和分析，提供精细的方案供领导选择，方可能达到精细化管理的境界。

采用银行金融产品资金成本明细表

序号	成本支付方	项目	方案 1 半年后支付（依靠自身信用用短期支付）	方案 2 按合同规定支付款项（流动资金贷款）	方案 3 使用银行产品间接支付 按合同规定支付款项（银行承兑支票）	方案 4 按合同规定支付款项（国内保）
1	院方	1.1 利息		32		
2		其中：年贷款基本利率（买方）		6.40%	0%	0%
3		1.2 手续费			0.6	
4		其中：手续费率			0.06%	
5		1.3 承兑费				
6		其中：承兑费率				
7		1.4 承诺费			22.5	
8		其中：承诺费率			2.50%	
9		小计	0.00%	6.40%	2.55%	0.00%
10		1.5 应收账款管理费				3
11		其中：应收账款管理费率				0.30%
12	供应商	1.6 供应商的资金成本	961.54		35	29.25%
13		贴现成本			36	
14		其中：贴现成本率			7%	
15		预付款利息				20.26
16		其中：预付款利率				5.65%
17		小计	0.00%	0.00%	7.00%	6.15%
18	综合成本	院方支付	0.00%	1.60%	2.55%	0.00%
19		供应商支付	0.00%	6.40%	7.00%	6.15%
20		成本率合计	0.00%	6.40%	9.55%	6.15%
26	计算	期限（月）	3	3	3	3
27		院方支付	0.00%	1.60%	0.64%	0.00%
28		供应商支付	0.00%	0.00%	1.70%	1.84%
29		实际成本率合计	0.00%	1.60%	2.30%	1.54%

（三）为了社保在当地的××银行开设账户

【缘由】

近日，医院接到当地市社会保险事业局《关于配合做好我市社会保障卡应用工作的通知》，通知要求自20××年7月起市医保回款全部通过××银行指定账户结算，市各地方医疗定点机构务必于7月10日前在市××银行开设专用账户。按照上级部门的规定，系统内单位不能在国有五大银行之外的其他银行开立账户。××银行不属于国有五大银行的范围。但如果不按当地的要求开设账户，医院将失去大量的医保病人，医院应如何处理？

【过程和做法】

财务部门先是统计ABC医院当年医疗收入，进而统计通过医保人员就医后经海南省社保局审核结算回款收入，此项占医疗收入的××%。可以说，这属于医院的重要事项。如不按当地市要求开立专门的银行账户，每年将导致医院大量医保病人流失，医疗收入骤减，严重影响了医院对外有偿医疗服务的工作开展，解决当地的看病难的问题，及为当地提供优质的医疗服务。因此申请协调上级财务部批准在当地市××银行开立一般账户，专项用于医保结算。

【经验与点评】

中国大部分的医院一方面是给当地提供医疗服务，医院往往成为一个地方快速发展，吸引人才的一个重要因素。因此医院的发展往往要和当时的有关政策密切配合。另一方面，医院的管理往往是典型的行业的管理，要按照上级部门的要求来进行规范管理。往往就会出现上级部门的规定和当地的要求发生矛盾，产生不同意见的地方，此时应该如何处理？这是非常考验医院的选择和判断的。本事项在上级部门的规定和当地的要求发生矛盾时，不是一味无意义的抱怨，而是非常巧妙地得到解决。先是分析矛盾的事项具体内容，进而分析此事项对当年医院收入的具体金额和比例，列为重要事项后，向申请协调处理。但同时又专项专用，既不违反相关的规定，又符合程序的规定。

（四）利用银行的服务提供优质服务

【缘由】

医院的管理离不开与银行的合作和支持。如何充分地利用银行提供优质的服务，一方面降低医院的人员成本和管理成本，另一方面是利用银行的服务来解决部分医院的内部控制管理，是需要医院财务人员思考的问题。

【过程和做法】

ABC医院与银行一直保持着良好的战略合作关系，在财经业务合作方面先后推出了银医一卡通、对公账户一户通、公务卡结算报销系统、工作日上门取款送单、每月中旬集中本门办理各类业务等一系列在全国技术领先的服务项目，奠定财经规范化管理的基础。

【经验与点评】

银医一卡通、对公账户一户通、公务卡结算报销系统、工作日上门取款送单、每月中旬集中办理各类业务等有效的服务离不开银行的合作、支持，特别是为了更好提供优质的财务服务，不断地与银行合作开发项目，是更好地实现财务的精细化管理的重要一步。

（五）规范下属招待所账户管理

【缘由】

根据上级部门检查的情况，单位进行了对照自查，为了进一步规范下属招待所财务管理，对下属企业的有关财务制度提出相关建议。

【过程和做法】

在查阅制度法规和咨询有关专家基础上，财务部门经过细致的研究，进一步规范下属招待所财务管理，主要如下：

归并账户管理，在下属招待所的银行独立核算账户批准前，继续使用医院基本账户下的下属招待所子账户，按月编制子账户银行对账余额调节表，医院财务科编制合并银行对账余额调节表；独立核算账户批准后，下属招待所财务部按月编制独立账户银行对账余额调节表，并报财务科备查，财务科不再编制合并余额调节表。

【经验与点评】

下属企业的内部控制是总部的管理关键点。印章按照制度要求必须与核准的一致。如果在源头上没有打下良好基础，将会带来很大的麻烦。账户管理也是资金安全和收支管理的重要手段。国家审计往往是从账户管理入手开始审计。本案例中，过去是由 ABC 医院总部编制合并银行对账余额调节器表，现在改为由下属企业编制，总部备查。即符合独立性原则和加大下属企业责任制的精神，又能监控到下属企业的情况。

四、经费与报销管理精细化

（一）经费审批系统权限

【缘由】

ABC 医院在全部经费实现 HRP 系统预算管理后，分别通过网上报销平台和物资请领平台完成审批。网上报销平台以人名为系统用户名，设置科室经办人操作、科室负责人查询、院部领导查询等权限，实现预算管理的目的；物资请领平台以单位为系统用户名，设置科室操作权限，实现成本核算的目的。

经过半年来的 HRP 系统管理实践，经费审批仍存在四类风险：一是系统操作用户名与经办人签名不一致；二是领导岗位空缺后，审批权限的人员不明确；三是领导岗位调整后，审批权限的时间不明确；四是领导签名没有在财务部门备案，审批签名可能被模仿。有必要对经费审批系统的权限进行进一步的明确和规范。

【过程和做法】

（1）组织对全院网上报销平台系统操作权限用户名进行梳理，确保与科室负责人指定的经办人员一致。

（2）建立经费审批权限变更审批制度。

对领导岗位空缺或调整后，相应的经费审批权限，按上一级领导审批的权限人员和时间调整意见执行；无上一级领导审批意见的，暂由上一级领导代为审批。

（3）组织对全院领导签名收集备案，财务人员在审核经费审批权限时认真核对。

（4）组织 HRP 公司给院部领导按相应权限安装报表查看界面。

【经验与点评】

经费审批存在风险点将会导致财务部门无法严格有效地实施对经费审批权限的监督审核。利用 HRP 系统明确审批权限，能够降低财务管理风险。这种做法是值得计划想利用系统基础为支撑进行精细化管理的医院借鉴的。

（二）日常报销的流程化管理

【缘由】

为规范财务日常报销流程，提高办事效率和服务质量，同时加强资金使用监督、管理，保证资金安全，结合 ABC 医院实际情况，财务科拟定了《财务日常报销管理暂行办法》。

【过程和做法】

（1）理清财务日常报销的主要流程。财务日常报销基本流程包括报销单（或借款单）审核、逐级审批、会计记账、出纳付款四个环节。

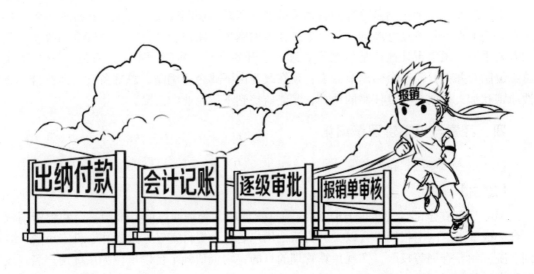

（2）明确财务日常报销的重点环节和主要内容。经分析，报销单（或借款单）审核环节和出纳付款环节是财务日常报销管理的重点环节。报销单（或借款单）审核环节明确了日常报销会计审核事项，对报账方式、结算方式的选择针对具体业务做出详细规定。出纳支付环节重点列示出纳针对不同结算方式最终支付款项时需注意的事项。

（3）对报销流程的重点环节和重要事项逐一明确。在发票审核上，对发票审查涉及的事项和内容做出标准化规定；在报销方式上，根据预算有无列示对所报项目给出区别报账方法；在支付范围上，从开支内容、金额结算起点对现金、公务卡、银行转账三种支付方式做出详细规定。

（4）加强资金支付的内部控制。从会计、出纳两方面对资金支付实施双重控制。会计严格控制现金使用，积极推行公务卡和银行转账方式；出纳对现金支取人、公务卡刷卡人、银行转账领票人严格进行身份核对确认，再次把关。

具体的明细规定如下：

1. 资金支付的范围和费用的审核事项

现金支付范围：经费结算起点（单笔单事项）在×××元以下且无法使用公务卡的开支。支付薪金、超时补贴、津贴、伙食费、差旅费及其他必需使用现金支付范围的开支。

公务卡支付范围：用于会议、接待、差旅、办公用品等零星支出，以及使用转账支票、信汇、电汇等支付的小额支出。

银行转账支付范围：除上述所列示的可以用现金及公务卡支付范围之外的事项，应采用银行转账方式支付。大额及合同付款（基本建设款、药品款、卫生材料款设备及器械款、各项物资款以及列入集中采购目录的事项款）必须通过银行转账方式支付。所提供的账户付款信息必须与发票所出具的单位名称一致，如不一致的应由发票开具单位提供委托付款证明。

（1）对《费用报销单》后附原始单据的审核事项。

第一，检查后附单据的明细项目内容、张数及金额是否与封面所列一致，封面明细张数及金额合计是否正确。

第二，检查发票背面签名情况，发票背面应有事由说明及经办人、科室领导签名。

第三，验证后附发票的真伪性，按财务报销发票验证规定执行。

第四，检查后附票据要素的规范性：

首先，会计人员应对发票开具的购货方名称、开具内容与项目内容是否一致进行审核。

其次，发票所开具的要素应填写齐全，项目、数量、单价列示到所购物品明细，发票上未能列示到明细项目（如项目为办公用品、数量为批）的应由票据提供方出具购货清单加盖发票专用章或公章（印章）必须与票据提供方的名称一致；或提供购货小票，购货小票抬头必须与票据提供方名称一致。

再次，工作人员使用公务卡消费报销的，报销时必须将刷卡回单、发票、购物清单一并作为报销附件粘贴于报销单据后。

最后，检查后附单据是否按《实物资产管理规定》执行。

（2）对《费用报销单》其他审核事项。

首先，各报账人应按《实物资产管理规定》，及时将所收发的实物资产登记到 HRP 系统，并到财务科办理挂账。对于库存物资余额较大（指在办理报销款项时库存结余占上次购买金额的 50% 以上）又必须采购的，应附有相应文字说明并由所在科室领导签署意见。

其次，各报账人应将所报销的金额列式到具体的成本负担科室。如报销封面不能列式齐全应单独列式。

（3）上述三项事项审核完毕后，会计人员出具《费用审批单》，交经办人员按审批权限逐级审批。

2. 借款单审核环节

（1）借款支付结算方式审核参照报销单的审核要求执行。

（2）工作人员在借款后必须及时办理报账还款。现金借款在取得借款 15 天内不偿还的，财务科在通知借款人（或经办人）后，将从其补助中每月扣回×××元，直至全部扣回借款；支票开出 15 天内必须按规定报账还款，否则财务科不再签发支票，借款人在取得借款 15 天内不偿还的，财务科在通知借款人后，将从其补助中每月扣回×××元，直至全部扣回。

3. 逐级审批环节

报销单（或借款单）由相关人员按经费审批权限逐级报批。

报销单（或借款单）经审批后应交分管会计记账，并由总账会计复核，交出纳办理支付。

4. 出纳付款环节

（1）付款到卡，出纳通知经办人已到账。

（2）公务卡支付方式：

首先，出纳取得经会计出具并复核的会计凭证，通知经办人到财务科办理刷卡事宜。

其次，出纳应核对取得的公务卡与会计凭据上列式的账号是否一致，并按会计凭证列式金额办理刷卡。

最后，出纳取得公务卡交易凭证后，要求持卡人在凭据上签名，并将凭据粘贴于报销单据后。

（3）银行转账支付方式：

第一，出纳取得经会计出具并复核的会计凭证，按凭证所记载的会计信息开具付款单据。

第二，出纳通过银行密码支付器获取密码，将密码填列在支付密码栏上，交由总账会计复核、确认。

第三，出纳对领票人的确认：领票人如是银行上门服务人员的，出纳应对其进行身份确认；

第四，出纳将票据信息在领票登记簿登记，确认领票人，将票据交由领票人核对后在领票登记簿上签名确认。

【经验与点评】

财务日常报销是财务管理当中最重要的、也是最基础的环节。如果做得不好，不但影响费用开支的真实性、合法性，财务报表的质量，也会影响到工作的效率。如何提高办事效率，缩短办事人员报销周期，同时又规范管理资金安全，是每个财务人员要面对的问题。ABC医院首先是明确财务日常报销基本流程应包括的四个环节，重点分析出其中两个重点环节。为了有效地解决问题，分别明确了报销单（或借款单）审核环节，明确了日常报销会计审核事项，对报账方式、结算方式的选择针对具体业务做出详细规定。出纳支付环节重点列示出纳针对不同结算方式最终支付款项时需注意的事项。从会计、出纳两方面对资金支付实施双重控制。

经过这些具体的精细化管理内容，使得财务日常报销达到以下的效果：一是规范财务日常报销流程，增强业务标准化、公开透明化，提高了财务人员办事效率，缩短了办事人员报销周期。二是强调可操作性。对报销流程的重点环节和重要事项逐一明确，严格控制现金使用，对现金支取人、公务卡刷卡人、银行转账领票人严格进行身份核对确认等措施。提高了可操作性，减少了财务人员的舞弊和操作偏差的可能性。对《费用报销单》后附原始单据的审核事项该审核什么，如何审核，以制度的方式明确下来，使得审核工作变得简单，标准。三是通过对现金、公务卡、银行转账三种支付方式做出详细规定。让办事人员事先对财务报销工作内容得到明确，提高了相互之间的效率。因此，整个财务日常报销工作得到上级检查部门的认可和赞同，并在全系统进行推广。

（三）发票验证的精细化管理

【缘由】

发票管理是财务管理的一个重要方面。随着经济的发展，社会越来越复杂，经常出现偷税、漏税、代开、虚开发票等现象。因此对发票进行验证很有必要。财务报销发票是参与经济活动单位或个人依法纳税的唯一凭据，通过验证可以防范偷税、漏税、代开、虚开发票等违法行为。发票是参与经济活动单位或个人经济往来的真实记录，通过验证可以核查经济活动时间、地点、内容、费用的真实性。发票也是审计部门监察参与经济活动单位的重要检查事项，通过验证发票可以规避财务的审计风险。

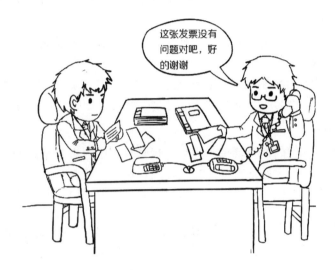

【过程和做法】

1. 目前主要做法

（1）验证范围。在财务科报账的所有财务报销发票。

（2）验证方式。××金额以上必查，××金额以下抽查。

（3）验证方法。采取票面鉴定（对发票的纸张、油墨、团花等基本要素肉眼验证）、网络查询（通过税务机关网站验证）、语音查询（拨打"区号＋12366"根据语音提示进入后验证）相补充的办法。

（4）验证确认。票面鉴定结果由财务人员通过会计凭证签认；网络查询结果由财务人员通过网页截图后打印签认；语音查询结果由财务人员通过录入制式表格后打印签认。

（5）验证过程。在执行过程中，分两类验证发票：一类是对工程、设备、物资等签订合同事项报销发票的验证。方式为全部必查。方法采取先网络查询，未查询到再用语音查询的办法；另一类是对常规费用报销发票的验证。对单项费用超过×××元（含）的，方式为××金额以上必查，××金额以下抽查。方法同上。单项费用低于×××元的，方法采取票面鉴定的办法。

2. 总结医院发票验证管理现状及问题

（1）验证范围广。医院正常运转后，参照其他医院临床部财务业务量，财务科人均日需通过网络、电话查询等方式审核×××张发票，工作量很大。

（2）验证问题多。在试运行期间，发现各单位报账人员开具或取得的发票中，极个别存在不真实性（如发票开具地与开具类别不符合规定）、少部分存在不完整性（如发票无税务机关监制章、无财务印章或发票专用章）、普遍存在不规范性（如发票填写项目不齐全、字迹不清晰）等问题。

（3）验证阻力大。因医院远离市区，周边商业配套很不健全，经办人员在情况紧急时或为压低成本，客观上存在只能从非常规渠道采购的情况。同时经办人员也普遍缺乏发票验证专业知识。而财务人员在对其报销发票验证时，少部分经办人员因等待时间较长，发票不符合要求被告知更换等原因，表现出不理解、不配合、不满意的情绪。

3. 解决问题举措

（1）对内。不断提高财务人员业务素质，尽快学通用透《规定》、《办法》。各单位相对固定专人负责报账事宜。由财务科组织相关人员专业培训，使经办人员了解、理解、熟悉、掌握《规定》、《办法》。

（2）对外。对不符合要求的发票一律拒收，并停止任何款项支付，情节严重的向税务机关举报。

【经验与点评】

发票管理在一个单位的财务管理、进而在运营管理中占有着重要的地位。在目前，我国的发票是一个单位或个人经济事项的真实记录和凭证。认真验证发票可以防范偷税、漏税、代开、虚开发票等现象。但是，大部分单位都常常忽视发票的管理和验证。此次发票验证的精细化管理有几个特点：一是重视发票验证的重要性。分别从依法纳税、真实合规和审计风险等三个角度来认识发票验证的重要性问题。二是认真地分析发票验证的现状，从本质上和根本上解决问题。比如调研了解到验证的范围广，工作量大，需要通过设立标准和流程来提高效率。又比如调研了解到在试运行期间发票的验证问题多，因此将问题按存在不真实性、不完整性、不规范性等类别进行分类，以便于在实务中具体解决。又如调研了解到阻力比较大，充分认识到规范发票验证的困难，从而有充分的准备来面对困难和问题。三是在做法上明确验证的验证范围、方法、方式和过程。比如明确验证的范围，知道要解决的问题范围在哪里，比如验证方式。采用必查（逐张发票验证）和抽查（对连号发票及分段发票每个段号区域随机抽样2张验证）相结合的原则。采取票面鉴定、网络查询、语音查询等不同的验证方式。对于不同类型的发票给予不同的规定。对工程、设备、物资等签订合同事项报销发票的验证和常规费用报销发票的验证明确不同的处理方式。对不同金额的发票有不同的规定。比如单项费用超过×××元（含）和低于×××元的，规定不同的验证方法。既提高了效率，又有效果。四是重视关键环节的规定和要求。比如在关键的控制点上，对于发票验证办法给予细节明确的规定，对于网络查询要求要有截图打印签字确认，以保证发票验证的最后落实。因为这个环节很重要，是确定财务人员是否落实验证的重要凭证和依据。五是有制度和培训的保证。通过制订验证规定、办法、确认表等制度和表单来规范财务人员的验证行为，并重视对内对外的分别管理，重视培训，以提高制度落实力度，并能够达到精细化管理的效果。

（四）发票开具的精细化管理规定

【缘由】

随着医院的开诊，在财务报销中各种问题出现越来越多，连号发票并分别填制多笔报销单据属于哪种类型，给不给报销？对于发票开具的内容不具体、不明确的应如何处理，未附小票或明细清单能否报销？有些发票开具的内容超出税务部门规定的范围如何处理？如果拒绝来报销的办事人员，由于事先并不清楚要求，不予报销会给他们带来很大的麻烦。如果接受这些发票，又违反国家的规定。对于办事人员来说，有时是受害者，他们所接收的票据是假发票，或开具的发票内容并不规范，但自己并不清楚。是时候应对于各种发票报销类型情况进行归纳、分类和汇总，以提高工作效率效果，并降低工作中各种摩擦，更好地为办事人员服务。

【过程和做法】

结合实际报销工作中发生情况，对各种发票开具的情况进行分类汇总，在验证发票真实性基础上进一步规范发票开具管理，财务科拟制了《关于进一步规范发票开具管理规定》，明确了如下事项：

一是连号发票问题。明确了开具两张以上连号发票并分别填制多笔报销单据不予报销的情况。二是笼统发票问题。明确了发票开具项目内容与数量和单价对应不具体、不明确，且未附对应购物小票的情况，不予报销。三是发票开具类别问题。明确了国家税务局和地方税务局开票范围，并对发票开具属地进行了规范。四是校别发票真实性问题。明确了校别发票真实性的方法：一是登陆税务局网站查询；二是拨打税务局服务电话查询；三是让医院财务科会计人员协助查询。

具体规定和做法如下：

1. 连号发票开具的问题

为避免化大为小，对两张以上非定额发票连号（时间间隔在一周以上除外即同一业务事项开两张以上发票分多次报销，不予报销。按照《ABC医院事项与经费审批权限管理规定》，各事业单位报账时，如同时满足以下三种情况时，严禁开具多张发票并分别填制多张笔报销单据报销：一是发票上加盖的"发票专用章"属于同一家供应商；二是发票开具时间相差不超过一周的；三是报销事项属于同一预算控制的末级科目的。

2. 笼统发票开具的问题

为避免发票的报销事项不真实，对发票开具项目内容的名称、数量及单价对应不具体、不明确，且未附对应机打或手开购物小票的情况，不予报销。常见笼统发票的项目内容有水果、食品、日用品、办公用品、五金配件、生活用品、礼品、工艺品、电脑配件、耗材等。

3. 发票开具类别的问题

为避免偷税漏税，对发票开具类别进行规范：

（1）发票所属税务局，含国税、地税开票范围。一是国税开票范围：①销售货物，有货物交易、加工；②进口货物；③提供加工、修理修配劳务，受托加工货物、受托对货物修复的。以上三类均需开具增值税发票。二是地税开票范围：除国税开票以外，全部由地税开票，范围很广，交通运输、建筑工程、金融保险、邮电通信、文化体育、娱乐业、服务业（包括代理业、旅店业、饮食业、旅游业、仓储业、租赁业、广告业、其他服务业等）、转让无形资产、销售不动产。

（2）发票开具属地规定。一类是建筑、安装、装饰装修等工程施工在施工项目所在地开具发票；二是除第一类均在单位注册地开具发票。

4. 校别发票真实性的方法

为保证发票本身的真实性，提供如下发票校别方法：

（1）网上查询，根据发票上端"××税务局监制"章所写地区及所属税务局（国家税务局、地方税务局），登陆应网站查询。

（2）电话查询，根据发票上端"××税务局监制"章所写地区区号加 12366 进行人工服务查询。

（3）可打财务科电话，让会计人员帮助查询。

【经验与点评】

财务管理中，由于发票不合规的问题，导致财务部门和经办人员产生摩擦，财务部门不被理解，经办人员多次跑财务部门，重新补开发票，或多次报账不成功的情况时有发生。对工作产生的问题及时进行总结归纳，并提出解决办法，对于规范财务管理，提高工作效率是很重要的。此项工作的精细化主要是体现在：

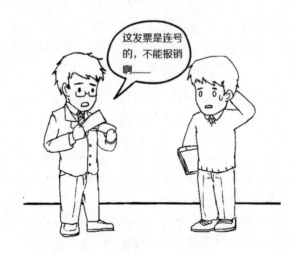

一是明确了什么是连号发票，并具体明确不给予报销。并具体指出"发票专用章"属于同一家供应商、发票开票时间相差不超过一周的、报销事项属于同一预算控制的末级科目的这三种情况时严禁开具多张发票并分别填制多张笔报销单据报销。一方面能够更好地落实《ABC 医院事项与经费审批权限管理规定》，另一方面能够可以更好地避免肢解项目，规避招标的情况，符合国家集中采购的精神。

二是明确界定哪些属于笼统发票，使发票的界定更加精细化。由于在工作中经常以发票开具不具体，过于统筹拒绝了经办人员，经常使经办人员摸不着头脑。而财务部门明确指出发票项目内容与数量和单价对应不具体、不明确，且未附对应购物小票的情况，不予报销。

三是明确了国家税务局和地方税务局开票范围，并对发票开具属地进行了规范。并列表列出发票事项分类，使经办人员有具体的方向。

四是校别发票真实性精细化指引。指引经办人员可以从登陆税务局网站查询、拨打税务局服务电话查询、让财务科会计人员协助查询等三种方法进行校验，使经办人员对检验发票有方向性指引，同时也加大经办人员对发票真实性的责任，大大地减轻了财务人员查询发票的工作量，所以说，擅于运作工作方法，抓住工作的"牛鼻子"是提高效率的重要的方面。

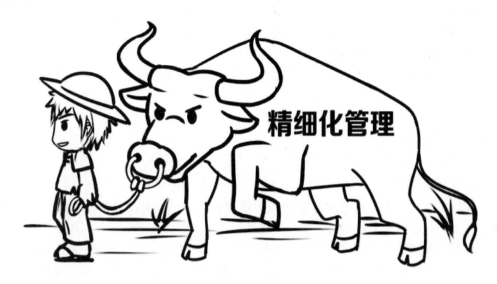

五是制度制订的精细化。既提高工作的可操作性，也提高了服务的质量。比如发票上公章是怎么样的，税务部门印章的形状和字样，上环、下环和中间是如何刻制的，字体如何，颜色如何，紫外线灯如何反色；发票内容填写如何填写才算齐全，包括哪些内容；在什么情况下应附购货清单；如何通过逻辑关系推理发票是否发生问题；判断发票印制日期有什么方法；发票号码相连或相接近而开票单位不同的作假情况。如何进行纸张防伪、油墨防伪、划痕防伪、字迹防伪、团花和花边防伪、二维码防伪等等。为了使广大经办人员和财务人员更加专业和熟练，对于局部地区只能用电话查询、局部地区只能次月查询，加以说明、新旧式样的发票的使用期限，开票企业地和发票地不同情形，可能存在的问题加以明示，这样减少了很多工作的误解和矛盾。如果在工作中，作为管理者能够如此细致地规定制度，并加以严格管理和落实，就不会出现管理不好的情况。

（五）发票进一步精细化管理

【缘由】

医院自开诊以来对财务票据的管理十分严格规范，但仍存在两方面问题：一是2××2年医疗收费票据估算需求量偏大，造成少部分票据作废；二是医疗收费票据 HIS 与票面记录信息不一致的现象。

【过程和做法】

针对出现的各种问题，财务部门先是排查原因，进而提出解决办法，再而提出后续跟进措施。

1. 查找原因

针对问题，财务科及时查找原因，认为票据作废是因为医院对首年度医疗收入估计缺乏历史数据作为依据，今后年度不会再发生；票控系统、HIS 与票面记录信息不一致是因为存在"不明原因不跳号、HIS 数据无法正常写入票控系统、特需挂号费无法写入票控系统"等技术问题。为此，财务科邀请了上级科研所信息中心负责票控系统技术研发的主任来医院实地指导，最终确定原因是 HIS 系统与票控系统的接口不适用，造成两个数据库之间信息传递不稳定。

2. 解决办法

（1）对前期数据。由于是整体系统的原因，各单位都出现了票控系统的记录与实际票据开具情况不符的现象，对于财务部门来说属于不可控事项。

（2）后续处理。系统方面，协调上级信息中心联系对研发部门 HIS 接口做出调整，以保证 HIS 系统开票信息的顺利读取；收费人员必须确保票控系统号、发票号、HIS 系统票据号三号一致；利用辅助盘进行管理，在规定的时点前，由收费部门分别到财务科进行辅助盘的授权，辅助盘应及时接收票据的数据，并按季度到财务科管理盘读取数据，保证数据及时更新。以后更加科学、严谨的估算下一年度票据需求量。

【经验与点评】

这项工作体现了作为高素质的管理者的要求和素养。一是对于新的医院，未来的收入，费用，以及各种配套的用品，相应的措施都是难以准确估算到的。对于精细化管理的要求，要及时根据工作的实际情况不断地调整，适应，并及时做出反应和判断，以减少未来的浪费和损失。二是对于高质量要求的单位，做好精细化管理工作，需要这种主导地位或引领地位的单位及时发现整个行业和系统存在的问题，对于前期的问题和后续的问题提出不同的解决方案，及时与上级单位进行沟通和协调，体现出作为行业领先地位的单位在系统中贡献。

五、票据管理精细化

（一）票据领用的核准和管理

【缘由】

随着医院正式开诊，医疗收费及其他服务性收费陆续展开，现共有四个科室向财务科申请领取财务发票。其中某科需领取医疗发票，总务科（负责生活区水电收费）、住院病案管理科（负责复印病历收费）均需领取。经过调研，上述四个科室开展收费项目均需经过审批，且确需开展的。

【过程】

四个科室在财务管理上，均按照《ABC 医院预算外经费管理规定》严格落实收支两条线管理；在内控机制上，科室均采取两人分别收款、记账方式；在交款要求上，医疗收费资金除保留备用金外，均按时缴入医疗收费账户，其余收费项目资金超过限额，均要及时上缴财务科。严格执行《ABC 医院票据管理办法》，根据各科室业务量情况按规定程序发放、回收相关票据，并定期检查票据使用情况。

【经验与点评】

随着医院的发展，业务科室存在着领用发票的需求。作为财务管理部门，如果不理会这种需求，一是无视医院的发展需求，二是无法体现服务的意识和精神。但这种需求的满足不是随便的满足，而是要按规定来进行。一是需经领导的审批。票据的收发销是需要有严格的控制的。如果在领用的环节没有做法，将会导致票据无根源可寻，到处泛滥，缺少监控的问题。二是严格按照收支两条线管理。三是在内部控制的机制上，要求两个人以上分别管理，一人收款，一人记账，互相牵制。四是对于收费项目资金要求及时上缴，以免出现问题。五是严格发票的发放和核销的管理，定期检查票据使用情况，严格按照票据管理办法来进行。这样，既能满足科室业务的需要，又可以保证票据和资金的管理不出现问题，又使得资金得到控制。从经验上来讲，财务管理部门不能一味地拒绝，在做好服务的同时又能符合要求国家相关规定，并且能够避免资金管理出现问题。

（二）票据管理的规范化

【缘由】

随着医院的正式开诊，各项经济活动逐渐展开，涉及的各种票据业务已陆续投放使用，如何管理票据成为财务人员要马上面临的问题。

【过程和做法】

为进一步加强对票据的规范化管理，结合实际情况，财务部门拟定了《票据管理规定实施细则》。

主要特点有：

（1）票据管控范围上，确保对发放、收回的每一本票据执行严格审查。

（2）票据申领、收回程序上，票据管理员收到分管会计审核确认后的申请单方可发放票据，从严控制票据领用。

（3）票据管理各项业务上，设计专门的表格对票据各项信息进行登记，使用方便，操作性强。

（4）票据稽查上，月底各职能会计对所分管业务票据信息进行统计、汇总，交由总账会计与账务核对，以使票据稽查定期化、常态化，便于及时发现问题。

在对下属单位的票据管理上，严格落实上级部门的《票据管理规定》，禁止将票据借予外部承包单位使用；票据作废时必须在系统中按照规范程序冲销；禁止虚开、代开、转让、出借、涂改、挖补票据，或者将票据提供给地方单位或者个人使用。

【经验与点评】

"好的开始是成功的一半"。因为 ABC 医院刚刚成立不久，应尽早管理规范化，将各种可能发生的问题消灭在未发生之前。对于票据管理，医院一是明确了票据定义，票据管理制度和票据的主管部门。下属企业的内部控制是总部的管理关键点。如果在源头上没有打下良好基础，将会带来很大的麻烦。票据管理是收入管理的主要手段。很多收入的不完整或其他的问题，源于票据管理没有很好的把握。也就是说，收入的流失，有赖于在这个"源头"上加大监管力度如果把预算外资金收入比作"水"的话，票据就好比是"水"的"源头"。在日常票据审验、年度审验及年度票据检查中，需要严格规范票据入库、领购、缴销手续，由专人、专库保管票据，每月进行盘点核算，了解单位实际用票情况，坚持票据限量供，缴旧领新，严把票据出口关和审验关。

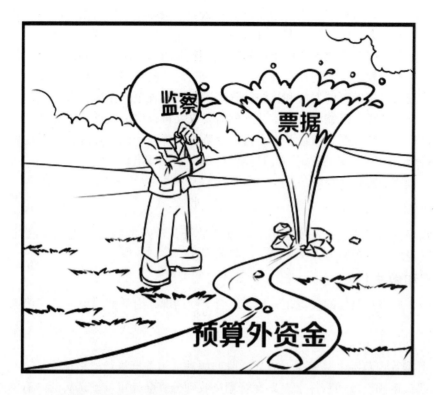

（三）医学部账户的票据管理

【缘由】

为满足门诊部医学部扩大经营范围，增加经营收入的需求，门诊部向财务部门提出账户和票据管理方面的需求。对此，财务部门应如何反应？

【过程和做法】

财务部门经与门诊部、收费科共同协商制定如下方案：

1. 账户保障

在医院基本账户下增设医学部子账户，赋予医学部对该账户实时查询的权利。若医学部的成本性支出纳入全院的预算管理，则子账户只核算医疗收支；若采取独立核算方式，则子账户核算全部收支。

2. 票据保障

目前医学部已实现查体项目开具对公医疗发票，下一步要解决医学部拟增加的门诊、住院项目对公客户开具发票的问题。解决方案如下：

（1）客户打款至子账户后，要求开具对私医疗发票。

第一步，对公客户打款，由财务科开具对公收据。

第二步，医学部组织客户门诊、住院、查体消费，收费科开具对私医疗发票交财务科。

第三步，对公客户最终确认消费结束后，财务科将对私医疗发票交对公客户，换回对公收据。

（2）对公客户打款至子账户后，只进行医疗消费，要求开具对公发票。

第一步，对公客户打款，由财务科开具对公。（因信息科技术上无法实现对门诊、住院项目开具对公医疗发票，只能换开发票。）

第二步，医学部组织客户门诊、住院、查体消费，收费科开具对私医疗发票交财务科。

（3）对公客户打款至子账户后，进行医疗和招待所消费，要求开具对公发票。

第一步，对公客户打款，由财务科开具对公收据。

第二步，医学部组织客户门诊、住院、查体、收费科开具对私医疗发票交财务科，下属招待所挂账。

第三步，对公客户最终确认消费结束后，财务科划拨下属招待所，并将对公（门诊、住院、查体）和对公发票交对公客户，换回对公收据。

【经验与点评】

本事项很好地体现了处理事项的具体思路和方法。一是根据业务部门的需求分成不同的事项。如账户要求和票据的要求。二是针对问题一步步进行解决。比如对于票据的问题。先明确问题需求和解决方案。在提出解决方案时，针对不同的情况、性质提出具体的解决办法。解决办法又分为一步二步三步。既有指导意义，又能明确思路。三是体现了服务的意识。对于业务部门提出的诉求，在提出的方案中，均以保障为主题，体现了尽量满足业务部门需求的思想。

（四）对票据开展清查

【缘由】

医院开诊后，有票据管理使用权限的部门正在有条不紊地进行着，但这些票据的使用情况如何？这个是财务部门有责任了解和监管的。同时上一级部门也提出了关于进一步加强票据管理的通知的要求，对 ABC 医院历年票据管理情况展开清查就很有必要了。

【过程和做法】

根据年度审计计划，结合上一级部门关于进一步加强票据管理的通知的要求，财务部门组织有关人员对 ABC 医院历年票据管理情况展开清查。

1. 清查过程

清查时间为 3 个月，清查内容为 2×××年以来所有财务缴销归档票据。清查对象为涉及票据的六个部门。清查方法采取两种：一是对使用量少的非医疗收费专用票据逐张清查；二是对使用量多的医疗专用收费票据分类抽查。

2. 清查问题

（1）票据管理。普遍存在票据申购、领用、缴销交接记录不全等现象；个别存在票据领用审批手续有涂改、铅笔填列审批单、领用审批签字不完整，审批领用单票号填写错误等现象。

（2）票据使用。普遍存在发票缺失、缴销台账登记错误、发票上乱写发票开具情况、未开具发票且未注明作废等现象；个别存在发票未按规定打印、缴销等现象。

3. 产生原因

（1）建院初期票据领、销管理审核制度还不够健全；

（2）外聘人员较多，人员流动较大，经办人员对票据管理使用不够了解；

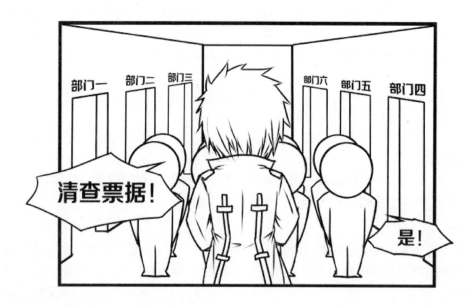

（3）部分科室对票据管理不够重视。

4. 整改措施

（1）缺失发票的，由主管部门查找缺失发票，确实无法找回的，分管部门需查找消费详单并打印发票一同补入缴销票据；

（2）对于正常开具和作废发票未按规定缴销的，经逐张查询系统开具情况，要求按照系统开具情况补齐相应联次，如无法找回的应登记备案；

（3）缴销台账登记错误的，要求重新打印台账，统一更换；

（4）空白发票未注明作废字样的，要求与系统核对后补齐作废标识；

（5）对医疗作废票据确实无法做到缴销时三联一起存放的，已由收费科做出相应说明。

（6）审批手续不完善的，今后从严审核，避免发生此类问题，以前发生的做好登记备查；

（7）发票上乱写开具情况的，要求查询系统后登记票号备查；

上述问题各单位整改完成上报整改报告后，财务科将组织复审。

5. 解决问题的方法

为严格票据管理，经与各分管部门反复沟通，财务科将采用以下方式进一步规范 ABC 医院票据管理：

（1）票据入库。票据管理员收到票据时按所提供的票据印制表清点所收到票据情况，登记《票据入库明细表》并签名备查。

（2）票据领用。领票人在填写《票据领用审批表》时，需将使用科室、领用日期、票据类型、单位、累计已领数量、本次申领数量以及票据领用号段用 A5 纸打印，分别由经办人、科室领导签字后交财务科分管会计审核，分管会计审核签字齐全、填写信息无误且没有涂改，由领票人交财务科长签字后办理领票。

（3）正常开具票据缴销。领票人在票据缴销前，应根据票据实际开具情况，在每本票据存根背面写出此本票据所开具的金额、张数、作废张数（含空白缴销）。按照票据实际

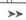

开具情况填写《票据缴销明细表》，分管会计清点票据存根并与《票据缴销明细表》逐项核对，审核开具情况、开具数量与《票据缴销明细表》登记情况是否一致。票据缴销明细表填写后不得涂改。

（4）非正常开具票据缴销。重开或作废等非正常开具的票据应三联全部缴销，如缴销票据不足三联或正常开具发票的存根联丢失，应提供文字性说明并由科室领导签字确认后，与该批次缴销票据一并交至财务科。

（5）建立票据缴销复核机制。在原有票据管理员审核的基础上，新增数据会计对各部门缴销的票据在系统中逐张核对，做到系统与实际开具票据一致；票据管理员对各部门缴销的票据逐张核对，保证缴销票据准确性。

【经验与点评】

票据管理尤其重要，但在实际工作中经常成为管理盲点，往往是财务人员最容易忽略的地方。对于财务人员来说，经常会忙于日常的事项，任之自行管理。所以，定期或不一定期地进行票据清理不失为一种好办法。此项清查，有以下特点：一是清理的思路明确，有清理的整体内容、清理的问题、原因分析，整改措施和下一步的打算。既能发现问题，又能分析情况，还提出整改的措施，对于长远的对策，也提出了一些解决机制。二是对整体能够有个严密全面的把握。诸如有哪些类型的票据，使用的类型有哪些（比如资金往来票据、通用收费票据、有偿收费票据等等），总的票据有多少，哪些是全面逐步清查，哪些是抽查，抽查比例多少，占总量多少等等。三是建议长远的长效机制，从根本上解决问题。包括从思想意识上引起重视，建立缴销复核机制。

六、借款管理精细化

【缘由】

ABC 医院经过一段时间的运转，各个部门为了具体的办事业务进行请款或借款的情形较多，形成了一定的应收款项。为进一步规范 ABC 医院借款的管理，分清借款人、财务科责任，有必要对医院借款归还管理情况进行梳理和清理，并制订新的管理规定。

【过程和做法】

财务部门根据各年医院借款归还实际情况，着重从借款的范围、借款单填写、借款到期后续办理、借款催还办法、借款风险控制等方面梳理了流程，编写了《ABC 医院借款归还管理规定》，明确了相关部门职责，确保从制度上资金安全可控。

对有关事项明确如下：

（1）到财务科办理借款人员仅限于已签订合同的正式聘用人员。

（2）借款人按有无预算填写"预算内借款单"或"预算外借款单"，借款单要素应填写齐全，借款时由经办会计开具借据（第一联存根、第二联留财务挂账、第三联交经办人）；（注：借款单据应写明还款日期），并按审批权限审批后办理，财务科按借款人进行挂账；借款人还款时，由出纳开具收据并由经办人签字确认（第一联出纳留存、第二联交经办人、第三联交会计出账），经办人直接找会计，并注明销账的具体金额。

（3）财务科经办会计按借款单据还款期限到期日前两个工作日提示经办人销账；借款人超过还款日期应对所借款项重新填制借款单据，按规定审批后到财务科重新办理挂账；

财务科对于催办仍未销账的借款人停止办理新的借款。

（4）财务科在每月结账后三个工作日内，由经办会计根据未按还款日（原则上还款日不得超过 1 个月）销账的借款人员编制《ABC 医院借款情况统计表》交工薪会计。每月底工薪会计根据经办会计提供的《ABC 医院借款情况统计表》每月以定额的方式从借款人奖金中扣回，直至全部扣回借款；根据人事部门提供的人员变动情况对借款未销账的离职人员停发一切福利待遇。月底与发放奖金补助时一并将《ABC 医院借款情况统计表》交复核会计复核。每月底工薪会计根据扣借款情况以书面形式向经办人所在部门领导通报；此外，财务科将不定期向院领导汇报借款情况，并根据院领导指示办理。

【经验与点评】

各种请款、借款或暂付款是支付在前，事后结算或报销的资金。这些待结算资金或报销的资金对于顺利地执行预算是必要的。如果不加以控制和及时清理，则容易造成资金分散、积压或坏账损失。同时暂付款在执行过程中是一种不稳定因素，会成为挪用或贪污等现象的温床。再者，各种借款余额居高不下，将影响到单位资金利用效果。因此，从严控制暂借款的占用额度，加速资金周转，是缓解资金紧张的有效途径，也是减少舞弊的有效方法。该事项处理得比较好表现在：一是坚持严格控制原则，对借款的人员、范围和金额有明确的规定。二是严格审批，为完成预算项目，按预算内外有所区别填制单据，经过严密的流程进行审批。从而减少暂付款占用量；三是提高服务质量，在借款还款期限的前两个工作日进行温馨提示。四对于不配合的情况采取一些措施，以利于及时清账。五、设计相关的表格，以便利和提高操作的标准性。通过以上措施，规范借款归还管理，确保资金费用，做到借款责任到人，还款及时，催还有力。

后附：

《ABC 医院✕✕年✕✕月借款统计表》……………………………………………

《预算内借款审批单》………………………………………………………………

编制科室：财务科

金额：元

费 用 审 批 单

年_月借款统计表

NO: Q-0-

部门（科室）：

摘要	费用内容	预算明细科目	预算余额（元）（不含本次）	单据张数（含本张）	报销金额（元）	领导审批
（此项预算未纳入集中采购事项范围，审计不介入）						院首长
						部门领导
合 计					¥0.00	

费用审批单由财务科编制

结算支付
- 公务卡报销（0.00）元
- 银行转账报销（0.00）元
- 银行代发报销（0.00）元
- 冲账报销（0.00）元
- 现金报销（0.00）元

此项费用无需采取ERP进行出入库存管理

经领人：

编制合计：

复核合计：

预算借款审批单

单位（部门）　　　　　　　　　　　　　　　　　　　　　　　　年　　月　　日

借款人		领导批示	
借款事由 及依据		院领导	
金额	小写：		
	大写：		
备注：在款项支付时，以现　金借款＿＿＿＿＿＿＿元 　　　　　　以银行存款借款＿＿＿＿＿＿＿元 账户信息　　户　　　名：＿＿＿＿＿＿＿ 　　　　　　账　　　号：＿＿＿＿＿＿＿ 　　　　　　开　户　行：＿＿＿＿＿＿＿ 注：此款项为预算外经费借款，请经办人及时到账务销账		部门领导	

科室领导：　　　　　复述人：　　　　　审核人：　　　　　经领人：

七、出纳管理精细化

（一）加强对出纳的管理

【缘由】

出纳工作具有特殊性和重要性。虽然会计监督在前，但第一笔资金业务的发生，或者说现金与票据、票据与票据的交换，都是由出纳一手完成。因此，出纳是一个单位会计管理水平和财务管理水平的窗口，也是控制舞弊行为的重要岗位。那么 ABC 医院在开院以来，出纳的工作情况如何？出纳工作流程是否规范，工作是否高效，也是财务管理当中一个重要的一环。因此，ABC 医院提出加强对出纳的管理办法。

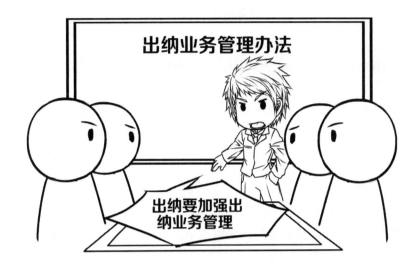

【过程和做法】

为加强出纳业务管理，规范出纳业务流程，提高出纳工作效率，根据《医院会计核算管理办法》，结合医院实际，拟制了《ABC医院出纳业务管理办法》。分别从基本账户信息、票据开具、收付款业务、资料整理移交、出纳对账和其他日常业务等6个方面就相关管理要求、操作办法等进行了明确和细化，具有很强的操作性。

1. 基本账户简介

（1）医院总户下挂N个子账户，主要用作办理日常业务。在出纳操作规程中列出各个账户具体号码，主要的用途等。

（2）账户资金调拨

根据会计凭证在建行子账户间调拨款项时，需填制《子账户款项调拨单》，经审批后开具转账支票；七天通知存款账户、定期存款账户与子账户互转时，需填制《账户款项调拨单》，经审批后开具支款凭证；银行之间资金互转时，需填制《账户款项调拨单》，经审批后开具转账支票。

2. 日常业务操作办法

（1）收保证金业务。

根据业务部门提供的《开标前投标保证金情况核对表》通过网银核对保证金进账情况，并手写开具《资金往来结算票据》，待银行进账回单齐全后一并交由会计记账。

（2）退保证金业务。

根据会计提供的退保证金批复审批表（附带相关资料），在《资金往来结算票据》里找到相关单位保证金的第二联，交由会计记账，经复核岗会计复核后，出纳开票原路退回保证金。

（3）现金收付款业务。

业务部门缴纳现金收入时，根据收入会计审核无误后的数据进行收款，后手写开具《资金往来结算票据》，交会计记账。

外单位缴纳现金收入时，根据相关部门提供的事项进行收款，之后通过票据打印系统开具《通用收费票据》，交会计记账。

直接转卡。

（4）月底对账。

银行日记账对账：由其他人员根据月末《银行对账单》填制《年银行存款余额调节表》），出纳负责打印装订成册。

会计日常凭证查询、调出：凭证未移交前，配合调阅凭证，如有调出的在《财务资料移交登记表》上登记移交时间。

现金库存盘点：每日盘点现金库存，与现金流水日记账核对。

（5）其他日常工作。

银行款项收入：根据各业务部门提供的《未纳入年度预算经费收入确认单》、相关确认单，提供建行汇入账户信息，款项到账后配合各业务部门查询到账情况。

每月统计借款情况：财务科在每月结账后三个工作日内，由出纳员编制经总账会计复核的借款情况统计表交工薪会计处理。

申领票据：财务科规定收费科需要开具银行电汇票据，每次申领张数为 N 张，并盖章登记做好移交手续。7月起全部采用网银支付，不再发放支票、电汇单等。

银行 POS 业务：ABC 医院账户 POS 机刷卡业务，临床科室在开设各类会议、学会，需要外单位缴费时需要刷卡时使用。

【经验与点评】

出纳工作是单位经济工作和会计核算的前沿阵地，随着经济条件的发展，货币资金渗透于社会经济生活的各个领域，任何单位的经济活动都是以货币为交换手段来实现的，必须通过出纳进行现金及银行存款的收支来完成。这个岗位做得如何，将会影响到整个财务管理的水平和质量。因此，尽快对出纳加以规范相当重要。从基本账户信息、票据开具、收付款业务、资料整理移交、出纳对账和其他日常业务等几个方面进行了明确和细化，既明确了岗位的责任，又具有很强的操作性。此处仅以一个岗位为例，其他岗位不一一阐述。但从这一岗位，可以看出"制度＋流程＋表单"体系的重要性和规范性。

八、资金管理精细化

（一）资金现状测试分析和调整资金保障方式

【缘由】

由于医院刚刚成立，各个方面都需要资金，因此资金状况比较紧张，但到底是紧张到什么程度？资金缺口有多少？这就是需要通过财务部门进行相对精准的测算。在有理有据进行分析的情况下，提出的具体的问题和解决方案，是财务部门的本职工作。

【过程和做法】

经测算，医院资金状况十分紧张，亟须调整资金保障方式，具体的分析测算如下：

1. 目前的资金状况

截至×月，实际资金为×××××万元，按照6、7月份收入×××××万元（其中医疗收入×××××万元，下属单位毛收益×××万元），支出×××××万元（其中药品耗材款×

××××万元，人工、能源等消耗性开支××××万元，退保证金××××万元）。在不考虑工程、设备等支出的前提下，7月底资金缺口仍有××××万元，必须通过调整付款较为灵活的药品耗材款的支付来确保医院维持基本运营资金。

2. 药品耗材款支付测算

（1）根据财务科对××家主要药品耗材厂家（占供货总额××%）的调研，普遍同意由现在的延期×个月按季度集中支付调整为延期×个月按季度集中支付，并表示不能承受延期×个月支付。

（2）测算依据。

收入：医疗收入按9月份前××万元/月、10月份后××万元/月；下属招待所收益按预算分别测算。

支出：消耗性支出按全年预算的月均数；药品耗材款按第一季度××万元、第二季度××万元计算；保证金按账面金额6－12月月均数分别测算。

（3）根据测算，按照延期×个月支付第一季度药品耗材款时，资金结余××万元，支付第二季度药品耗材款时，资金结余×××××万元，其他非集中付款月份，资金结余情况更好，都能够满足医院正常运转要求。

3. 配套措施

（1）即日起暂缓支付尚未落实缺口资金的内外工程建设、医疗设备、医疗设备三项经费。

（2）不再保留下属企业账户维持××万元周转资金、医疗收费账户维持××万元周转资金的制度，财务科根据实际情况，在满足工作需要的前提下适时自动调拨资金。

（3）药品、耗材款按延期6个月集中支付，对资金压力较大的厂家协调银行提供提前支付的承兑、保理等业务。

（4）启动资金使用计划，每月××万元的消耗性支出按各单位提前上报的资金计划组织保障。

（5）尽快催还已由医院垫支经费，但需要由上级部门承担费用的部分。

（6）对应收的医保款××万元制定计划，及时进行催缴。

【经验与点评】

不同医院的资金状况不同。不管是新设立的医院，还是老牌的大型综合医院，都有面临资金困难的时候，同时由于报表的设计问题，医院对于自己医院的资金状况往往难以摸清。因此有一套有效的办法来分清自己医院的家底，及时提出解决的措施或防患于未然中，是财务人员的应尽本职工作。在实际工作中，很多有经验的财务人员，一般是依靠自己的经验进行估计。其结果必然是"大约"或"大概"，在实际的执行中就会产生偏差。本案例是提供了很好的一种测算过程和办法，各个医院可以按照这个思路来进行精准地估算医院资金的缺口，及时做好应对措施。

（二）明确资金调拨程序和资金优先拨付程序

【缘由】

由于开院不久，医院建设资金负担较重，加上各种运营的需要，医院的资金相对紧张，如何合理安排，资金分轻轻重缓急是摆在医院的严峻的问题。为了更好地确保维护基本运营资金，财务部门开动脑筋，理清顺序，在资金调拨程序和资金优先拨付程序方面充分发挥自己的聪明才智。

【过程和做法】

为确保维持医院基本运营资金，财务各种需要支付的资金进行分类。

第一层次，必须保障费用。包括人员工资，各种应急保障费用。

第二层次，尽量按时保障。比如维持医院基本医疗运行的成本性支出，包括药品、医用耗材费。

第三层次，计划依次保障纳入预算经费的大额支出，包括物业费、医疗设备费、后勤物资费、工程维修费。

第四层次，原则暂不保障的费用：

（1）医院工程结算尾款；

（2）按照合同约定须退还给中标单位的履约保证金；如因过年等原因确需保障，可适当提高启动资金优先拨付程序金额。

资金优先拨付程序采取在财务请款制单环节执行。

【经验与点评】

对于刚成立的医院，或资金比较紧张的医院，分清各种资金优先拨付顺序非常重要。如果不明确这个问题，到底先支付给哪个供应商或施工单位，成为财务人员手中的"香饽饽"，支付客户资金的选择变成手中的一种权力。为了避免这种问题，本案例专门明确资金调拨程序和资金优先拨付程序。并将各种需要支付的资金按不同层次进行分类，按重要性大小进行排序。使得资金拨付有序，公开，透明，可操作性。同时在一定的程序上缓解了资金的紧张程度。

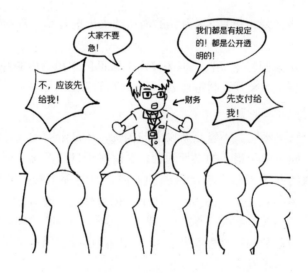

（三）对涉外项目的汇率结算方式进行规定

【缘由】

为降低资金结算管理风险，保障资金安全，经与外贸公司、医学工程科反复讨论研究，拟定《ABC 医院外贸合同汇率条款管理办法》。

【过程和做法】

ABC 医院通过《ABC 医院外贸合同汇率条款管理办法》，对以下情况进行规范：

（1）对浮动汇率、固定汇率下合同款项支付办法的区分。

（2）对合同价款以及增值税税款、关税税款、报关费、仓储、吊装、杂费等国内发生的费用的明确。

（3）对预付款、结算款、代理费用的明确。具体的规定如下：

1. 浮动汇率

合同签订后，参照上级以相应外币计价的合同汇率向外贸公司支付合同总价 90% 的预付款，用于外贸公司开具信用证，信用证开具当天的汇率作为整个合同的结算汇率。

货物发出后供应商凭商业发票、运输单、装箱单等单据在银行信用证下，领取采购协议总价的 90%。货物到达现场并验收合格后，剩余 10% 的尾款结合开具信用证时的汇率、已支付的预付款项向外贸公司进行支付，多退少补。

供应商凭验收报告等单据在银行信用证下，领取采购协议总价的 10%。

需支付增值税税款、关税税款、报关费、商检费、仓储、吊装、杂费等国内发生的费用，依照结算单据的实际发生额计算。外贸代理公司需在办理结算时提交相应发票或发票证明作为结算依据。代理费用按照需支付合同价款的百分比计提，可通过商务谈判的方式进行确定。结算发票把代理费项目单独列出。

2. 固定汇率

合同签订后，院本部若有相关规定，参照院本部相关规定中提及的汇率，向外贸公司支付合同总价 90% 的预付款，用于外贸公司开具信用证。

货物发出后供应商凭商业发票、运输单、装箱单等单据在银行信用证下，领取采购协议总价的 90%。货物到达现场并验收合格后，按照上述付款汇率，以外贸公司出具的结算单为准，支付外贸公司采购协议总价 10% 的尾款。供应商凭验收报告等单据在银行信用证下，领取采购协议总价的 10%。职能事业部门签订合同时，可根据实际需要选择适用的支付方式写入合同条款。

【经验与点评】

合同条款的拟定对经济后果的影响很大。通过界定浮动汇率和固定汇率区分，并对各种具体的情形加以区分，体现了精细化管理的原则。关于汇率条款管理给有涉外项目的单位和组织有很大的启发。

九、规范会计信息

【缘由】

为进一步规范会计信息填写，确保索引准确，记录清晰，有必要对记账方式进行明确规范。

【过程和做法】

为规范会计信息填写，做以下规定：

第一，科目记账后，增加（补助/工资/超劳补贴/单项奖励）

科室（参照成本中心）+ 日期（×年×月）+ 项目（补助/工资/超劳补贴/单项奖

励）

第二，科目记账后，通过增加成本中心、个人两个维度关联（借款类），摘要内容如下：

科室（参照成本中心）+ 借款人（×××）+ 借款事项 + 预计还款日期（×年×月×日）+ 借据号（××××××）

第三，科目记账后，通过增加项目名称、供应商、合同编号三个维度关联（保证金和物资类），摘要内容如下：

1. 保证金类

收/退 + 投标项目（参照开标前投标保证金到账情况表）+ 进账日期（×年×月×日）+ 收据号（××××××）

2. 物资类

（1）挂账：挂账期间［×年×月×日 - ×年×月×日库房（参照 HRP 库房名称）］+ 项目内容

（2）出库：出库期间（×年×月×日 - ×年×月×日）+ 库房（参照 HRP 库房名称）+ 项目内容

第四，科目记账后，通过增加利润中心、成本中心、栏次 三个维度关联（收入和退款类），摘要内容如下：

1. 收入

（1）现金：收收费科 + 日期（×年×月×日）+ 现金收入转存银行

（2）POS：收收费科 + 日期（×年×月×日）+ 建行/银联 + POS 卡收入转存银行

（3）其他收入：科室（参照成本中心）+ 日期（×年×月 ×日）+ 收费项目

（4）收费：日期（×年×月×日）+ 住院收入 + 费别（参照会计科目）

（5）挂账收入：应收单位/部门 + 日期（×年×月×日）+ 费别（参照会计科目）

2. 退款

收费科 + 退 + 建行/银联 + 日期（×年×月×日）+ POS 卡退预交金

第五，科目记账后，通过增加项目名称、成本中心、栏次 三个维度关联（差旅费、其他事业经费、招待费），摘要内容如下：

1. 差旅费

科室（参照成本中心）+ 理由（开会/公派学习/报到/ 经批准去外地调动）+ 项目（交通费/住宿费/伙 食补助费/出差杂支费/行李托运费）

2. 其他经费

科室（参照成本中心）+ 报销项目

3. 招待费

科室（参照成本中心）+ 报销费用

第六，科目记账后，通过增加项目名称、供应商、成本中心、栏次、合同编号五个维度关联（付款类），摘要内容如下：

日期（×年×月×日）+ 付款项目内容

第七，科目记账后，不通过维度关联（固定资产），摘要 内容如下：

科室（参照成本中心）+ 购项目内容（参照上级固定资产折旧方法及年限表）+ 数

量（××）

【经验与点评】

规范会计信息填写，确保索引准确和记录清晰，是规范财务人员记账方式的重要举措。也是为各种检查或自己查询时，提供标准的紊引和提示的重要方式。同时也为下一步的会计信息化奠定基础。

十、报表管理精细化

（一）财务报告的指标化体系

【缘由】

为落实财务条例，夯实财务基础，规范报表编报，特别是能够真实、完整、及时地向各级领导提供有经济决策参考价值的财务建议，有必要形成定期分析报告制度。

【过程和做法】

在做好按规定格式和要求，编制会计报表的基础上，甄别筛选和提取计算出了重要、直观的能展现医院运营状况的若干个精指标，汇总为化繁为简，通俗易懂的会计报表，并形成定期分析报告制度：

1. **报表特点**

会计报表是以数字为主要形式，通过一系列指标体系，总括反映单位一定时期财务状况、营运成果及预算执行情况的数字报告。常规报表会因数据过于专业、复杂，造成上级"不好看"、和外行"不爱看"，虽然，每月上报却流于形式。医院会计报表则通过提取、计算、估算精选出 21 项指标，力求做到一目了然，一针见血。同时这些数值或比率均有 4 张制式表格中的数据来源作支撑，精看后还可细看。其主要特点：

（1）指标设置与医院全效益核算口径一致，力求用指标控制，拿指标说话，使核算有据可依，有的放矢。

（2）指标针对医院各个区域、各种财务手段、各项管控环节、各主要管理部门，力求既宏观把控，又微观管理。

（3）指标设置了环比（本年度上月）、同比（上年度同期）分析，力求从医院初期就注重收集历史数据，为日后横向纵向比较提供基础。

综合上述因素，再对会计报表中指标的高低与变化进行文字说明，以展示现象，解释原因，提出建议，解决问题。

2. **指标分类**

会计报表中的指标分为综合性指标和专项性指标两种。

（1）综合性指标：有表现医院实际掌握资产总额的"家底总资产"，有反映医院预算管理水平的"预算执行率"，有反映医院资金流动情况的"总收入"、"总支出"、"预计下月总收入"、"预计下月总支出"，有反应预算外业务经营开展状况的"收支结余"。

（2）专项性指标（含三类）：一类是支出结构指标：按"药品、卫生材料"、"服务保障费用"、"行政消耗性"、"人员经费"，四项分列；一类是成本管理指标，反映医疗成本管理水平的"医疗收入成本率"，按四项分列；一类是资产运营指标，反映医院应收账款流动速度的"应收医药款周转率"，和反映医院库存占用的"药品及卫生材料周转率"、

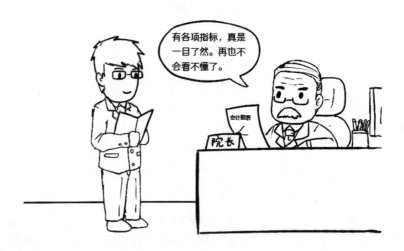

"非卫生物资周转率"。

3. 报告程序

次月 5 日前由总账会计完成对当月各职能会计账务的复核调账。次月 8 日前由成本会计完成当月会计报表编制，经总账会计、财务科长审核后，逐级报、行政副院长、院领导审阅。

【经验与点评】

该报表体系通过甄别筛选和提取计算出了重要、直观的能展现医院运营状况的指标，化繁为简、通俗易懂，能够展示现象，解释原因，提出建议，解决问题。得到领导的肯定和表扬："此分析报告是医院经济运行状况的汇总，对院部领导了解医院运营和效益情况及一步的经济决策具有重要的参考价值。建议尽快实施，并将分析报告呈现领导阅，定期或不定期在周会通报。"可以说，这项工作代表医院的整个运营管理水平。

后附：

《ABC 医院财务指标明细表》

《ABC 医院月份财务指标明细表说明》

《资产负债表》

《货币资金明细表》

《预算经费收支明细表》

《医疗收支明细表》

ABC 医院××年度×月份财务指标明细表

分类	指标名称	本期数值或比率	比上年同期比	与本年上期比	备注
综合性指标	家底总资产				
	预算执行率				
	总收入				
	总支出				
	预计下月总收入				
	预计下月总支出				
	收支结余				
	预算外结余				
支出结构指标	药品、卫生材料支出率				
	服务保障费用支出率				
	行政消耗性支出率				
	人员经费支出比率				
成本管理指标	收入成本率				
	门诊收入成本率				
	住院收入成本率				
资产运营指标	应收医药款周转率				
	药品及卫生材料周转率				
	非卫生物资周转率				

货币资金明细表

资金流出项目	本期金额	累计金额	下期预计金额	资金流入项目	本期金额	累计金额	下期预计金额
药品				拨入维持性经费			
医疗物资				拨入建设性经费			
非卫生物资				拨入政府专项经费			
在加工材料				拨入专项资金			
固定资产				应上缴经费			
在建工程				应付医药款			
应收医药款				预收医药款			
暂付款				暂收款			
维持性经费				维持性经费			
建设性经费				建设性经费			
政府专项经费				政府专项经费			
党团费				党团费			
合计				合计			
本期资金结余							
下期资金余缺							

医药收支明细表

单位：万元

医药收入

项目	人次	同期金额		累计金额	
		上月金额	本期金额	上年同期	本期金额
合 计					
医药收入					
一、直接收入					
1. 人员费收入					
2. 床位费收入					
3. 门诊费收入					
4. 补助费收入					
5. 其他收入					
医药收入					
一、门诊收入					
1. 西药收入					
2. 中成药收入					
3. 中草药收入					
4. 挂号收入					
5. 血费收入					
6. 诊察收入					
7. 检查收入					

医药支出

项目	人次	同期金额		累计金额	
		上月金额	本期金额	上年同期	本期金额
合 计					
医药支出					
一、直接支出					
1. 药品					
（1）西药					
（2）中成药					
（3）中草药					
2. 血费					
3. 卫生材料费					
4. 低值易耗品费					
5. 其他支出					
地方医药支出					
1. 药品					
（1）西药					
（2）中成药					
（3）中草药					
2. 血费					
3. 卫生材料费					
4. 低值易耗品费					
5. 其他支出					

续上表

项目	人次	同期金额 上月金额	同期金额 本期金额	累计金额 上年同期	累计金额 本期金额
8. 治疗收入					
9. 手术收入					
10. 化验收入					
11. 护理收入					
12. 其他收入					
二、住院收入					
1. 西药收入					
2. 中成药收入					
3. 中草药收入					
4. 床位收入					
5. 血费收入					
7. 诊察收入					
8. 检查收入					
9. 治疗收入					
10. 手术收入					
11. 化验收入					
12. 护理收入					
13. 其他收入					
合计					

ABC 医院月份财务指标明细表说明

分类	指标名称	数据来源	计算公式	反映内容
	总资产	资产负债表	总资产 =（银行存款 + 实物资产 + 债权 - 债务）	总资产反映医院实际掌握的资产总额
	预算执行率	预算经费收支明细表	预算执行率 = 本期实际支出总额/本期预算支出总额 × 100%	预算执行率反映医院预算管理水平
	总收入	货币资金明细表		反映本期资金总收入情况
综合性指标	总支出	货币资金明细表		反映本期资金总支出情况
	预计下月总收入	货币资金明细表		反映预计下期资金总收入情况
	预计下月总支出	预算经费收支明细表		反映预计下期资金总支出情况
	收支结余	预算经费收支明细表	结余 = 收入 - 支出	预算外结余反映预算外业务经营平开展状况
	预算外结余	预算经费收支明细表	区预算结余 = 区预算外收入 - 医疗预算外支出	预算外结余反映预算外业务经营结余状况
支出结构指标	药品、卫生材料支出率	预算经费收支明细表	药品、卫生材料总支出率 =（药品总支出 - 卫生材料总支出）/总支出 ×100%	药品、卫生材料支出率反映医院药品、卫生材料在医疗业务活动中的耗费
	服务保障费用支出率	预算经费收支明细表	服务保障费用总支出率 =（医疗保障工作经费 - 后勤保障工作经费）/总支出 ×100%	服务保障费用支出率反映医院医疗服务保障费用在业务活动中的耗费
	行政消耗性支出率	预算经费收支明细表	行政消耗性总支出率 = 行政管理经费/总支出 ×100%	消耗性支出率反映医院行政管理经费支出在业务活动中的耗费
	人员经费支出比率	预算经费收支明细表	人员经费支出比率 = 人员经费总支出/总支出 ×100%	人员经费支出比率反映医院人员配备的便理性和服务水平税费

续上表

分类	指标名称	数据来源	计算公式	反映内容
成本管理指标	医疗收入成本率	医疗收支明细表	医疗收入成本率＝医疗成本/医疗收入	医疗收入成本率反映医院医疗成本占医疗收入的比率，能够体现医疗成本管理水平
	地方门诊收入成本率	医疗收支明细表	医疗门诊成本率＝地方门诊成本/地方门诊收入	地方门诊收入成本率反映医院地方门诊成本占地方门诊收入的比率，能够体现医院地方门诊服务成本所占收入的比率
资产运营指标	应收医药周转率	资产负债表及预算经费收支明细表	应收账款周转天数＝平均应收医药款余额×365/医疗收入	应收账款周转天数反映医院应收账款流动速度
	药品及卫生材料周转率	资产负债表及预算经费收支明细表	药品及卫生材料周转率＝医疗支出药品、卫生材料支出/平均药品及卫生材料余额支出	存费周转率反映医院的病人提供的药品、卫生材料的流动速度以及药品、卫生材料资金占用是否合理
	非卫生物资周转率	资产负债表及预算经费收支明细表	非卫生物资周转率＝总支出中的非卫生物资支出/非卫生物资平均余额	非卫生物资周转率反映医院非卫生物资的流动速度以及非卫生物资资金占用是否合理

（二）财务报表分析功能

【缘由】

为全面、准确、及时反映医院财务状况，提供决策参考，按照财务管理规定，分析财务报表并提出相应的建议。

【过程和做法】

编报××××年上半年会计报表，报表情况和相关建议如下。

1. 财务报表基本情况

经有关人员现场指导和集中账务调整判断，医院财务管理和会计核算体系基本规范。

总资产×××××万元，总负债×××××万元，净资产×××××万元。

2 ×××年上半年收支情况：总收入×××××万元，总支出×××××万元，累计结余×××××万元，各大类经费支出构成如下图：

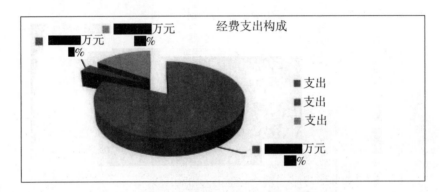

（1）医疗费收支情况：总收入×××××万元，总支出×××××万元，结余×××××万元，各大类经费支出构成如下图：

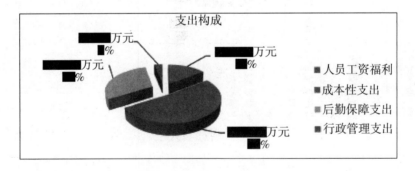

（2）总收入×××××万元，总支出×××××万元。

2. 工程经费收支情况

截至6月底，工程建设经费总收入×××××万元，总支出×××××万元，工程垫支×××××万元。

3. 预算执行情况分析

（1）预算执行整体情况。

××××年上半年总收入×××××万元（预算×××××万元万元），执行率为××%；

总支出××××万元万元（预算×××××万元），执行率为37.35%。从收入情况看，由于上级补助尚未落实到位，实际收入未达到预期目标，预算收入完成率不高。从支出情况看，上半年预算执行情况总体良好，尚未出现超预算开支项目，特别是行政消耗性开支控制严格，落实了《厉行节约严格经费管理的规定》要求。但由于预算下达较晚、很多预算项目尚未开支、有些预算编制不够科学。

（2）集中采购情况。

由于在年度预算中将集中采购方式进行了提前明确和逐项审议，事业部门在进行物资采购时基本严格按照预算执行，避免了预算执行分歧。但仍有个别科室在编制预算和参加培训时不够认真，只注重预算额度，不重视集中采购方式，在实际采购时与预算方式不一致。

4. 实物资产情况分析

（1）库存物资分析。

6月底库存物资账面总额×××××万元，具体构成如下图：

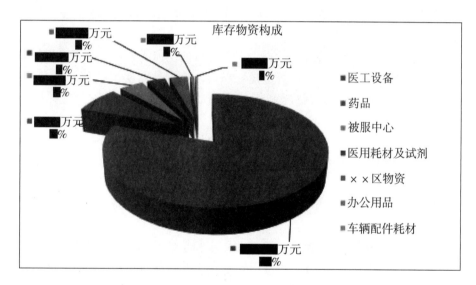

本期末库存物资账面金额相对于×月底增加×××××万元，增加率为××%。

（2）库存物资周转率分析。

药品周转天数为×××天，一年周转一次；信息耗材周转天数为×××天，一年周转一次；办公用品周转天数为×××天；卫生材料周转天数为×××天；周转天数为××天。

5. 医药成本效益分析

（1）医药成本结构分析。

从医院成本结构看，地方医疗成本占××%左右；地方药品成本占××%左右。

（2）对外医疗有偿服务结构分析。

从收入占比情况看，药品收入占总收入的40%左右，医疗收入占医疗总收入的60%左右，对药品收入依赖度不高，证明医院医疗设备先进，医疗技术较好，具有较强的市场竞争力。

（3）医药成本收益分析。

受工程资产未挂账、折旧等数据不够准确等因素影响，暂时无法准确计算医药成本收益数据。据初步测算，医疗收益率为××％，药品收益率为××％，医药总收益率为××％，准确的收益数据需在成本核算报表成熟后详细统计反映。从收益率情况看，药品收益率偏低，主要原因为存在科室药品沉淀，总收益率基本正常。

6. 资产挂账情况①

资产挂账核算的准确性直接影响成本报表核算的准确性和会计信息的真实性。由于大量工程建设固定资产尚未挂账，HRP 平台一期搭建时对物资出入流程设计和固定资产类型归类与财务系统存在差异，造成资产数据暂不完整和两系统部分历史数据不够统一。为落实领导指示，加快推进成本核算，财务科全体人员加班加点集中力量进行资产挂账攻坚。一方面进行两系统上万条历史物资和资产数据的逐一核对清理，另一方面与职能部门紧密配合加速推进工程资产挂账。

7. 成本核算及 HRP 三期建设情况

在 HRP 二期完成后，财务科利用 HRP 系统编制下发了近三个月成本核算报表，并就报表数据进行逐个科室、逐个部门、逐个项目仔细核对，对报表核对发现的问题及时进行了修正和调整，待固定资产挂账完毕后即可出具完整的院级和科级成本报表。

8. 几点建议

（1）尽快落实垫支资金。从分析数据看，单位目前偿债能力较弱，资金周转紧张，特别是在药品耗材款集中支付时会出现资金短缺状况。应尽快落实上级部门经费的垫支款。同时，应根据医疗收费资金收入状况和经费支出状况重新调整药品、耗材和设备付款计划。

（2）加快回笼应收款项。六月底应收医保和单位医药款共计××万元，应加强与社保机构的沟通协调，尽快回笼应收社保资金。此外，还需及时与财政局沟通，落实下半年××万元医疗补助经费。

（3）减少科室药品沉淀。从收益情况看，药品收益率偏低，需进一步减少药品科室沉淀，提高药品收益。

（4）继续厉行节约严格执行预算。要按照国家和总部要求，继续严格控制行政消耗性开支，严格预算执行的刚性，提高经费使用效益。要强化咨询预算控制管理，要求每一项预算招标都出具招标控制价，每一项预算询价都货比三家。

（5）加快资产挂账进程。集中力量对固定资产清理挂账，在×月×日前确保两系统资产历史数据、折旧方式和折旧率的完全一致，为全成本核算全面上线铺平道路。

（6）减少物资库存。上半年库存物资总量和增量维持在较高水平，而部分库存物资周转时间超过一年，周转率较低，存在积压现象。因此，需由相关职能部门组织合理库存限额测算，减少周转率较低库存物资的数量，增加物资周转率。

（7）某下属企业独立编报会计分析报告。其账户移交后，医院会计报表不再记录和反映其具体经营情况，建议每月由其自主编报会计报表和分析报告，以更好地掌握其收支经

---

① "挂账"一词并不是会计学中的术语，由于历史原因，为会计人员习惯性地使用。挂账 1. 确认某会计要素、会计科目的意思。比如，"挂应付账款"，这里就是指确认为应付账款的意思，也就是增加了应付账款。又如，"挂管理费用"，指确认为管理费用，即将费用计入管理费用中，从而增加了管理费用。2. 应确认而不确认的意思，含有违规不处理的意思。比如，"亏损挂账"，它造成的后果在于隐瞒了企业的亏损情况，导致财务报表局部或整体的不可信，从而影响决策者做出正确的决策。本书的挂账应是指确认会计要素的意思。

营情况。

【经验与点评】

此项报表分析较为全面，包括财务报表基本情况、工程收支情况、预算执行情况分析、实物资产情况分析、医药成本效益分析，全面、到位、精确，还认真地自我剖析存在的问题，有针对性地提出相应的解决措施。可以作为医院分析的固定模式和样板。

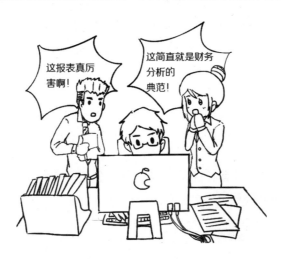

(三) 财务决算报告

【缘由】

财务决算是财务管理的一项重要工作，是前面预算工作和执行情况的最终体现和总结。同时也是为了深入贯彻落实中央关于加强相关经费管理的一系列重要指示和要求，根据上级财务管理有关规定，对财务进行决算并报告。

【过程和做法】

就医院××××年度经费使用等进行决算：

1. 决算的基本思路

对 ABC 医院开立的所有账户中所核算的当年发生及往年结转的各类经费先进行会计分析、账目调整，后对经费进行结转前的留用和弥补准备，再对项目经费和往来经费进行明细结转、对其他经费进行余额结转，后勤大楼以××年底财务报表数据统计。

2. 医院基本情况

(1) 基本情况。

医院采取统一管理、财务统一核算的经营方式。截至××年 12 月，医院开展床位××张，设临床科室××个，现有员工××名、固定资产××万元。截至 12 月，门诊服务量××人次，住院服务量×× 床日。

(2) 账户的核算情况。

目前，ABC 医院共开设×个基本账户，×一般账户。分别用于相应方面的核算。

3. 截至××××年底的医院财务情况

(1) 通过"资产类 ＝ 负债类 ＋ 净资产类 ＋ 收支类"这一左右金额平衡关系，确保会计报表的准确。截至××××年底，具体情况如下：

资产类××××万元，包括库存现金××××万元、银行存款××××万元、药品库存××××万元、药品进销差价××××万元、医疗物资库存××××万元、非卫生物资××××万元、固定资产××××万元、在建工程支出××××万元、××××万元、应收医药费××××万元、暂付款××××万元；

负债类××××万元，包括××××万元、××××万元、拨入政府专项经费×××××万元、应上缴款项××××万元、应付医药款××××万元、预收医药款××××万元、暂收款××××万元；

净资产××××万元，包括历年经费结结余××××万元、修购基金××××万元、坏账准备金××××万元、实物供应基金××××万元、固定资产基金××××万元；

收支类××××万元，包括××××万元、××××万元（收支类中××××万元＋收支类中工程收入××××万元）、政府专项经费××××万元、预算外经费××××万元（收支类中预算外经费××××万元＋收支类中服务保障区××××万元元）。

（2）××会计报表。

通过资产类＝负债类＋所有者权益类这一左右金额平衡关系，确保会计报表的准确。截至2××4年底，具体情况如下：

资产类××××万元，包括……；

负债类××××万元，包括……。

截至××××年底收入××××万元，支出××××万元，本年利润××××万元。

（3）下属企业会计报表。

通过"资产类＝负债类＋所有者权益类"这一左右金额平衡关系，确保会计报表的准确。截至2××4年底，具体情况如下：

资产类××××万元，包括……；

负债类××××万元，包括……；

所有者权益类××××万元。

截至××××年底收入××××万元，支出××××万元，结余××××万元，加上营业外收入××××万元，本年利润××××万元。

4. ××××年度经费收支情况

（1）2××4年度医疗区收入××××万元，支出××××万元，超支××××万元收入包括本级收入、上级拨入、其他收入三部分。

支出包括维持性经费支出、建设性经费支出、政府专项经费支出、医疗成本性支出、应上缴经费、专用基金及其他预算外经费成本性支出七部分。

（2）××××年度××区收入××××万元，支出××××万元，结余××××万元。

（3）2××4年度工程收入××××万元，支出××××万元，结超××××万元。

（4）2××4年度区收入××××万元，支出××××万元，结余××××万元。

（5）2××4年度后勤大楼收入××××万元，支出××××万元，结余××××万元。

（6）2××4年度预算执行情况

××××年度预算经费支出执行率94.78%（预算××××万元、执行××××万元），收入执行率104.36%（预算××××万元、执行××××万元），其中：……

5. 截至2××4年底经费收支情况

（1）截至2××4年底××区收入×××××万元，支出×××××万元，结余×××××万元。

（2）截至2××4年底××区调整收入×××××万元，支出×××××万元，结余×××××万元）。

（3）截至2××4年底工程收入×××××万元，支出×××××万元，结余×××××万元。

（4）截至2××4年底×××区收入×××××万元，支出×××××万元，结余×××××万元。

（5）截至2××3年底××楼收入×××××万元，支出×××××万元，结余×××××万元。

（6）截至2××4年底应付暂收款收入×××××万元。

6. 对截至××××年底经费收支会计科目的分析、调整

为更加科学、准确地做好2014年度财务决算，财务科反复对截至2014年底经费收支会计科目进行了分析，发现了如下问题，并做出了调整意见：

（1）因各类客观原因导致会计科目出现特殊情况。

解决方案：一是由收费科按月提供预交金和出院病人结算收入汇总表，并签字确认；二是HRP增加接口，由系统自动抓取数据后记账，月底由主管部门提供汇总报表，签字确认。

会计科目"应付医疗设备款——发票未达"、"应付非医疗设备款——发票未达"存在负数，客观原因是入库与发票校验存在跨月年情况。

（2）已作调账处理。

已对会计科目（上级调拨物资）和会计科目（实物供应基金）调整，使其相等符合会计制度。

已对上一年度物资调整凭证中的经费科目进行补充，期间发生预算不足的情况，凭此报告调整预算。

7. ××××年结转前的留用和弥补准备

（1）经费留用是将年度未开支完并在今后不再开支的收入转入医院统筹管理，即家底经费。

（2）经费弥补是用医院统筹管理经费弥补预算经费不足。2014年经费弥补××××万元。根据规定，水电费收入直接弥补当年水电费收入××万元；房租收入直接弥补当年管理费××万元。

（3）留用、弥补后经费超支

通过留用、弥补后，截至××××年底经费共超支××××万元，包括：……

截至××××年底其他经费情况：资产类结余×××××万元、负债类结余×××××万元、净资产类×××××万元万元。

8. 对截至×××××万元年底会计账目结转

经费结转：一是将上年度未完成的项目经费余额转下年度继续使用，二是将当年度超支项目按超支数结转，待以后年度收入足够时补平。

（1）结转下年度项目经费××××万元……

（2）工程科目分别按原科目余额×××××万元、×××××万元结转。

【经验与点评】

会计报表是综合反映单位某一会计节点财务状况，包括资金余额、库存物资、固定资产、往来款项、经费和物资的收支、提留的各类基金等会计要素。通过会计报表，全面反映单位经济活动、传递会计信息、体现财务情况。该财务决策报告内容完整，结构合理，全面地反映了医院的各个方面，包括实力情况、账户的核算情况、财务情况、经费收支情况、收支会计科目的分析和调整的情况，以及调整处理等，使到院领导通过阅读能够全面地把握医院的全面情况，做出相应的决策。

十一、优化财务制度和落实新制度

（一）优化财务制度

【缘由】

一开始，ABC 医院财务部门通过制度医院各项财务规章制度，规范了各项管理。随着情况的改变，比如制度的变更，外部监管的变化，以及科技技术的变化，都可以对原来的制度和流程加以改进和完善。在实际操作中需要不断优化流程环节，提高办事效率。因此，在遵守财务法规和确保资金安全的前提下，财务部门对办事部门在同一事项报账中重复签字、与财务重复衔接、方式单一无法解决特殊情况等问题，进行分析和流程的梳理，提出优化财务制度的方案。针对职能部门在经费报销中存在的签字重复、手续烦琐、方式单一和部分事项程序不完善的问题，在认真分析和与有关职能部门研讨论证后进行改进。

【过程和做法】

财务部门有关人员在认真分析后，对流程和环节进行了合并、简化、覆盖，通过优化制度，并制定了《优化 ABC 医院现有财务制度办法》。优化的财务流程和环节主要有：

（1）对于包干差旅费和包干公杂费，将经办科室主任需在《费用报销单》和《费用审批单》上签名确认后方可办理报销，优化为只需在《费用报销单》上签名确认。

（2）非包干差旅费审批：原差旅费报销时如《出差审批单》未经领导审批，审批领导需在《出差审批单》和《费用审批单》上签名后方可办理报销。优化后为只需审批领导在《费用审批单》上签名即可，提高效率。

（3）出具请款审计意见，要求出具在经办科室领导在呈批单签字确认前。

（4）合同呈批单、合同（大额）付款呈批单报批，优化为：由财务科负责报批或由经办部门自行报批后送财务存档及办理付款。

（5）退还投标保证金，优化为：经办部门可采用原流程或由经办部门提出要求，财务科单独对退还保证金出具审批单，交由经办部门报批后财务科办理退款。

（6）请款申请函格式，优化为：对药品和医用耗材请款申请函只需提供单位的名称、账号、开户行信息；对已付款情况由事业部门半年提供一次并与财务科核对。

（7）会计凭证附件盖章，优化为：所有附件盖"编码章"；经费审批单、费用报销单、差旅费报销单、合同（大额）付款呈批单、零星采购付款呈批单、发票加盖"已作报销"章；医疗收入汇总表、物资出入库汇总表加盖"附件"章。

财务部门根据实际情况的变化，对物资出（入）库挂账和汇总表打印、投标保证金退还、打印凭证签字等 5 个流程进行了合并和简化；对药品、耗材付款审批、结算尾款开具、大额请款单格式、HRP 系统供应商目录增加、出具药品、医用材料采购供应商目录、药品、医用材料付款与挂账时间和打号机使用等 9 个流程进行了变更；对 HRP 系统录入范围、未纳入年度预算经费提留比例、会计凭证归档后抽样检查等 3 个流程进行了完善。

【经验与点评】

一般来讲，很多单位的财务部门制订相关的制度后，要么就束之高阁，要么就一成不变多年。完全不理会制度僵化、不实用或无效率的情况。事实上，很多流程的设计是在当时的某种环境和情形下，为了控制某些风险而设定的，随着情况的改变，比如制度的变更，外部监管的变化，以及科技技术的变化，都可以对原来的制度和流程加以改进和完善，或者通过整合优化形成更为合理的流程，也就是说，流程是需要不断地更新变革，这就要求财务人员在实际工作中要养成思考和改良的习惯，并形成不断记录和变革的习惯。本次优化中，针对财务的各种情况，列出更改后的流程，既简单明了，便于办事人员进行操作和适应。有效提升了财务工作质量，降低了财务风险，提高了办事效率，取得了明显的效果。这种做法对于财务人员如何避免安于现状、墨守成规是很有借鉴意义的。

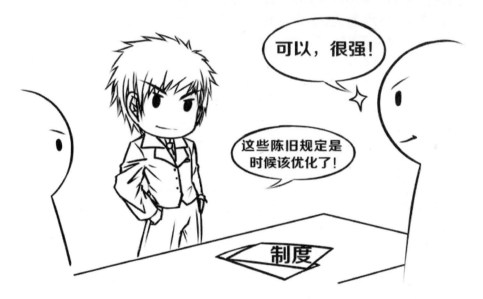

首次变革是一种突破。但持续不断地变革和更新，更是对自我的一种新的挑战。医院通过多次优化制度，包括物资的出入库、付款环节，药品、耗材付款审批节点、发票开具，供应商目录，甚至小到打号机的问题、凭证的签名等。同时为了提高可操作性和实用性，将各种情况进行细分，如付款环节细分到货票同行与不同行的情况。可以看出，这些制度的出台和更新优化，完全是来自于一线的调研和分析，可以看出，靠一个人的力量是不足的，财务部门培养了一批高素质的人才、一批善于在工作中思考和总结的人才。因此，注重细节，培养人才是做好精细化管理的关键。

（二）执行新会计制度的工作安排

【缘由】

2×××年1月1日起全系统各医院执行颁布的《医院会计核算管理办法》。新旧制度产生变化，每个财务人员的工作安排会产生变化，信息系统与新制度存在着很多需要重新调整吻合的地方，但时间紧，需要对执行新会计制度的工作进行缜密的安排。

【过程和做法】

财务科立即会同HRP项目组对新制度进一步梳理、论证，对比新、旧会计制度，相关制度进行了较大调整，需从以下四个方面做好准备工作：

1. 财务内部准备工作

（1）确定不向病人收费的物资、管理费用分摊规则及方式；

（2）重新收取出入库单；

（3）确定医疗分摊成本分摊方式；

（4）调整上级需要的各项报表格式。

2. 其他科室准备工作

（1）收费科确定收费项目与会计科目对应关系及特殊规则；

（2）收费科提供财务科收费报表改由HRP打印；

（3）收费科提供财务科医保明细电子版；

（4）信息科提升服务器配置。

3. HRP系统三期调整内容

（1）更改HIS系统计费类别（核算项目、收费项目）与HRP系统院级、科级收入类别对应关系；

（2）更改HIS接口计价收入核算方式。

4. HRP系统四期开发内容

（1）确定需系统特殊指定的对应关系及收入分成比例调整相关开发；

（2）实现收费材料HIS、HRP系统计价联动以区分各种材料支出；明确不向病人收费的物资、管理费用月末分摊规则；

（3）HRP系统设置住院病人字典管理以区分住院病人核算"应收在院病人医疗款"；

（4）调整HIS收入接口，打通HRP和HIS收费系统的接口将实收纳入HRP进行管理；

（5）住院病人办理出院手续结算时，系统自动清账"应收在院病人医疗款"；

（6）开发预收医疗款的接口，实现数据的自动同步；

（7）更改人员医疗分摊成本分摊方式。

执行新会计制度工作安排

新制度条款	新制度规定	医院实际情况	财务内部准备工作	其它科室准备工作	HRP系统三期调整内容	HRP系统四期开发内容	新制度配发软件预期可实现
第三条	医院会计核算中医疗收支核算采用权责发生制	1.收费科主要以收付实现制原则鉴收当月收入 2.科室考核收入不含垫支		1.收费科确定收费项目与会计科目对应关系以及特殊规则 2.收费科上报报表由HRP打印	更改HIS系统计费类别(核算项目,收费项目)与HRP系统院级、科级收入类别对应关系	1.特殊业务需要系统特殊指定对应关系 2.收入分成比例调整相关开发	开发收入报表
第四条	医疗成本和管理费用进行分类归集核算	1.药品、血液等医疗成本已经区分 2.收费材料没有区分开 3.其他不向病人收费的物资、管理费用月末分摊	其他不向病人收费的物资、管理费用月末分摊规则、方式的确定			1.收费材料实现HIS,HRP系统计价联动 2.其他不向病人收费的物资、管理费用月末分摊规则的实现	
第十四条	将入库单、出库单等有关凭证送交财务机构记账	未打印入库单、出库单	开发新制度的出入库单				
第三十八条	"应收在院病人医疗款"科目,应当按照住院病人进行明细核算	"应收在院病人医疗款"目前设置此科目,无法区分明细		需要信息科提升服务器配置		HRP系统设置住院病人字典管理,区分住院病人医院应在院病人"应收医疗款"	

续上表

新制度条款	新制度规定	医院实际情况	财务内部准备工作	其它科室准备工作	HRP系统三期调整内容	HRP系统四期开发内容	新制度配发软件预期可实现
	"应收医疗款"科目,按照"出院病人"、"门诊病人"、"医疗保险机构"、设置明细科目核算	目前只能无法对"应收医疗款"进行明细分类				调整HIS收入接口 将实收纳入HRP 进行管理,打通 HRP和HIS收费系统的接口	
第二十九条	结算门诊病人医疗款,应由医疗保险机构等负担的部分借记"应收医疗款"的"医疗保险机构"明细科目	无法对"医疗保险机构"科目进行细分		需要收费科提供医保明细电子版			
	住院病人办理出院手续,结算门诊医疗费,借记"出院病人"的医疗款"明细科目,贷记"应收病人医疗款"					住院病人办理出院手续结算时,系统自动清帐"应收在院病人医疗款"	
第三十九条	"预收医疗款"科目,应当按照门诊病人、住院病人、医疗保险机构等进行明细核算	目前无法区分				需要开发预收医疗款的接口,实现数据的自动同步	
第六十九条	报表应按照全系统一会计制度上报至上级财务部		调整各项报表格式,满足上报的需求				开发8张报表

上述工作规定在××××年1月1日前准备完成，建议全成本核算领导小组牵头进一步论证，积极推进准备工作。

【经验与点评】

财务工作经常面临制度的改变，同时往往要求在一定的期限内调整适应完毕。因此如何面对这种工作，并且让新制度在一开始前就有美好的开端，是财务管理者需要考虑的问题。本案例通过将新制度与原制度进行对比，新制度与现状的对比，准备工作分财务科室的责任和其他科室的责任，具体责任到各个科室和具体人员。同时配套的系统变更和进一步开发。按以往经验，很多财务制度推行不下去，是因为没有得到业务科室的配合，而这也与财务部门不擅长于事先的策划和事先分配安排有关。这个案例给我们提供这样的思考，当财务部门在抱怨其他科室没有做好相关的工作时，财务部门是否事先做好制度的消化吸收，事先的规划、对其他科室的指导和安排？这种工作的安排思路是值得借鉴的。

（三）对财务工作进行评估

【缘由】

精益求精，不断发展是 ABC 医院精细化管理的基本要求，为了进一步优化财务管理制度，需要评估目前财务工作的亮点和弱点，ABC 医院组织聘请有关专家对财务的各个环节进行评估。

【过程和做法】

1. 加强关键岗位的评估和优化

（1）出纳岗位管理。亮点有：

第一，出纳实现零现金管理，基本的支出全部由银行或公务卡支付。

第二，出纳每天编制明细支出，日清月结，对账及时。

第三，支票开出时必须有密码配套核对，每天支票开支银行与财务负责人进行汇报与核对。

建议进一步加强支票管理，应请专门人员或核销支票的人员进行保管。登记好支票交接日期、支票起止号以及作废等信息，加强作废支票的管理，以防范管理风险。

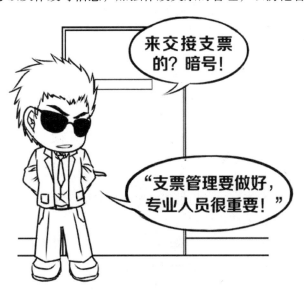

（2）票据管理情况。

财务系统对票据管理有较严格的内部制度。各有关下属单位和收费科领取数据有完善的记录和核销。经了解，各下属单位领取票据的本数较多，有的以箱领取。建议减少数量，及时清理，并核对收入，确保已入账后方可核销并领取新的票据。

（3）药品和有关收支的结转和核算。

据了解和核实结转凭证，有关药品出库、盘点情况结转损益没有将原始的数据和单据作为附件为凭证提供依据，无法证证相符，只能依靠 HRP 系统的数据的准确，没有转换为可视化纸质并由相关的人员进行签名确认的依据。

（4）财务岗位分工、服务和管理。亮点有：

第一，由财务提供上门服务，对于工程以及其他项目款项从合同到最后的支付，由财务提供会签跑单和跟进服务，并建议其注意有些不属于财务的业务范围而带来的风险或时间效率责任。

第二，在费用报销平台分类明细科学，分为日常报销，差旅费报销，零星开支，大额支付等，将各种情况科学规范管理。

第三，在岗位分工方面，财务岗位职责明确，人员不多但效率较高。出纳和复核岗位的工作任务较重，工资岗、报销和收入核算的岗位相对轻些。建议可以对有关流程进行优化，更加合理地分配人员工作。

（5）预算方面：目前医院从预算入手，通过预算规范医院各层面的经费和经济活动。通过 HRP 将预算导入，与实际的财务工作联动，且设计细化，涉及三级到四级的具体项目运转，达到科学管理和节约资金的作用。

首先，完善预算控制环节，将控制环节前移。改变过去项目在签订合同时再核对预算，但招投标项目进行前没有对核算进行考核。

其次，完善经费报销时预算控制全面性。预算基本能够很好地控制各科室的采购，系统在入库时控制预算，凭证生成后减少预算。对于科室非统一采购的预算控制会出现事后情况。比如有的科室一部分是统一采购，一部分是独立采购。如果出库存不及时，不能自动扣减预算，会事后出现超预算的情况。建议：①加强各职能科室预算控制的责任和要求。②尽量减少非统一采购的情况。③通过 HRP 系统完善控制预算的控制点。

最后，完善公务卡制度。建议完善公务卡制度，提供上门服务或完善各科室公务卡管理。

2. 建立严密的、进一步规范的财务各项工作管理制度

（1）严格经费报销管理，重点是细化笼统发票管理，统一结算支付方式，严格外单位赞助经费管理。

发票管理：发票内容要与预算项目一致，明显有悖常理的不予报销。不允许开具笼统发票，发票内容应明细开具与发票金额对应的各类商品的单价、数量。笼统发票则必须采取以下两种方式报销：一是提供与发票金额对应的机打明细单，明细单上机打有与发票财务章单位名称一致的商家抬头；二是提供与发票金额对应的非机打明细单，明细单上盖有与发票财务章单位名称一致的商家公章。

现金管理：对单位的结算一律采取银行转账方式支付；对个人的结算列入《单位公务卡强制结算目录》的一律采取公务卡方式支付，未列入《单位公务卡强制结算目录》报销费用、发放个人津贴补助的采取银行代发打入个人卡方式支付。

（2）完善数据维护管理，重点是完善系统数据变更或新增手续。

为了加强管理，要求职能部门或分管会计依业务需要提出的数据新增或变更，均需提供信息新增或变更申请表，并由申请人和复核会计确认供应商数据维护，登记《新增供应商申请确认表》；个人银行卡账户数据维护，登记《账户信息变更新增申请表》；资产信息维护，登记《资产信息变更申请表》；项目数据维护，登记《新增项目申请确认表》；客户数据维护，登记《新增客户申请确认表》。

（3）加强财务内控管理。重点是增设财务报告及报表分析核查，严控未达账项数量，明确库存限额核定审批，强化银行对账单确认手续，规范系统摘要填制。具体的内部控制的要点有以下：

财务报告及图表分析。明确要求次月初分析制度，会计对各分管会计将上月的6个财务报告进行汇总、分析，包括会计报表、成本核算报告、资产情况报告、审计情况报告、预算执行情况报告、财务收支情况报告等6个，并查阅HRP系统决策支持平台中总部要求的医院财经管理绩效分析图表，发现较大波动时的及时核对数据及准确性，若波动较大情况属客观原因的，需提供文字分析。

未达账项管理和银行对账单方面。明确原则上银行对账单不能出现未达账项，出现特殊情况月底须由出纳逐条写明原因，杜绝了过去偶尔会发生未达账项的情况。复核会计从严控制未达账项，每月底除了付款回单不可避免地形成未达账项外，其他银行回单（如收入、手续费）均应有回单，保证月清。银行对账单审核确认方面，由银行出具的银行对账单出纳、复核会计、总账会计审核后逐页签字确认，并在银行余额调节表上签字。

库存现金限额方面。要求各下属单位的库存现金限额，由财务科上报总医院财务处核准后确定。

结算尾款发票开具问题。规定对于已办理完结算手续的项目，又有尾款需在质保期支付的，承包单位应按结算金额开具全额发票，尾款办理挂账。改变按实际付款金额开具发票的状况。

凭证复核方面。要求分管会计将预制凭证交复核会计，复核会计逐笔审核，每月底，复核会计按照部门/科室、栏次、项目、客户、供应商、合同、预算七个维度再次复核当月凭证。

明确财务科会计凭证归档后需要抽样检查。由财务科科长每月对档案会计已装订完的会计凭证，抽取一定比例的样本，由专门人员对所抽取的会计凭证进行检查。

经费收支时间配比方面。明确复核会计根据36个库房进行管理的资产类会计科目、能够明确经费收支时间规律的会计科目、暂不能或不可能明确经费收支时间规律的会计科目将收支配比分为三类，按相应规则统计金额，并填制《每月成本性口径一致性核对表》。

大额请款分工方面。明确资产会计负责接收和审核资料，合同付款会计负责查发票、制作呈批单、记账，复核会计负责复核，档案会计负责所有对外答复。

往来账管理。规定每月底复核会计负责厘清往来账项（个人、单位的应付/暂收），清理其他各类科目。

财务科周工作标准化展墙方面。要求财务科每周将本周工作要点、节点滞后原因、招标审计进程、咨询工作进展、内部考评奖惩、本周加班考勤、合同呈批进程、进款呈批进程由档案员负责维护，在展墙展示。

【经验与点评】

在提高自己之前需要正确地评估自己。通过评估财务工作各个环节的亮点弱点不断地评估内部控制，提出相应的建议，不断提高管理水平，也为下一步的优化工作奠定基础。医院用短短两年时间，在 HRP 系统研发、建章立制、引入咨询服务、资产核查、内控建设、落实制度等财经管理各个方面都严格落实了总部要求，且有较多创新。这些改进更多地体现了与时俱进以及标准化的特点。比如通过财务科周工作标准化展墙，将本周工作要点、节点滞后原因、招标审计进程、咨询工作进展、内部考评奖惩、本周加班考勤等在展墙展示。更强调工作的标准化、规范化和效率。

十二、财务服务精细化

（一）上门宣讲

【缘由】

结合上级财经宣讲小组讲座和 ABC 医院日常财经活动问题，按照领导指示要求，财务部门对全院科室进行 ABC 医院财经问题宣讲，此次宣讲目的在于使全院充分了解目前日常报销规定，规范日常报销手续，减少报销中出现的问题，主要以日常结算报销中出现的问题、需要注意的事项以及新的报销要求为主要内容进行宣讲及现场答疑。

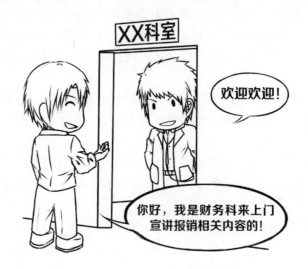

【过程和做法】

具体安排如下：

（1）由财务科组织召开协调会，联系科室确定上门宣讲时间。

（2）临床科室以病区单位，由财务科一名助理员、HRP 一名工作人员、一名审计人员组合，进行上门宣讲。

（3）机关四部以部为单位，由财务科一名助理员、一名咨询人员，一名审计人员组合，进行上门宣讲。

（4）药剂科、医工科、信息科等职能科室以科为单位，由财务科一名助理、一名咨询人员，一名审计人员组合，进行上门宣讲。

【经验与点评】

第一，在与有关业务部门调研发现，大部分的财务问题源于已有制度宣传不够产生的。因此如何宣传已有的制度、流程和做法，是消除有关矛盾和误解的一个很好的办法。通过上门宣传，使全院充分了解目前日常报销规定，规范日常报销手续，减少报销中出现的问题和冲突。第二，上门宣传，体现的是一种上门服务，是树立财务部门的服务意识的大好时机。通过协调，利用业务部门在进行业务培训的时间，安排一个时间段为财务制度宣传和学习的时间。第三，上门宣传需要培养财务人员的组织能力、表达能力，形象和仪表仪态。每个上门培训的人员均需要认真地准备，掌握和吃透相关的制度，在这过程中，不断地提高财务人员的能力。

（二）短信服务

【缘由】

因医院现行的工资信息采取发放纸质工资条形式通知、各类补贴和报销信息采取电话形式通知，存在传递信息慢、不便查询和容易丢失的弊端。

【过程和做法】

经与HRP项目组协商，拟依托通信站"信息平台"提供财务业务短信服务，以方便工作，具体情况如下：

1. 运行方案

由内网拷贝出工薪数据、报销金额、银行卡号、手机号码等电子信息，传输到通信站"信息平台"，款项进账后通过"信息平台"实时将付款信息传递至收款人。

2. 保密措施

通信站"信息平台"具有如下保密措施：一是设有安全威胁管理、访问控制、数据加密、系统安全防护等服务；二是平台所有信息流转受到严格监控及网络安全保护，登录采用密码认证机制，提供客户端IP地址绑定功能；三是平台日志能够准确记录用户的访问或使用行为，内部可进行系统安全和信息保密监管与自查。

【经验与点评】

依托"信息平台"提供财务业务短信服务，不仅方便财务人员传递财务相关信息，提高工作效率，也能让业务相关人员及时了解相关财务信息。同时，对于保密财务工作有借鉴意义。

第二节　运营收支精细化管理

一、收入管理精细化：制定经费收入确认与审批流程

【缘由】

为进一步梳理经费收入确认与审批流程，需要制定相应的制度，以明确由成本核算会

计统一负责经费收入的管理。

【过程和做法】

《ABC 医院经费收入确认与审批流程》，现汇报如下：

1. 经费收入确认流程

出纳收到银行进账单后，联系相关部门（包括职能部门确认、财务部门确认、尚不能明确部门确认三种情况），填制《ABC 医院经费收入确认单》（后附银行进账单），经数据会计审核确定会计科目，相关部门负责人审批后，交由会计记账。

2. 经费收入审批流程

（1）应纳入年度预算且不需要开支的经费收入。

对已有相关部门确认的经费收入，由出纳填制《ABC 医院经费收入呈批单》，经审批后，再由档案会计归档。

（2）应纳入年度预算且需要开支的经费收入。

对已有相关部门确认的经费收入，由数据会计通知经办部门填制《未纳入年度预算经费收支呈批单》，经审批后，先由数据会计调整系统预算，再由档案会计归档。

（3）不应纳入年度预算且需要开支的经费收入，对有相关部门确认的经费收入，按经费审批权限审批。

【经验与点评】

很多医院存在着这种情况：不同来源的收入汇入医院后，由于不知道收入的具体内容，财务人员难以判断什么收入，导致：第一，往往只能挂在往来款项，无法确认收入。进一步影响预算收支的反映和进度。第二，常常因为收入无法确认，在银行对账单上只显示这项进项，加上医院的银行收支量大，太多"无主的收入"给银行对账带来困难。财务人员对太多笔的"无主收入"为了方便，常常不挂往来，直接作为未达账项，这样给财务的规范管理带来困难。因此，提供确认收入的流程制度，让有关部门和财务部门进行确认，有利于减少确认收入的差错，同时也使尚不能明确归属部门的收入也大大减少。

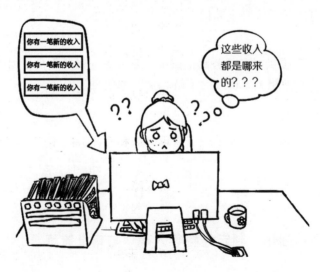

二、费用管理的精细化

（一）经费标准一体化

【缘由】

经费标准一体化是围绕构建集供应、消耗、管理于一体的标准制度体系，是全系统实施的一项重大改革举措，是提高经费保障效益和财务管理水平的一项重要基础工程。作为新成立的医院，经费的供应、消耗额度、标准没有历史数据，缺乏制度和经验数值，管理尚处于建章立制阶段。开展经费标准一体化工作对医院积累历史数据，测准定额成本，建立健全制度，科学编制预算，有效节约资金有着深远的现实意义。

【过程和做法】

1. 实施计划

此项工作共分三个阶段：2013 年要实现水电、取暖、管理费一体化运行；2015 年要拓展到训练、院校教育、卫生事业、科学研究等经费；2020 年基本构建完善配套的经费标准一体化制度体系。

2. 实施步骤

（1）成立组织机构。经费一体化工作减少了经费自由裁量空间，涉及部门利益调整。建议参照院本部经验做法，由院领导亲自挂帅，财务科具体组织，机关相关科室参与，成立经费标准一体化工作领导小组。按照任务牵引、先易后难、由点及面的思路，围绕"测实基础数据、定出消耗标准、调控预算安排、实施精细管理"的运行模式，制定实施医院经费标准一体化工作进程计划。

（2）局部率先试行。经费标准一体化工作应与医院开展的标准化建设年活动、全成本核算、年度预算编制相结合，根据总部统一部署，运用现代化技术手段和计量分析方法，对水电气、管理等费用进行经费标准一体化局部率先试行。主要做到：

首先，在建立消耗标准上，摸清消耗底数，测准合理需求。

通过安装计测设备、组织数据采集和统计分析，掌握实物消耗量，建立相关经费消耗标准。

其次，在组织供应保障上，依据建立的消耗标准，统筹各方财力，科学安排年度预算，细化明确具体供应数额。

最后，在完善管理标准上，建立绩效管理办法和考评指标体系，评价经费保障程度和效益。

最终达到实现日常维持开支依靠标准经费保障，实物配发依照消耗标准确定，建设性供应保障依据标准制度规范管理。并通过上述过程，锻炼队伍、检验技术、调整制度、摸索规律、收获效果，为全面推行此工作夯实基础。

（3）整体全面实施。在第一阶段试行成功的基础上，保持与总部经费标准一体化工作同步，在医院整体全面实施后两个阶段工作，最终实现数据采集自动化、业务处理数字化、标准管理网络化、决策咨询智能化，由经验判断向科学决策、由概略保障向精确保障、由粗放管理向精细管理的转变。按照上级领导关于直属单位要走在前列的要求，目前 ABC 医院的这项工作已在全系统进行推广，并于当年 6 月在医院本部召开了交流观摩会。

【经验与点评】

实现经费标准一体化，是建设节约型医院，为以后打下良好基础的关键。本项工作明确实施的意义，统一思想，在此基础上，有较完整的规划体系。先分三步走，每步有实施可实现性，并规划到 2020 年建立完整的体系。在组织上，有专门的组织机构，并分局部率先试行和整体全面实施，最终达到数据采集自动化、数字化、决策咨询智能化，由经验判断向科学决策转变，实现真正意义的精细化管理。

（二）科学研究费管理制度化

【缘由】

为规范 ABC 医院科学研究费管理工作，确保经费开支的合规、真实、有效，提高经费使用效益，科学研究费管理制度化是一种有效的管理办法。

【过程和做法】

财务部门在参照有关单位关于科学研究费管理的相关规定之后，经与科研科反复沟通，拟定了《ABC 医院科学研究费管理暂行规定》。主要做法如下：

（1）明确划分财务科和科研科在科研费管理方面的具体职责：财务科负责科研费的归口管理，科研科负责科研费的项目管理。

财务科在科研费管理方面履行下列职责：①拟制科研费管理规定，并组织实施、监督执行；②审核科研费预算议案，办理预算批复，下达预算指标；③办理科研费的申请、结算，组织实施经费核算；④综合报告科研费预算执行情况；⑤监督指导科研费的使用情况；⑥上级赋予的其他职责。

科研科在科研费管理方面履行下列职责：①拟制科研费管理工作计划，并组织实施；②组织科研费需求测算，编制科研费预算建议方案和预算方案；③管理使用本级直接支出的科研费，编报年度决算；④考核并报告科研费预算执行情况和科研成果；⑤监督指导科研费的使用管理；⑥上级赋予的其他职责。

（2）针对部分任职人员自愿结转科研费这一特殊情况，由科研科牵头统计并与科研处协调，由财务科与财务处办理转款事宜，款项支出按本暂行规定执行。

（3）从财务角度规定科研费的明细科目设置、具体开支范围以及金额比例，并对严禁使用范围和控制使用范围做出限定。

科研费的开支包括课题研究费、科研条件建设费和科研管理费。科研费必须严格按照预算和开支范围使用，不得购买科研用车以外的车辆和支付各种罚款、捐款、赞助、投资、福利，以及其他禁止性支出，不得支付与科研工作无关的职工工资等费用。

课题研究费，是指科研课题研究过程中发生的费用。包括课题设备费、课题材料费、课题外部协作费和有关的课题业务费。

课题设备费，主要用于购置、自制、改装、安装各种仪器、设备、样机样品。课题材料费，主要用于购置各种原材料、元器件、实验动物、化学试剂、仪表、低值易耗品。

课题外部协作费，主要用于支付课题协作单位协作设计、试制、加工、试验和技术引进的开支。课题外部协作费应当以科研单位与课题协作单位签订的协作合同（协议）为依据。

课题业务费开支一般不得超过课题研究费的××％，主要用于情报资料、差旅、小型会议、印刷、邮寄、劳务咨询、培训和公共科研仪器设备使用、水电暖分摊的支出。其中，公共科研仪器设备使用水电、取暖等不易单独计量消耗的，应当事先约定分摊比例；差旅费和小型会议费开支，严格按照差旅费和会议费管理的有关规定执行；需要赴香港、澳门、台湾地区和国外进行学术考察、交流的，必须从严控制。

科研条件建设费，主要用于公共科研仪器设备、图书资料购置和实（试）验室、研究室、检测中心等设备添装改建的支出。

科研仪器设备、图书资料的购置，按照物资采购和集中支付管理的有关规定执行；研究室、实验室、检测中心等公共设施的新建、改建、扩建，按照基本建设管理的有关规定执行。

科研管理费，主要用于医务部为课题遴选、评审、咨询、奖励、检查，管理人员培训、差旅、会议、接待和资料、办公杂支等公用性开支以及直接管理人员的费用支出。

科研管理费开支一般控制在本级科学研究费总额的×％以内，不得从课题研究费和科研条件建设费中提取科研管理费。

科研仪器设备和材料实行计价核算管理。医院应当建立健全科研仪器设备和材料账簿，及时登记，定期清理，妥善保管，做到账物相符、产权明晰、计价核算准确。

使用公共科研仪器设备和材料应当计价收费。承担科研任务的收取成本费，承担地方科研任务的按照市场价格收费，所得收入用于科研仪器设备的更新和维修。具体收费标准由医院确定。

财务科应当在科研费科目下，设置课题研究费、科研条件建设费、科研管理费明细科目。其中，课题研究费按照课题设备费、课题材料费、课题外部协作费、课题业务费设置明细科目，并根据预算批准的科研项目组织核算。

（4）对科研费使用的违规情形给出具体描述。

有下列情形之一的，对单位给予通报批评，责令限期改正；对负有直接责任的主管人员和其他人员，依照违反财经法规处罚及医院的相关规定，给予处分；构成犯罪的，依法追究刑事责任：

擅自改变科研费标准制度的；

贪污、侵占、截留、挪用或者虚报冒领科研费的；

无预算、超预算开支的；

仿造科研合同、协议和提供虚假票据的；

用科研费请客送礼、滥发钱物、挥霍浪费或者报销应当由个人支付的各种费用的；

隐匿转移科研费或者收入不入账、私设小金库的；

其他违反本规定的行为，造成不良后果的。

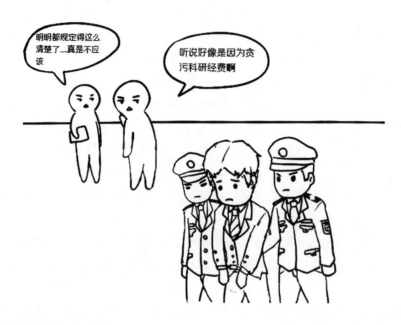

【经验与点评】

科学研究是医院的重要工作，以科研带动临床，是医院发展的一个重要途径。但在实际中，医院往往忽视科研经费管理。本项工作一是建立科学研究费用的管理办法，从制度上规范费用的开支。规定科研费的明细科目设置、具体开支范围以及金额比例，并对严禁使用范围和控制使用范围做出限定，提高可操作性；二是明确职责分工，分清财务部门和科研管理部门的职责。同时在制订制度前，充分与科研管理部门沟通，此处体现与业务部门和职能部门建立友好的工作关系。这也是财务工作需要重点考虑的一点，因为很多财务工作的推进，没有业务部门和职能部门的配合，是难以完成的。三是强调科研经费的监督，只有监督到位，资金使用的合理性和效益性才能得到保证。

三、三公经费的管理

（一）会议费、差旅费管理

【缘由】

为适应上级有关会议费、差旅费政策调整，结合医院管理规定，拟定《ABC 医院会议费管理规定》和修改《ABC 医院差旅费管理规定》。

【过程和做法】

1. 会议费管理

依据上级新出台的要求，从会议费的开支范围、限额标准、预算、结算以及相关管理工作五个方面进行了规范。

2. 差旅费管理规定

依据上级的管理通知，对已出台的《差旅费管理规定》进行了调整。主要包括：一是规范了差旅费管理原则、范围、方式及审批权限；二是交通费中新增了高铁（商务座）标准；三是住宿费中新增了住宿房型标准（包括套间、单间及双人标间）；四是原规定中每人每次一份的保险费现改为不予报销。

3. 进一步明确公务接待费审批

（1）对公务接待的消费场所进一步要求，公务接待一律安排在内部招待所，在其他消费场所安排食宿的，不再报销。

（2）对公务接待的误餐费进一步界定。公务接待费不包含外出办事误餐费用，涉及乘坐火车、高铁、飞机等交通工具出差执行公务误餐，通过差旅途中补助费弥补；涉及市内执行公务发生误餐费用不予报销。

（3）对公务接待的宴请次数进一步限制。一次公务接待任务只可视情宴请一次，对《ABC 医院公务接待审批单》中宴请出同一单位或姓名两次以上的情况，第二次出现的不再报销。

（4）对公务接待的审批又进一步明确。《ABC 医院公务接待审批单》需签批至该次公务接待的最高陪同领导。

（5）对公务接待的单据填制进一步规范。对《ABC 医院公务接待审批单》同一接待任务中发生的住宿费、工作餐费、宴请费，必须填制一张《ABC 医院公务接待审批单》。

【经验与点评】

随着国家制度的不断变化，医院的相关制度也应随着相应的变化。本项工作一是体现医院管理与时俱进的精神。针对已有的制度国家的规定进行修订。对于处于空白的制度，按最新文件和先进单位和同行的经验进行制订。二是制订的制度从体系入手，比如会议费，从会议费的开支范围、限额标准、预算、结算五个方面全方位进行规定，体现制度的全面性和规范性，使到三公经费的管理不断地得到加强。

中央"八项规定""六项禁令"正在狠刹形式主义和奢靡之风，这为进一步压缩三公经费提供了可能。ABC 医院按照规范路径采集三公经费核算的基础数据，比较三公经费实际与之前制定标准的差异，分析产生差异的原因，通过制定更完善的制度予以纠正。本项工作进一步规范了公务费的消费场所，误餐费的规定，宴请的次数、审批程序进一步严格管理，使得公务费接待的使用范围、标准、执行原则和报销原则都有更加严格的要求。符合中央进一步加强公务费接待费管理的规定，同时也节约了本单位的资金，提高资金的使用效率。

（二）规范经费收支配比的准确性

【缘由】

目前，医院财务管理通过财务人员大量、细致、反复的核对，已实现了 HIS、HRP、资产等系统期初数据的高度一致。依托 HRP 三期上线，基于 HRP 一套系统管理人财物数据，HRP—个数据源统计院、科两级核算，也实现了后续数据的即时一致。同时，通过 HRP 的精细化管理系统手段，实现了预算科目、会计科目、成本中心、项目名称、合同编号、供应商代码、个人名称七个维度的关联一致，加之对会计信息摘要也实现了准确、规范、会计信息的科学性、准确性、及时性已达到了较高水平。但在实际工作中，往往会因为统计漏项、收支项不能对应、各会计年度科目设置不同、各会计分析人员理解不同等原因，而导致数据无法准确进行分析、利用和决策。为了提高数据利用和决策的效果，是时候抓紧规范经费收支配比的规则。

【过程和做法】

为更加体现财务的精细化管理，为上级机关和医院领导适时决策提供参考，需进一步规范经费收支配比的准确性：

1. 配比现状分析

ABC 医院因无标准经费，医疗收入又有限，需要寻求资金支持，经常会根据要求提交各类经费收支、运营测算、缺口需求等报告。测算过程中发现，对以月为单位某时段数据测算时往往存在"统计漏项、收支项不能对应、各会计年度科目设置不同、各会计分析人员理解不同"等影响经费收支配比准确性的问题，也大大降低了会计信息分析的质量。

2. 配比方式分类

经费收支配比准确性取决于会计科目核算内容、金额、时间的准确性，因此根据会计科目将收支配比分为三类，按相应规则统计金额：

（1）通过 6 个库房进行管理的资产类会计科目，依据权责发生制原则，按照当月出库金额统计，具体包括：

药品试剂类。普通药品库、饮片库、毒麻药品库、原料试剂库、门诊药房、住院药房、药品服务部、中药房；

医工材料类。耐用器材库、应急储备库、医用材料库、试剂库（械字类）、设备库、器械备件库、气体库、器械服务部、血液库、输血科、供应室、住院部手术室、门诊手术室；

后勤物资类。医用印刷品库、护理部物资库、保健办物资库、汽车配件耗材库、办公用品库、被服中心库、食品餐饮库综合保障库、五金水暖库房、物资库、计算机耗材库等。

（2）对能够明确经费收支时间规律的会计科目分为三种：

按照当月收支当月金额统计，包括地方医疗、地方药品、水费、电费、伙食费 5 项收入，电费、电话费、保险费、班车补助 4 项支出；

按照当月收支上月金额统计，包括住院病案管理、生活服务中心、电话月租费 3 项收入，人员工资、超额劳务补贴、单项奖励、水电夜班补助、物业管理费、水费、燃气费、车辆维修管理费、油料购置费、洗涤费、医用材料印刷费、机票费 12 项支出；

按照季度、年度支付的月均金额统计，包括按季度支付的生活垃圾清运费、灭害费，按年度支付的票据管理费、应上缴收入。

（3）对暂不能或不可能明确经费收支时间规律的会计科目，按照实际发生金额统计。

3. 财务保障实施

今后对各类以月为单位某时段数据测算报告，财务科都将按照上述原则和方法进行统计分析；经费收支时间规律的会计科目的各类费用要严格执行已明确的收支时间规律；

对暂不能明确经费收支时间规律的会计科目，财务科要结合成本核算的推进，加紧梳理、总结、提炼明确的收支时间规律；

对不可能明确经费收支时间规律的会计科目，财务科要甄别、整理、锁定，尽可能降至最少并固化下来。

【经验与点评】

很多单位因为数据孤岛，无法进行数据分析和决策。也有不少单位花费巨资数据联通一致化了，也没有好好地利用数据进行挖掘和利用，可以说是"暴殄天物"。本工作体现了实实在在运用数据进行决策的需求。在过去费了"九牛二虎"之力建立良好的数据基础上，更好地将数据进行配比和规整，为领导决策提供更好更准确的数据。这一点是难能可贵，也是很多单位往往忽视的"临门一脚"，浪费前期的投入和功夫。在配比的规范过程中，财务人员一是分析配比出现问题的各种原因，二是将配比的方式进行分类，三是明确各种统计的规则，并以制度的方式固定下来，四是提出财务提供的保障措施。每一步无不体现财务人员扎扎实实、务实求真的精神。

四、推行公务卡管理

（一）推行公务卡办公

【缘由】

为积极落实推行使用公务卡办公的财经政策，切实通过减少现金及个人汇票使用，确保资金安全，参照有关单位的经验做法，财务科大力全面推行使用公务卡办公。

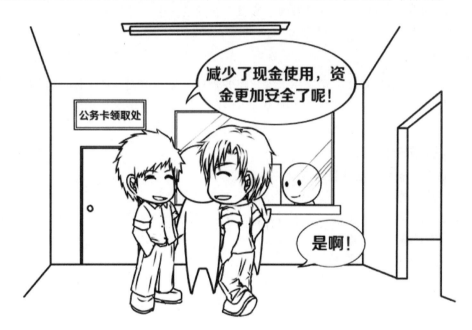

【过程和做法】

1. 增设公务 POS 卡子账户

在 ABC 医院基本账户（××银行）已绑定九个子账户的基础上，再增设公务 POS 卡子账户。开立一张以单位名义（ABC 医院）授权财务科出纳，公务 POS 卡（借记卡），卡由财务科长持有，密码由出纳持有。同时在财务科设置公务 POS 刷卡机。将公务 POS 卡、公务 POS 刷卡机、公务 POS 卡子账户三者进行绑定。

2. 机关科室增办公务卡

医院试运行以来，按照院领导指示要求，财务科已为全院每个机关、临床科室各办理一张公务卡。但在实际操作中，发现远不能满足公务卡实际使用需要。现拟为机关各科室再增办一张公务卡。

3. 大力推行使用公务卡

公务卡是由各机关、科室以经办人个人名义开办、持有并使用的银行贷记卡，用于办理一切仅与公务有关的刷卡消费业务，不能提取现金，可先消费后还款。使用公务卡的优势在于：一是符合"1000元以上不允许使用现金结算"的财务管理要求；二是使用公务卡消费，产生的刷卡消费单与发票在金额、地点、内容上能够一一对应，增加消费透明度，证实款项真实性；三是公务卡先消费后还款，可省去办事人员"逐级审批借款，再到财务办理借款"环节，而替代为事前报告，简化了支出手续。

今后，财务科将通过会计审核提醒、医院网上公示、下发通知要求等多种方式逐步杜绝使用个人信用卡办公和超限额使用现金两种现象。

【经验与点评】

成本管理的核心是成本控制。成本控制能有效增强医院成本信息的准确性。通过推行使用公务卡，实现以准确的原始资料为基础，相应的成本数据符合实际，原始记录工作制度得到健全。促使医院的发展基础及时、完整、合理及科学。

（二）制定公务卡强制结算目录

【缘由】

为贯彻落实上级通知，关于进一步深化财务管理改革，扩大公务卡使用范围，增强经费支出透明度，根据中央预算单位实施公务卡强制结算目录的要求和单位公务卡管理有关规定，决定自7月1日起，在单位实施公务卡结算目录管理。

【过程和做法】

1. 实施公务卡强制结算目录管理的必要性

实施公务卡强制结算目录管理，严格规定各级必须使用公务卡结算的经费开支项目，是加快全面建设现代后勤步伐、推进财务科学化精细化管理的客观要求，对提高经费开支透明、规范财经秩序具有重要现实意义。

2. 公务卡强制结算目录管理要求

凡强制结算目录规定的经费支出项目，应严格按规定使用公务卡结算，不再使用现金结算；原使用银行转账方式结算的，可继续使用转账方式。对纳入强制结算目录、仍使用现金结算的公务支出，财务科不予报销。

下列情况可暂不使用公务卡结算：①在县级（不含）以下不具备刷卡条件的地区发生的公务支出；②在县级以上地区不具备刷卡条件的场所发生的公务支出；③按规定支付给个人的公务支出；④签证费、快递费、出租车费等目前只能使用现金结算的公务支出。属上述①、②项情况的，结算报销时应提供书面证明材料。

3. 公务卡结算报销要求

严格实行"一人一卡"实名制管理，规范公务卡支付结算流程，持卡人办理公务消费支出，应先刷卡支付、后报销偿还，结算报销时应提供发票、POS机签购单和消费交易凭条等原始凭据；对原始凭据不全、支付内容不实或发票要素缺失的，财务科不予报销。

系统内公务强制结算目录

序号	项目	说明
1	办公用品费	指单位或部门购买按资产管理规定低于固定资产确认标准的日常办公用品、器具、耗材等支出。
2	办公设备费	指单位或部门购买按资产管理规定符合固定资产确认标准的通用办公设备支出及其维护维修支出，包括计算机、服务器、网络设备、存储设备、打印机、复印机、传真机、扫描仪、投影仪、办公桌椅、文件柜、碎纸机等购置与维修支出。
3	会议费	指单位或部门按有关规定召开的一至四类会议开支的房租费、伙食费及其他杂项开支等。
4	集训会审费	指单位或部门组织专业集训、业务会审、成果评审、研讨等开支的房租费、伙食费及其他杂项开支等。
5	集中办公费	指单位或部门组织集中编写条令条例和教材，拟制方案计划，以及临时办公机构人员集中办公所需的房租费、伙食费等。
6	公务接待费	指单位或部门因公务活动发生的各类接待支出（含外事接待）等。
7	差旅费	指单位或部门因公差支付的住宿费、购买机票支出等。
8	水电费	指单位或部门开支的水费、电费、水电器具费、水电设备维修费等。
9	取暖费	指单位或部门开支的燃料费、炉具工具费、设备设施检测维修费、市政供暖费等。
10	邮政电讯费	指单位或部门开支的电话费、电报费、传真费、网络通信费、邮寄费等支出。
11	图书报刊费	指单位或部门开支的图书、软件、多媒体资料购置及报纸杂志订阅等支出。
12	文件印刷费	指单位或部门开支的文件、账表、资料印刷、复印、装订及数据资料拷贝支出。
13	租赁费	指单位或部门租赁办公用房、场地、专用通信网络以及其他设施设备等支出。
14	专业器材费	指单位或部门购买训练、教学、情报、技侦、气象水文、机要、通信、文体、宣传、给养、专用服装、药材等各类专业器材，以及专用、后勤等装备维修支出。
15	公务用车运行维护费	指单位或部门开支的公务用车燃料费、保险费、维修保养费等。
16	其他公务开支	指单位或部门开支的咨询费、评估鉴定费、运杂费、手续费，以及参加地方会议和培训交纳的食宿费、培训费等。

备注：凡列入本目录的支出项目，可使用银行转账方式结算，不能使用现金结算。

【经验与点评】

成本管理精细化促使医院要加强对成本支出的管理，预防成本支出管理中的各类风险。ABC医院将支出项目明细化，并以目录的形式加以固定，实现了成本控制中"精、准、细、严"四个目标。规范成本支出目录，促使各科室加强管理，厉行节约，实现医院的精细化管理，从而改善整个医院的经营管理。

（二）公务卡管理

【缘由】

为进一步强化落实公务卡的作用与管理，特别是配合银行进行研发半年搭建成功的"重银系统"，财务部门制订了公务卡实施细则。

【过程和做法】

财务科结合实际操作中遇到的问题，对公务卡办理的范围和程序、使用范围，报销流程和时间等问题出台了管理细则。

1. 公务卡办理的范围和程序

公务卡办理范围：仅限正式工，个人在收到公务卡后应在24小时内激活公务卡。

公务卡办理的程序：由个人填制《公务卡办理申请表》，并附本人身份证等有效证件复印件，经财务审核后统一办理。

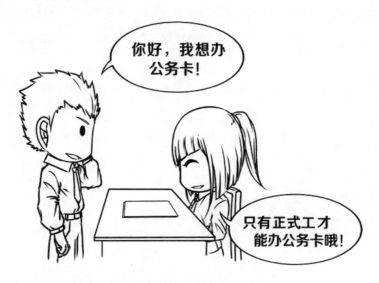

2. 公务卡、现金、银行转账的使用范围

公务卡强制结算目录：办公用品费、办公设备费、会议费、集训会审费、集中办公费、公务接待费、差旅费、邮政电讯费、图书报刊费、文件印刷费、租赁费、专业器材费、管理费、公务用车运行维护费。

可采用公务卡方式结算的范围：公务卡强制结算目录内，1000元以下的零星支出。

应采用公务卡或银行转账方式结算的范围：公务卡强制结算目录内，公务卡授信额度以下的支出。

除上述之外的其他范围应采用银行转账方式结算。

如未按上述规定办理或有特殊情况的由经办人提供书面证明材料。下列理由作为证明材料依据时应有科室领导在证明材料上签名确认：已办理公务卡尚未激活、未携带公务卡、明显有刷卡机不刷卡的。

3. 公务卡报销流程和时间

公务卡报销时应提供消费发票、POS 机刷卡凭条等原始凭证；财务人员通过建行"重银系统"查询公务卡消费情况并办理支付。

借款超过公务卡授信额度，需在借款单注明原因，经审批后汇入公务卡；借款现金办理公务卡强制结算目录事项借款时需在借款单注明原因。

为避免产生滞纳金，经办人应争取从刷卡之日起 20 天内完成报账还款。因个人原因造成公务卡所产生的银行罚息和收取的滞纳金由持卡人承担。

4. 规范公务卡变更和注销的流程，主要有以下几个方面的特点：

（1）扩大了办理范围，将已转正聘用人员纳入公务卡办理范围。

（2）提高了未使用公务卡消费证明的审阅权限级别，规定未使用公务卡消费证明必须由部门领导进行审阅。

（3）规定出台《××地区可使用公务卡消费餐饮场所目录》。

（4）定期向院领导统计上报未使用公务卡情况。

5. 关于聘用人员使用公务卡办法

（1）人员范围。每个科室可办理两张公务卡，办卡人员应为银行信用记录符合条件的本科室经常办理经费开支事项的已转正人员。

（2）办卡程序。申请办理公务卡时，由个人填制《公务卡办理申请表》，并附本人身份证复印件，经科室负责人审批后交财务科，由财务科审核登记后统一向发卡行提出申请，实行一人一卡实名制管理。

（3）使用管理。在办理公务卡之后，各科室需固定专门人员办理经费开支事项。纳入公务卡支付结算范围的经费开支应当使用公务卡支付，未使用公务卡的必须填写制式的《未按规定使用公务卡消费说明》，在原审批权限基础上提高一级权限审批，即必须由部门领导批准。财务科不定期将未使用公务卡情况统计上报院领导。

财务协调税务部门调查驻地附近餐饮场所安装 POS 卡机的情况，出台《附近可使用公务卡消费场所目录》，并建议不得在未安装 POS 卡机的场所消费。

为简化审批程序，在进行结算报销时，报销审批单和《未按规定使用公务卡消费说明》可一并签字。

公务卡为个人信用卡，如由于使用不当造成的不良后果将由个人承担。公务卡还款期限一般为 20 天，若持卡人超期未还款造成的欠费、滞纳金等，全部由持卡人个人负责。

（4）变更注销。

财务科工薪会计每月发放工资前核对持卡人员变更情况，若发现持有公务卡的人员离职，应及时通知其交回公务卡办理注销。若持卡人员在离职后不及时交回公务卡，则由工薪会计停发其未发的工资，直至其交回公务卡后再予以补发。

人员变更离职时，由工薪会计联系银行办理注销事宜。若离职人员没有交回公务卡和办理注销手续，则由工薪会计立即通知银行冻结离职人员所持公务卡，公务卡冻结后不能再继续消费，只能办理还款事宜。

在人员交回公务卡办理注销后，科室可按程序申请为新指定的办理经费开支事项的工作人员办理公务卡。

未按规定使用公务卡消费证明

日期：年月日

经办科室		经办人	
费用类别		消费地点	
消费金额	大写（元）：小写：¥		
特殊原因	商家原因：（　）《××地区可使用公务卡消费餐饮场所目录》外场所不能刷公务卡（　）非××地区场所不能刷公务卡 　　非商家原因：（　）尚未办理公务卡（　）公务卡损坏或丢失（　）未带公务卡（　）公务卡额度不够 　　其他原因：		
部领导 阅示		科室领导审批	

备注：1. 经办人将未按规定使用公务卡消费原因在"特殊原因"栏的相应位置打"√"，其他原因须注明；

　　　2. 消费类别中注明"餐费""交通费""办公费"等；

　　　3. 消费地点具体到消费商家，按发票抬头填写；

　　　4. 未按规定使用公务卡消费，办理报销须提高一级权限阅示，即领导签字确认。

【经验与点评】

通过对公务卡的使用细则的不断补充完善来实现医院支出控制的精细化管理。ABC 医院在加强公务卡推行的事前控制后，强化成本的过程控制，加强过程管理。建立一个自下而上、相互配合的以财务部门为中心的多层次全成本管理体系。

（三）完善公务卡使用控制

【缘由】

推行使用公务卡结算，是当前全系统乃至全国改革的要求，是必须要做也必须做好的事，也是下一步上级机关检查和审计的重点。对照医院的实际执行情况，目前存在三类问题：一是未按规定使用公务卡比例高；二是部分未使用的理由经不起推敲；三是未使用公务卡造成了超限额使用现金金额大。如果问题得不到解决，可能会加大医院的审计风险。

【过程和做法】

以 2××2 年×月数据统计为例，该月日常报销业务涉及公务卡强制结算目录，必须使用公务卡结算的共×××笔，金额×××万元。而在实际报销中，扣除确属商家原因不具备刷卡条件，规定允许书写证明后报销的情况外，仍有两类非客观原因导致未使用公务卡结算共××笔，金额××万元，占到规定用卡金额的××%。一类是个人原因，包括未办卡、卡未激活、未带卡、忘刷卡、卡额度不够等各类说法；另一类是明显消费商家具备刷卡条件，报销人又提供了消费商家不具备刷卡条件的书写证明。这些说法理由牵强，初步判断与实际不符，但报销人已用现金或个人银行卡垫付消费，且完成了书写证明的审批。

问题产生的原因，主要有：一是全院人员普遍对公务卡使用规定，特别是强制使用目录的内容还不是很了解，不知道用，也不会用；二是大部分报销人员对用公务卡办公消费有抵触，感到受限制，不方便，怕产生滞纳金，不愿用；三是不排除极个别人想在消费的时间、地点、金额上绕开公务卡的监督，不想用。

针对上述原因，财务科自总部下发《公务卡强制结算目录管理通知》以来，始终认真贯彻落实规定，并结合实际，先后出台了一系列围绕确保按要求使用公务卡的措施：在办卡额度上，上限调至五万元；在用卡服务上，公布了网购刷卡流程；在还款方式上，通过系统能实现即时打款；在刷卡地点上，公布了医院驻地安装 POS 机商家目录；在用卡审批上，建立了未使用公务卡提高一级审批才可报销制度。通过半年多的努力，公务卡使用的比例有了明显提高，使用公务卡的规范性有了显著改进，但仍离总部要求还有很大差距。为更好的按规定推行公务卡使用，建议：

一是提高各级领导重视加大督导审核力度。各科室领导要按规定安排持卡人员到可刷卡的商家办理公务。对确实不能刷卡的情况，要严格审核未使用公务卡书写证明，确保审批不流于形式；

二是从严控制各类借款，凡属于公务卡强制结算目录的，一律不予借款；

三是对消费相对固定的商家，经办科室尽可能采用先签单挂账，后定期转账支付的方式结算；

四是在办事过程中，办事人员应按照首选可刷卡商家，避免选择不能刷卡又无对公账户商家的原则消费；

五是扩大办卡范围和提高用卡额度，由财务科抓紧对全院范围统计需求，特别是针对公务消费频繁、办事人员流动大、单项公务消费金额大、单项公务消费事项多的科室。同时提高办卡的速度，建立应急情况下电话直接调整用卡较高额度的机制；

六是协调银行保障持卡人正常用卡，及时掌握邮寄新卡的在途状态，办理卡丢失补卡，卡消磁加磁，催促持卡人将卡激活；

七是对按常理判断消费商家确能刷卡，且消费事项属于强制结算目录范围，经办人未使用公务卡的情况，财务科一律以转账方式直接支付给消费商家。

【经验与点评】

ABC 医院在成本控制执行过程中加强经济活动内部监督、落实公务卡使用制度，对成本关键点进行按时检查、评价，不断发现问题，推进公务卡使用管理条例的逐步完善，改进成本管理水平。

五、与收费科工作对接优化

【缘由】

为进一步规范医院财务科与收费科业务对接流程，实现财务科对收费业务由日常管理监督向重点环节监管的转变。

【过程和做法】

财务在深入调研和与收费科反复论证的基础上，结合医院实际拟制了《财务科与收费科工作对接优化方案》，着重对票据管理、医保回款和收费制度三个重点监管环节规定进行了优化。

根据收费科反馈，因系统和技术等客观原因，造成仍有部分业务暂时未能完全按照拟订方案执行，需尽快协同解决。一是 HIS 系统、票控系统和票据存根联三方数据主要因票控系统系统运行不稳定，暂时无法实现完全一致；二是医保明细因医保管理和分析系统正在开发，医保流程正在逐步完善，暂时无法在月报表中反映；三是医疗收费、退费、票据管理、费用减免、价格管理、欠费和实报实销费用管理制度尚未制定，暂时参照上级相关制度执行。因此制订优化方案。

1. 票据管理方面

原流程：收费科汇总会计将当日收到原始单据及汇总表整理后，在银行上门收款后规定的工作日内移送财务科医疗会计；汇总表应写明后附单据数量，并将原件按顺序编号。财务科医疗会计收到单据后应审核汇总表上信息与原始单据是否相符，并在汇总表上签名确认。

优化方案：现全部采用 HRP 自动推送数据。在票据方面：票据领用按原流程执行；退费票据（包含隔日退费）及作废票据随当日结账单（白单）及票据存根联一起回销。

收费科对 HIS、票控系统、票据存根联三方数据核对相符后，将已核对的信息在票据回销时移交票据管理员，因特殊原因造成票控系统未记录的信息，需详细写出不符原因，并加紧系统改造，待系统完善后逐步实现数据一致。

2. 医保回款方面

原流程：收费科只报医保收入总数、回款总数。

优化方案：收费科在月报表中列示以下内容：①医保拒付金额、明细信息和相关责任人。②医保应收、实收明细及回款明细。③应收已结未回款应收、实收明细及回款明细。

3. 制度方面

收费科须将以下制度移送财务科存档：

（1）资金管理制度：包括备用金管理制度、长短款管理制度、医疗收费管理制度。

（2）考评管理办法。

（3）内控监督管理制度及流程：包括备用金内控管理方法及流程、医疗收费账务内控管理方法与流程、医疗票据内控管理与流程、医疗退费审核管理及流程。

（4）票据印章管理规定。

（5）门诊挂号管理制度。包括：组织架构及职责分工、预约挂号管理制度、窗口挂号管理制度、退号管理制度、挂号信息维护管理制度、挂号结账流程管理制度。

此外，还有：医疗收费管理制度、医疗退费管理制度、医疗票据管理制度、医疗费用减免制度、医疗价格管理制度、医疗欠费管理制度、实报实销医疗费用管理制度。

【经验与点评】

由于管理体制设置的问题，甚至是为了多个领导岗位的问题，财务科和收费科是分开的。由于收费科负责收费管理，而财务科负责支出和报表，往往在管理上存在着许多要配合的管理问题。很多医院为了完善内部控制和方便管理，将两个部门合二为一。有些收费科仍然是相对独立的，所以在很多管理上会有摩擦，甚至是漏洞。本案例是针对这种问题提供了较完善优化解决方案。第一，在票据管理方面，要求相关的人员单据按顺序编号，加强表上信息与原始单据的审核，这是收入内部控制的一个重要环节，如果做不好，可能会造成收入的流失。为了加强管理和提高效率，要求每天的核对表上，要标明收入明细以及计算的公式，原因是医院的收入类型品种多，随着形势的变化，收入的品种不断地增加。系统来不及及时更新，为了达到互相牵制的效果，需要在不同人员经手时加以注解说明，或公示列示，以便于核对和复核，加强环环监督和控制。不同经手的人员需要签名，以便于责任追溯。加强 HIS、票控系统、票据存根联三方数据的核对，同时在原有流程的基础上，要求要有记录，需要将已核对的信息在票据回销时移交票据管理员，没能提供的需要说明原因。因特殊原因造成未记录的信息，需详细写出不符原因，并加紧系统改造，待系统完善后逐步实现数据一致。加强退费管理，对退费的票据及作废票据随当日结账单及票据存根联一起回销。第二，医保回款方面，随着医保政策的改变，医保在医院的重要性越来越强。月报表中列示医保拒付金额、明细信息和相关责任人、医保应收、实收明细及回款明细、应收已结未回款应收、实收明细及回款明细，有利于日后应收医保的管理和核销。以上政策和优化方案，对于即使收费与财务统一管理，但仍相对独立或管理脱节的医院来说，也值得借鉴。

第三节　预算管理精细化

ABC 医院由于开业首年度，编制预算没有往年经验数据可以借鉴，其成功实现预算精细化管理的过程是许多新建院及旧院的最佳学习模版。新建院没有历史数据参考，不能准确"量入为出"，ABC 医院经过审慎客观地调查分析，决定执行预算收入依据拟展开床位数、病床周转率等信息进行测算，将制定预算与医院战略结合起来，这样将有助于医院战略的实现。为了统筹兼顾、突出重点，更好的保障各职能部门基本经费需求，ABC 医院在保证正常运转基础上，倾斜保障创收性成本支出和有收入来源项目支出，缩减行政消耗性支出，本着"先急后缓、先重后轻"的原则客观地将既定的战略目标通过预算的形式加以固化与量化，以确保最终实现医院的战略目标；ABC 医院为保证初次编制预算准确，将预算收入的一定比例留做机动财力，待执行半年后调整预算时按实际支出情况据实调整。执行了医院支出预算编制要根据业务活动需要和可能的制度，做到"量力而行"。

一、制订 ABC 医院预算管理暂行制度

【缘由】

为加强 ABC 医院预算管理，规范预算编制、预算执行、预算调整、预算分析等环节流程，财务科参照上级相关规定做法，需要尽快制订相关的预算管理制度。

【过程和做法】

1. 编制预算管理细则

（1）确定预算编制原则：

细化原则。预算均需编制到末级，按照类、款、项、目四级编制。目级预算要有计算公式（含单价、数量、单位）。

归口原则。编制单位负责本部门分管事业内容的预算编制，临床科室不参与预算编制。对于额度达到或归并后达到需列入集中采购事项预算，均在编制预算时一并下达明确。

分类原则。预算支出按生活性经费例年需编报类经费及非例年编报类经费分类编制。生活性经费属必需保障经费。维持性经费每年应维持相对稳定，如有较大变动应说明原因。项目性经费可根据当年理财重点，选择保障。

定额原则。对公杂费、非机关差旅费采取"超支不补，结余留用"的定额包干方式编制；对招待费采取院领导及部门一处定额包干方式编制；对会议费、机关差旅费采取事前审批，事后报销方式编制。

计划原则。为了能够统筹兼顾、合理使用预算资金，编制单位需将预算经费按预计的支付需求分解到全年各月份。

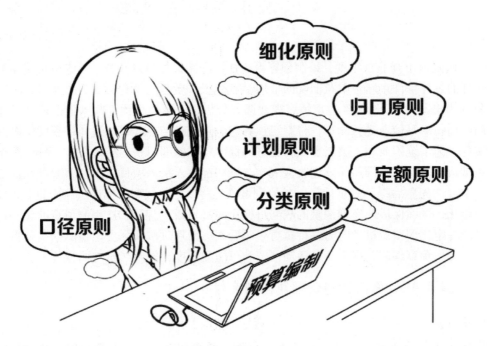

（2）预算编制的岗位设定。医院预算编制单位分为四部一处。各部处按各自分管事业范围下发所属科室编制。

（3）预算编制流程遵循"两上两下"的原则：

"一上"，机关各部（处）、科室根据各自经费需求，向财务科上报分项预算方案，"一下"，财务科对分项预算方案初次审核汇总、综合平衡后，提出调整意见，并将调整意见反馈给机关各部（处）、科室；

"二上"，机关各部（处）、科室根据财务科意见调整后，向财务科上报新的分项预算方案；"二下"，财务科再次审核汇总、综合平衡后，拟制预算方案，经部门审核、医院领导审定后，报上级党委审批通过，形成最终 ABC 医院年度预算。财务科据此将分项预算下达给机关各部（处）、科室。

2. 预算执行

（1）编制单位应严格执行预算，对无预算、超预算、项目间额度调整预算经费，财务科不予报销。

对日常报销类预算经费，按照《财务日常报销管理暂行办法》执行。

对大额付款类预算经费，按照《事项审批权限规定》，对预算已列示达到集中采购要求的经费，遵循《审计暂行管理办法》程序执行。

（2）编制单位应严格执行随预算编制的《预算资金使用计划》，对未执行或超额度执行预算经费，财务科不予报销。

（3）编制单位应按照《经费审批权限规定》，遵循"谁编制预算，谁使用经费"原则，非预算项目编制单位只能向预算项目编制单位提出计划并领用。对非编制预算项目单位未经签字认可使用预算经费的，财务科不予报销。

3. 预算调整

（1）对无预算或超预算经费，又确需开支，安排下半年预算调整。由编制单位在 7 月份底前向财务科提出追加预算申请，由财务科审核汇总、综合平衡后，报医院党委审定。

（2）对未按资金使用计划或超资金使用计划使用预算经费，又确需开支的情况。编制单位应向财务科提出调整预算资金使用计划申请，经财务科审核并填制《预算资金使用计划调整呈批单》，呈报院负责人批准后，调整预算资金使用计划并执行。

4. 预算分析

（1）财务科在每月终了，将编报《预算执行情况表》列入《月财务报表》上报院负责人审阅。

（2）编制单位根据需求，有权向财务科申请调阅各自预算执行情况。

5. 预算编制工作程序：

（1）预算管理委员根据医院的发展战略和医院经济状况，提出下年度总体预算目标，确定预算编制政策。

（2）预算管理办公室结合财政部门、上级卫生行政主管部门的编制规定，提出预算编制要求，通过医院文件或办公网等形式下达各归口职能部门和医院各科室。

（3）归口职能部门根据本部门业务特点和上年度预算完成情况、本年度工作安排，编制本部门下年度预算，经分管院领导签署意见后报财务部门。超过一定金额的项目需附可行性分析报告及绩效分析报告。

（4）预算管理办公室对归口职能部门申报的预算进行收集、分类、汇总，初步审核后，报分管财务工作的总会计师/分管院领导审查后形成预算草案。

（5）预算管理办公室或总会计师/分管院领导向预算管理委员会提交预算草案，预算管理委员会对所申报预算逐项审核、讨论，综合平衡，全盘考虑，提出修改意见，确定预算草案。

（6）预算管理办公室将预算草案报上级主管部门审批，审批通过后形成医院正式预算。

(7) 预算管理办公室向各部门下发预算方案。

【经验与点评】

本次预算管理暂行实施细则的制订，有以下特点：①实践性。该规定紧贴 ABC 医院实际，是从医院实践工作中逐步探索总结出来的，各项规章制度具有 ABC 医院特色。②实操性。将预算划分为四个阶段，每个阶段的具体流程都有明确约定，且附表格详细说明，便于报账人员和财务人员管理操作。③及时性。目前预算即将经医院党委会研究下发，急需配套的管理规定，确保预算运行有章可循、有据可依。

二、全院编制预算

【缘由】

为了加强医院预算管理，规范和加强各科室、职能部门预算行为，科学合理筹集预算基础数据，预算管理部门需在预算编制工作前做好全院编制预算工作的具体安排。

【过程和做法】

1. 确定当年度预算使用截止时间

当年度预算使用的截止时间为当年 12 月 31 日，所有经费报销必须在此日期前完成。截至日期后，HRP 系统必须关闭当年账期，除项目经费（科研费、专项收入）、公杂费、科室提留基金、会议费可转入下年使用外，其余未使用完的预算选择自动取消。

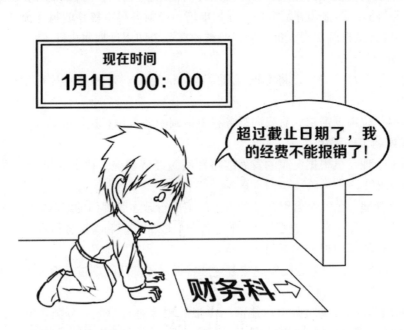

2. 安排预算编报的时间

各预算编制部门需在指定日期前上报预算初稿，期间财务科会下发各科室截至年底的《预算执行情况表》、《物资库存情况表》、《固定资产在用情况表》，作为下一年预算编制参考依据，防止编报大预算、当年不能开展预算项目、重复采购等情况发生；确定完成预算审核调整、医院党委审定下达预算；完成系统预算数据导入，组织各预算使用部门的预算执行培训的时间节点。

3. 明确预算编报的内容要求

预算应按照"谁编报、谁使用、谁负责"的原则编报。

预算编报工作应当量入为出、突出重点、严格计划、厉行节约，合理安排预算支出。

对不符合财经纪律和当年财务大清查整治内容严禁编报

对可预计下一年无法执行的预算项目和预算金额，可以调整到下一年预算中编报。

预算编报要编制明细预算，编报到预算的最末级。

预算编制需填写采购方式，确定实行公开招标的项目金额区间原则。若在咨询询价标准内要直接支付的需填写备注说明

需纳入集中采购的预算项目在预算上报后由财务科归类汇总统计成表，下达预算时分发给各相关科室集中采购。

预算编报工作通过编报《预算编报表》的形式完成。《预算编报表》由四部分组成：

第一部分是项目名称，含"品名"、"品牌"、"规格型号"三项，编报方式为填写；

第二部分是编制依据，含"单位"、"单价"、"数量"、"金额"、"说明"五项，编报方式为填写；

第三部分是采购方式，含"集中支付"（包括"履约期"、"公开招标"、"单一来源采购"、"咨询询价"）、"直接支付"两项，编报方式为必须选择；

第四部分是物资管理，含"库房名称"、"使用部门需求数量"、"库存数量"三项，编报方式为填写。

4. 年预算编报新要求

参考上一年度预算执行情况分析，结合新的政策要求，在编制下一年预算时专门要列示。

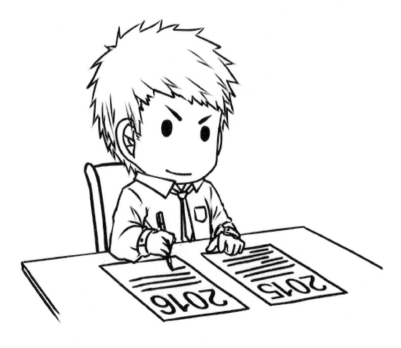

例如：ABC医院在某年度预算编制前，依据上一年实际执行过程中的不足和新的要求，做出以下几点提示：

（1）行政消耗预算（公杂费）依据历年保障水平，重新明确保障范围、开支方式、测定类别标准、核定人员数量进行编报预算；接待费、差旅费因目前形势要求和实际开支情况不再做定额分配。

（2）医疗设备询价分为两种情况：一种是临床科室向医学工程科提交采购医疗设备品牌、型号、参数需求唯一，可采取报批单一来源方式采购报销；另一种是临床科室向医学工程科提交采购医疗设备无唯一性需求，则医学工程科提供多个品牌、型号、详细参数交由咨询公司按正常流程询价。

（3）年底要开展资产大清查工作，要求资产账实相符、产权明晰、管理规范。因此对年预算编制中的固定资产重复购置、库存积压严重的预算要重点核减。

（4）为妥善解决医院自办院以来的历史经费收支不足，在预算中将统一预留出一定弥补经费。因此，要求各预算编报部门对非成本性支出预算按上年预算执行金额再做10%～20%调减。

5. 预算编制收集及审核

各预算编制部门将各自预算提交财务部门，财务部门通过汇总整理，完成了年度预算初步编制。院务部将会同医务部对预算进行核减，主要对新增医疗设备、医用耗材、××区专项经费、应急指挥中心建设经费、查体诊疗费、人员福利等进行核减。

【经验与点评】

明确全院预算编制工作原则"谁编报、谁使用、谁负责"，对医院各科室、职能部门数据编报划定责任，细化预算工作要求"量入为出、突出重点、严格计划、厉行节约，合理安排预算支出"，保障了全院预算数据收集的科学性、合理性、准确性。

三、医院项目支出预算管理

【缘由】

建立医院项目支出预算管理，充分体现出不同资金来源和以前年度结余资金统筹安排；申报的项目可以进行充分的可行性论证和严格的考核，按轻重缓急排序后，视医院当年财力状况合理安排；有利于财务部门对医院各职能部门和各科室预算项目执行过程实施追踪问效，对项目完成结果进行绩效考核；提高资源配置和资金使用效率。

【过程和做法】

按经费类别进行统计

1. 收入

医疗区收入，包括医疗收入，政府补贴，利息收入。

2. 支出

医疗区支出，包括：

（1）维持性经费支出（含公杂费、差旅费、水电气费、政治工作费等）。

（2）成本性开支（含药品耗材支出、血费、药品管理费、工资福利）。

【经验与点评】

依据医院事业发展规划和上级有关政策方针对医院业务进行归类项目预算管理，在审批申报项目时方可实现科学论证，并依据发展规划做出合理资金排序安排。有了项目预算管理，让跟踪问效具备了可行性。

四、预算调整

【缘由】

预算调整是预算管理的一个重要环节，预算调整的规范化是做好预算管理的关键。按照《ABC 医院预算编制暂行规定》对年初下达的预算项目根据实际情况进行增减调整，结合十八大以来中央、有关严格财经管理的一系列指示要求，删除当年不具备开展条件或按规定不能开展的预算项目，调减当年使用不完或不在当年开支的预算额度，将采购方式调整为公开招标方式。对年初下达预算时已列为集中采购方式的预算项目，实际执行确有困难的情况，可明细编制调整为非集中采购方式。

【过程和做法】

1. **年中预算调整要求**

（1）调整原则：预算调整是按照《ABC 医院预算编制暂行规定》对年初下达预算进行微调，重点是对预算删减项目、调低额度、规范采购方式，同时兼顾实际发生的特殊情况。

（2）调整内容：

预算项目：对年初下达的预算项目根据实际情况进行增减调整，重点是结合十八大以来中央、有关严格财经管理的一系列指示要求，删除当年不具备开展条件或按规定不能开展的预算项目。

预算额度：对年初下达的预算额度根据实际情况进行增减调整，重点是结合十八大以来中央、有关严格财经管理的一系列指示要求，调减当年使用不完或不在当年开支的预算额度。

采购方式：对年初下达的预算采购方式根据实际情况进行调整，将采购方式尽可能调整为公开招标方式。对年初下达预算时已列为集中采购方式的预算项目，实际执行确有困难的情况，可明细编制调整为非集中采购方式。

（3）时间安排：

编报阶段：由财务科下发调整预算通知及相关表格，各预算编制部门在指定日期前上报预算调整需求。

汇总阶段：由财务科汇总各预算编制部门的预算调整需求，综合平衡，在指定日期前最终拟定预算调整方案。

审议阶段：财务科根据党委审议意见，调整完善方案，在指定日期前最终下达预算调整方案，同时将预算调整方案导入 HRP 系统。

培训阶段：由财务科组织各预算执行部门经办人员于指定日期前进行预算执行培训。

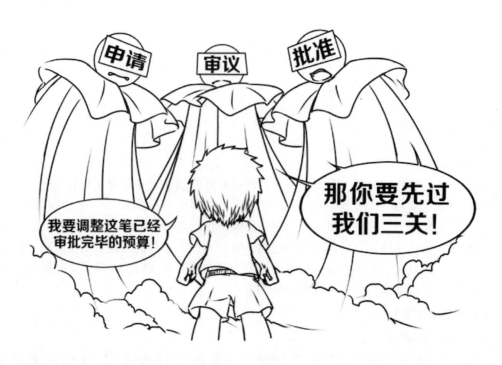

【经验点评】

已审批完毕的预算一般是不予调整的。必须调整时需要经过申请、审议和批准三个主要程序。ABC 医院依据相关要求必须做预算调整时，对预算调整的工作做了精细的安排，从原则、项目、时间安排上详细描述，其中培训阶段的纳入，是保障预算调整有效执行的重要辅助手段。

五、规范预算管理进程和内容

【缘由】

医院在全面预算编制和执行分析过程中，需要不断总结经验教训，找出差距问题，可依靠信息系统进行流程优化、标准化、规范化。利用信息技术手段实现动态收入余额与支出的联动控制，将科研、上级下拨、地方赞助、自负盈亏、平价经营等以收定支类经费实现线上管理。

【过程和做法】

（1）收集预算管理过程中的问题和不足。

（2）研讨并确认规范管理内容。

（3）对规范管理内容按项目细分。

（4）形成阶段规范预算管理的报告。

（5）审批后通知各相关部门，并组织学习。

（6）规范预算启用及停用时间。

例如：年度预算自 1 月 1 日启用，至年 12 月 31 日停用。

（7）规范预算管理及使用权限。

第一，对所有预算支出，按照采购项目分类，无缝隙划分。对应采购项目分类签订合同，合同中明确承包商承担采购项目分类范围内一切不可预见采购，履约中非紧急采购事项，先认价、后采购、结算，紧急采购事项，先采购，后认价、结算。既满足实际工作需要，又确保造价得到控制。具体如下：

建立合同采购目录，合同外价格采购后把经双方确认的价格定期补入合同采购目录，若供应商价格高于咨询价格，如有合理费用单据支撑、职能部门认可，咨询予以认可。咨询出具审核价格时给出合理价格范围。

物资采购类合同签订时原则上只签订两年，减少价格风险。

第二，对单次单事项×万元以上的采购预算，采取公开招标、拦标价设置和专家库抽取的方式。

第三，对单次单事项×万元以上×万元以下的采购预算，采取咨询询价的方式。

第四，对单次单事项×万元以下的采购预算，采取直接支付方式。

第五，对差旅费预算，采取依托网上报销平台，参照事业经费审批权限审批的方式。

（8）规范预算控制。

第一，对使用新年度预算，经费报销类依据网上报销平台，实物领用类依据物资请领平台。

第二，对所有预算经费，通过网上报销平台和物资请领平台均核算到成本单元。

第三，对无预算或超预算的经费报销类费用，不能在网上报销平台上通过审核。

第四，对无预算或超预算的实物领用类费用，不能在物资请领平台上下达采购订单和办理出库。

第五，对纳入公开招标的预算经费，需在网上报销平台填写审计介入要点信息。

第六，对包干公杂费预算，全部采取库房领用的方式，超领部分计入科室成本。

（9）规范预算查询：对各核算单元的成本核算情况和预算执行情况，相关负责人能通过网上报销平台实时查询。

（10）规范预算支付：对所有预算支出经费，在下达预算时明确经费收支时间配比要求；对药品和医用耗材类的医疗成本性开支，原则上延期×个月支付采购款。

（11）核减预算方向。

（12）参照上年预算执行情况，核减当年预算。

（13）酌情核减无经费来源、尚未签订合同的项目经费。

（14）比较各类型物资的库存金额与相应预算金额，核减当年库存物资预算。

【经验与点评】

规范管理是一个动态的过程，随着预算精细化管理的不断深入，医院的信息化运用现代管理理念和信息技术的结合，不仅能为医院的运行管理提供更及时准确的信息，更能促进医院人财物各资源的整合。利用信息技术手段可以合理编制预算、及时评价预算、实时控制支出。

六、管理预算外经费

【缘由】

随着我国财政体制的改革和经济的高速发展，预算外经费规模迅速扩大。实际的预算外经费管理工作还存在着运行粗放、渠道交叉、财力分散等问题。因此，规范预算外经费的管理秩序，保障其健康有序运行，是财务管理工作中的一个重要问题。为配合 ABC 医院首年度预算编制工作，从制度上指导预算外经营业务开展，严格规范预算外经费管理，结合国家及上级有关规定，财务科拟定医院预算外经费管理规定。

【过程和做法】

为了规范预算外管理，ABC 医院通过制度预算外管理规定，对预算外经费加以规范。

为了满足实际工作需要，对未纳入年度预算经费收支制定管理规定具体如下：

1. 上级下拨类经费

（1）经办科室口头通知财务科拨款事项（包括转款单位、事由、金额），由财务科协调转账事宜。

（2）经办科室按上级下拨经费指定用途（如有）和《标准》规定开支范围填列《未纳入年度预算经费收支呈批单》，经财务审核后逐级报院领导审批，移交财务备案执行。严禁将招待性经费列入开支范围。

（3）一次性或单项支出××元以下由机关和科室负责人审批，××××元以上（含）按《事项与经费审批权限管理规定》执行。

2. 合作赞助类经费

（1）与付款方签订协议的，经办科室应提供给财务科备案；

（2）经办科室需在款项转入前填制《未纳入年度预算经费收入确认单》（包括转款单位、事由、金额）送交财务科；

（3）经办科室按合作赞助类经费指定用途（如有）填列《未纳入年度预算经费收支呈批单》，经财务审核后逐级报院领导审批，移交财务科备案执行。

（4）一次性或单项支出××元以下由机关和科室负责人审批，××元以上（含）按《事项与经费审批权限管理规定》执行。

3. 创收服务类经费

（1）经办科室固定收款事项，由经办科室定期到财务领销票据及缴交款项；经办科室临时举办活动由财务科派专人负责开票收款。

（2）经费开支范围按《预算外经费管理规定》执行；收入总额的百分比上缴医院；涉及比例提成的由经办科室拟订方案，经财务科审核后逐级报院领导审批，移交财务科备案执行。

（3）一次性或单项支出××元以下由机关和科室负责人审批，××元以上（含）按《事项与经费审批权限管理规定》执行。

4. 平价服务类经费

（1）由经办科室定期到财务科领销票据及缴交款项；

（2）经办科室定期将销售价和损耗率报财务科备案，销售价应参照进货价制定。

（3）开支范围按《预算外经费管理规定》执行，经费审批按《事项与经费审批权限管理规定》执行。

【经验与点评】

严格划清预算外经费收入的范围，防止预算经费的流失。管理好预算外经费有利于反映各单位预算外经费收入的真实数据，消除各单位之间的收入差异。所有收入均要由财务部门统一归口管理，各职能部门的经费收入都要足额上交给后勤财务部门，不得垂直收缴和坐支。职能部门只见指标不见资金，充分理顺财务部门这一条经费管理渠道。当然，本案例总结的做法，随着时间和发展会进而变化，成为过去式，但原理和方法是一样的。

科室：　　　　　　　　　　　　　　　　　　　　　　　　　　金额单位：万元

经费来源		经费收入总额
经费简述		
预计经费支出明细		

项目	标准	数量	单价	金额	编制说明

呈 批 栏

续上表

院领导	
部领导	
财务科意见	
经办科室意见	

制表人：

制表日期：   年   月   日

经办科室：   日期：   年   月   日

序号	项目	事项	备注
1	单位名称		
2	金额		
3	事由		

复核：   制表：

第四节　成本核算管理精细化

一、全成本核算的调研

【缘由】

为真正、尽早把 ABC 医院建成全成本核算医院，在前期已成立全成本核算领导机构的基础上，特别是配合全院资产清查工作，有的放矢，财务科组织相关人员赴其他先进单位进行前期小范围人员的全成本核算调研。

【过程和做法】

1. 调研时机

收集当前全成本核算工作面临问题：

（1）缺少最终的一套用来支撑院领导决策支持、各科室主任经营导航的全成本核算报表体系；

（2）全成本核算数据的覆盖面不全，核算精细程度不够，尚没有真正全要素、全过程、可控、可视，及时、准确、完整地实现院科两级全成本核算；

（3）全成本核算工作的核算结果不及时、数据也不够准确权威，尚待进一步梳理细化，并借助 HRP 系统固化；

（4）全成本核算尚不能借助信息系统标准化、优化和固化关键业务流，形成管理闭环，保证医院运营数据的一致、可信、可追溯。

基于此，应抓住医院各项规章制度、运行机制尚在建立健全，医护人员成本管理的理念尚在形成的有利契机，通过调研，参观见学，制定方案，解决问题，加快推进全成本核算建设。

2. 调研单位

选择两家有代表性的医院，有利于全成本核算的学习、观摩、了解和借鉴。

3. 调研内容

调研主要围绕下列四方面内容：

（1）全成本核算工作开展的方式方法及各科室、机关管理部门职责分工；

（2）医院运营决策支持所需的全成本报表、指标体系的搭建及实现方法；

（3）全成本核算工作对 HIS、HRP、财务信息系统的要求及总体规划策略；

（4）全成本核算工作开展对医院业务流程的影响及流程优化方案。

4. 调研形式

调研是为医院全成本核算领导小组全面调研做准备而组织的一次先期小范围人员调研，由财务科相关成本核算人员参与，调研结束后将向领导上报调研分析报告。

【经验与点评】

开展前期调研工作是实施全成本管理的必要准备工作，对全成本精细化管理体系设计有重要意义。ABC 医院通过调研来了解本院成本状况，学习外院成功案例，并对调研内容、人员、时间都进行了细化分配，使调研活动执行具备实操性，且便于监督管理。

二、全成本核算的开展计划和过程

（一）对全院库存物资开展清查

【缘由】

库存物资数据不真实，将无法真正实现全成本核算。为夯实 ABC 医院全成本核算工作基础，财务科组织各职能部门和有关临床科室对全院库存物资开展清查。

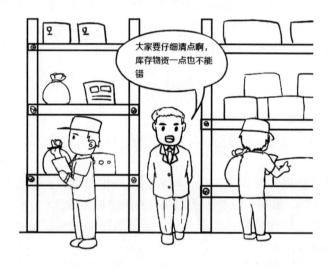

【过程和做法】

1. 确定清查组负责人及相应职责。

清查院部负责人领导、组织实施；各事业部门和有关临床科室落实要求，积极配合；财务科发挥团队作用，兼顾日常工作，白天清查物资，晚上汇总分析。经过各方共同努力，确保了清查工作的按时完成，发现了物资管理的问题，明确了今后物资规范化管理的方向。

2. 确定清查范围

库存物资清查只针对医疗区的运营经费购买或调拨使用的库存物资，同时对工程管理费采购的库存物资也一并纳入此次清查范围。

3. 制定清查步骤

按照清查计划，通过动员、自查、抽查、整改、复查五个阶段进行库存物资清查。

（1）动员。由财务科组织各职能部门召开库存物资清查动员会，明确清查要求和完成时间。

（2）自查。职能部门按照动员的要求，对分管的库房所涉及的各项规格品种库存物资进行自查，主要对未开通、未录入、漏录入、错录入、无价格录入的 HRP 信息进行开通、补充、更正、估价录入 HRP 系统。

（3）抽查。抽查数据提取的方式：各科室均由信息科在抽查前一天从 HRP 系统提取库存余额数据并以此时间为结点。抽查均在当天完成，期间出入库变动通过手工调节核对。

抽查的方法：

第一，自查完毕后由各职能部门函告财务科。由财务科联合各职能部门组成库存物资抽查小组，对各库房中的单价和总价在一定金额以上，且规格品种达到总量一定比例的库存物资作为抽样样本。

第二，由财务科联合有关临床科室组成物资使用抽查小组，对各临床科室已领用的单价、数量、总价排名前三的各库房物资作为抽样样本。

（4）整改。在对库房抽查中，对个别库房存在一定的账实不符，盘赢盘亏现象，财务科要求分管职能部门限期整改，重新自查。

在对个别临床科室存在一定的对账面领用规格品种和数量不确认现象，财务科要求涉及科室限期与分管职能部门核对查实。

（5）复查。整改完毕后由各职能部门、临床科室电告财务科。

由财务科对整改库房进行复查，在基本做到全查的基础上，特别对上次抽样不合格的规格品种进行了重点复查。最终整改库房做到账实相符。

临床科室对领用规格品种和数量不确认的，及时与各职能部门核对并将账面数据更正后报财务科备案，随时抽查。

4. 清查问题

（1）库房管理制度。

在清查的职能部门主管的库房中，有个别库房没有建立库管制度；部分已建立库管制度的库房存在制度不健全不规范的问题；岗位设置及分工不明确。

（2）库房硬软件配置。包括：库房硬件方面情况统计汇报；库房软件方面情况统计汇报。

3. 库房业务管理

（1）引起盘库难度增大的问题：大部分库房的物资未按品种规格设置区域、粘贴标识、归类摆放（除药剂科分管库房和医工科分管部分库房外）。

（2）引起库房监管不到位的问题：大部分库房未落实一个库房设置采购、库管、录入三人三岗制度，普遍由一人兼任采购和库管两岗。

（3）引起库房账实不符的问题：部分库房未对上级部门价拨和外单位赠送的物资及时办理入库手续；部分库房存在寄存非本库物资的现象；部分库房未对报损物资及时办理出库手续；部分库房存在对已出库物资未消耗完，又交回库房未及时办理入库的现象；部分库房未按制度进行盘点。

（4）引起财务审核困难的问题：大部分库房存在因对 HRP 系统使用不熟悉；部分库房存在出入库录入"数量单位"不一致的现象；部分库房存在出入库单据报送财务科挂账不及时的现象。

（5）引起成本分摊不清的问题：部分库房与其他临床科室发生的公用性成本，相互分摊规则不明确，成本分配不确定。

5. 建议

（1）分析总结做好清查后续工作：进一步明确库存物资的监管范围；督促尽快完成库

存物资清点，启动清查工作；加紧办理工程结算，按审定的价值和数量补录出入库手续；清查中核实的库存物资盘亏盘赢，经领导批准后按要求调账。

（2）建立健全库房管理制度：各职能部门结合清查，针对各自分管的库房尽快建立健全管理制度，报财务科审核通过后，由审计备案监督执行。财务科对不按库房管理制度执行的相应款项不予办理，并适时对各库房管理情况进行检查通报。

（3）完善规范 HRP 库存管理：由全成本核算领导小组负责 HRP 的日常业务管理，对目前 HRP 库存管理模块存在的 HRP 与 HIS 系统衔接、HRP 系统自动分类汇总、HRP 系统设置成本分摊规则等问题，尽快协调软件开发公司解决。

6. 落实全院库存物资清查后的对账和调账。

盘点各项工作结束后，相关部门需打印出《盘点盈亏报告表》一式三联，填写数额差异原因的说明和对策后，承包相关负责人签核，批复后相关部门负责人根据批准处理的盘点报表进行调账，实现账实一致。

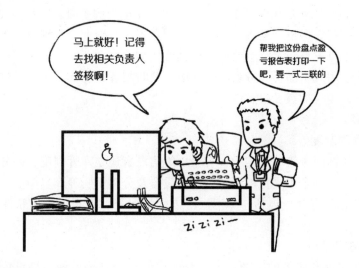

【经验与点评】

清查库存物资是成本核算的基础。ABC 医院清查院领导高度重视，院长亲自动员、部署要求、亲临指导、督导进程、组织实施；各职能部门和有关临床科室落实要求，积极配合；财务科在要求高、时间紧、任务重的情况下，发挥团队作用，兼顾日常工作，白天清查物资，晚上汇总分析。经过各方共同努力，确保了清查工作的按时完成，发现了物资管理的问题，明确了今后物资规范化管理的方向。在上述的库存物资清查工作中，有明确的责任人，清查范围，清查的步骤，在事后及时统计各种清查中发现的各种问题，最后提出建议，是一个完整的项目管理的流程，值得医院在各种清查工作中作为参考。一般来讲，清查对于不少医院来说，就像一阵风吹过之后就没有后续的政策或其他措施跟进。本案例中，经过调研，清查，ABC 医院实实在在落实了全院库存物资清查后的对账和调账。管理当中有时发现问题是容易的，但实际来解决有关问题却是困难的。本案例明确了不需要调账的是哪些科室和库房，需要调账是哪些科室和库房。哪些已解决的系统问题，已解决的操作问题等等，显示医院务实踏实的工作作风，对于以后每项任务，每项工作都需要这样进行全面考虑和周全实施的。

（二）全成本核算的持续跟进

【缘由】

全成本核算不是一次性的行为，而是一种持续改进的过程。为了使到全成本核算能够得以坚持并固化，有必要采取措施不断地完善，以实现可持续的发展，并得到有效的发挥。

【过程和做法】

ABC 医院先是成立了成本核算领导机构、明确了成本核算管理流程、对成本指标数据信息进行标准化管理、成本核算会计岗位职责、对不应保障的行政消耗类支出列入科级成本核算内容。具体的内容如下：

1. 成本核算管理流程

（1）根据会计科目变动情况调整科目与成本报表的对应关系，如有科目调整，及时与相关会计进行科目调整。

（2）月初及时汇总上月医疗数据，审核系统汇总数据导入成本分摊指标。

（3）审核并分析成本会计报表，及时解决发现的问题。

（4）解释、解决科室提出相关问题。

2. 成本指标数据信息

使用系统：HRP 系统。维护周期：每月一次。维护人员：成本会计。规范流程：成本会计根据下述指标系数，确认 HRP 系统不可直接计入成本中心的成本，包括：对保洁费成本分摊，总务科负责维护 HRP 系统面积指标；对水电费成本分摊，人事部门负责维护 HRP 系统人数指标；对车辆使用费、电话费成本分摊，总务科负责维护 HRP 系统公里数指标、话费指标；对消毒成本分摊，消毒供应室负责维护 HRP 系统消毒包洗涤系数；对手术间占用成本分摊，麻醉手术中心负责维护 HRP 系统手术时间指标。

3. 成本核算会计岗位职责

（1）HRP 系统每天通过接口自动抓取 HIS 系统前日数据，自动按规则分摊后确认，每月底检查错误日志、查看采集数据是否全部覆盖准确，再依据自动生成《医疗收费报表》、《成本分摊报表》打印会计凭证。

（2）每月初及时汇总上月医疗数据，审核系统汇总数据，导入成本分摊指标。

（3）根据会计科目变动实时维护科目与报表对应关系，如有科目调整的随时与各会计进行科目调整。

（4）负责与收费科协调，如果收入与成本分摊规则上有出入，及时解决。如有需求且解决不了，必要时汇总问题在每周成本核算会上统一讨论。

（5）贯彻执行国家有关方针、政策，拟制固定资产、物资管理规章制度和工作计划，并组织实施和监督检查。

（6）负责资产各库房出入库单据，审核单据，对报账单据进行审核，按经批准并支付的单据填制会计凭证。

（7）负责资产的登记管理工作，及时查询各库房资产情况。次月初由各职能部门将上月各库房出入库、发票明细表、固定资产查询报表情况按要求打印并由备案录入员、库管员、审核人签字送至财务科挂账，并正确编制记账凭证，打印资产增加通知单。

（8）组织实施资产计价核算管理工作，定期到各部门和科室检查资产的管理情况，以确保账实相符。

（9）汇总、上报资产统计表，并接受上级国有资产主管部门的业务指导。

（10）对下属单位的资产管理进行考核和监督。

（11）大额请款资料由资产会计负责接收和审核资料。

4. 对不应保障的行政消耗类支出列入科室成本核算

同时力争预算支出中的行政消耗类支出 100% 纳入定额管理。对未进行定额管理的行政消耗类支出采取清单式逐笔统计，按项目归类。对不应保障的行政消耗类支出采取清单式归类统计，下发机关部门，广泛征求意见并充实、调整，年度预算列入科级成本核算范畴。

【经验与点评】

成本核算的真正落实是很难的，也是考验医院管理水平的一个重要指标。ABC 医院实行标准化管理，对于成本核算的领导机构、管理流程、指标数据、成本核算会计岗位职责都有了精细化的要求和管理。同时为了落到实处，要求对不应保障的行政消耗类支出列入科级成本核算，对于医院厉行节约，精准核算医院的成本有着重要意义。

（三）依据成本核算和绩效考核分发奖金

【缘由】

为落实院领导指示，实现在医院未全面盈利条件下依靠成本核算数据计发奖金的目标，ABC 医院提出下一步推进成本核算的工作建议，并制定能体现成本效益的医院超额劳务补贴计发公式，以实现成本核算、成本效益与超额劳务补贴相挂钩。

【过程和做法】

（1）核准基础数据。由 HRP 项目组、财务科、信息科及机关职能部门按照各自职责继续对前期历史数据核对和处理；由财务科与信息科对财务系统与 HRP 系统的接口、数据进行常态维护；加快各职能部门固定资产挂账进度。

（2）规范操作流程。在前期 HRP 操作培训的基础上，与相关职能部门进行研究论证，对物资和固定资产入库、出库、挂账及冲销等流程进行规范，制定《HRP 系统操作管理规定》和《HRP 系统操作手册》，确保数据录入准确和操作规范。

（3）完善制度机制。强化成本核算领导小组职能，加强常态化协调和组织领导，出台《成本核算管理规定》，明确各部门责任分工；加紧制定能体现成本效益的医院超额劳务补贴奖金计发公式；与成本核算有关的数据、公式和指标的制定和变更必须经过成本核算领导小组讨论，确定后纳入 HRP 系统管理，确保成本核算的真实准确和公开公正。

【经验与点评】

核准基础数据是成本核算和考核绩效的重要基础。通过各个部门按各自职责对历史数据进行核对和处理、对操作流程进行规范，确保数据的准确和公平公正。同时完善制度机制是关键，通过出台管理规定，落实成本效益和超额劳务补贴的挂钩，真正地完成了 ABC 医院的成本核算的落地过程。

第五节　绩效管理精细化

绩效管理精细化，体现在全效益核算工作上。它应成为医院经济管理活动的核心。

【缘由】

根据医院财务核算有关规定，围绕医院"效益最大化，管理精细化"的目标，需尽早全面启动 ABC 医院全效益工作。

【过程和做法】

ABC 医院先是对全效益核算有了深入的了解和理解。全效益核算是指利用信息系统对医疗服务过程中的所有收支实行全要素、全资产、全过程、全绩效的分类、记录、归集、分配和分析，为领导决策提供依据的经济管理活动。全效益核算在医院中表现为院、科两级核算。院级效益核算是通过记账、算账、报账，以医院病人为效益归集对象，总括反映医院财务状况和财务成果；科级效益核算是对每个具体部门和环节经济活动进行核算，提供各个科室的效益数据资料，并作为对员工进行奖励的依据。只有同时做好院、科两级效益核算，通过"统收统支，降低采购成本，合理减少库存，科学分配奖金"等手段，才能达到追求边际效益的目的。

1. HRP 系统管理平台的效益核算

（1）收入：

HRP 系统每天从 HIS 系统提取医疗收入数据；每天从财务系统提取向上领报、预算外等收入数据。每月根据 HIS 系统的计价收入比例计算向上领报数据的分摊。

（2）支出：

人的支出：HRP 系统设置组织机构、核岗定编、录入对应人员信息等工作。工资的计发金额由 HRP 系统每月通过财务科负责的✕✕子系统计算结果提取；奖金的计发金额由 HRP 系统每月通过收费科"人工采集数据"计算结果提取。

财的支出：HRP 系统每天从"财务系统之医院会计子系统的非实物资产（固定资产和库存物资）会计科目"提取系统数据。每月由相关部门将使用面积、人数占比以及车辆使用、被服洗涤、器械包领用等特殊事项的分摊基础数据采集录入 HRP 系统。每月由成本核算部门对水电费、大小修费、党团费以及车辆维修费、洗涤材料费、低值易耗费等不能直接归集科级核算的数据进行分摊。

物的支出：HRP 系统已完成"采购入库、出库流转"两个环节的监管。

2. 财务系统管理平台的效益核算

财务系统对资金的统收统支，预算的分配使用以及贷款还本付息、款项支付节奏等资金时间成本的核算管理。

【经验与点评】

全效益核算是基于全成本核算的实施，ABC 医院通过合理的流程设置，规范的程序推进，实现了全效益核算的落地。全效益核算工作的规范实施为绩效考评提供了数据依据，为绩效管理精细化理清了成果价值流，识别出价值流中的关键绩效指标，实现绩效指标与医患价值需求的对接。

第六节 人力资源管理精细化

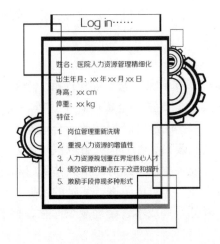

ABC 医院重视人力资源管理，坚信人才是最重要的，是第一生产力，是医院持续发展的核心动力。除了医疗方面的专业人员，ABC 医院强调管理人员的专业化。对于行政人员，特别是财务人员，一是要求在选人要专业。二是定期进行培训。行政管理的精细化以智慧资源整合为突破口。不断培养专家型人才和专家型团体，形成核心的智慧圈，这是第一个智慧圈。另外，倡导"专业的人做专业的事，专业的事交给专业的人来做"的智慧资源整合原则，采用委托专业公司进行托管的模式与自己的专业人员相结合，强强联合，形成医院的第二层"智慧圈"。组成医院的"智囊团"，为医院的发展规划和管理出谋划策，形成第三层"智慧圈"。

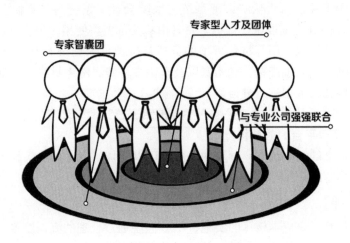

下面以对内部人员的财务考评为例，说明人力资源管理精细化。

【缘由】

HRP 三期上线后，规范了财务业务管理，现需对财务服务效率与质量作进一步规范，财务科在认真分析和研讨后，制定了《财务科内部考评指标》。

【过程和做法】

《财务科内部考评指标》具体如下：

1. 考评类别

（1）按时间标准，财务考评指标分为合同呈批、日常报销、大额付款、零星大额、工薪福利、资产挂账、收入挂账、成本分摊、会计归档、出具报表十大类。明确了财务考评的类别及具体内容，明确了各类考评内容及具体内容，每一个分类均是按照业务流程梳理，对应责任人及严重等级。

（2）按责任标准。财务考评指标分为业务责任、行政责任两大类。

2. 责任要求

明确了各类考评内容的完成时限及责任人。超出规定时间未完成相应考评内容或违反财务规定出现问题的均可按照类别及内容追溯至相应责任人。

3. 惩罚原则

明确了各项考评指标的严重等级及罚款金额。根据考评内容及责任要求将严重等级分为一级、二级、三级、四级、五级，分别对应惩罚措施为解除劳动合同、停发工资奖金至扣完为止或扣发一个月奖金、罚款300元、罚款200元、罚款100元。所罚款项将自动转入科室基金，不再留用，全额用于根据加班情况所进行的二次分配。

财务科内部考评指标与科室人员绩效直接挂钩，并对外发布，接受各单位监督。

【经验与点评】

人力资源管理需要开展考评工作，本案例提供了对内部人员进行考评的一种思路和做法。首先对考评内容进行精细化分类，只有精细化的分类才能进行精细化的考评和奖罚。其次将责任分类两种标准，并对责任提出了具体的要求。三是提出奖罚原则，对于做得好的给予奖励，对于做得不好的给予罚款。最后考评指标与科室人员绩效直接挂钩，现时还对外公开并接受各单位监督。这种细致具体的考评体制大大地提高了财务人员的工作效率，其他业务部门也是以类似的考评机制进行考核。这种考评机制提供一种内部考核的参考典范。

附：《财务科内部考评指标》

财务科内部考评指标

序号	类别	内容	要求	责任人	严重等级	罚款金额（元）
1	合同呈批	出具横向呈批单	1 日	档案会计	五级	100
2	合同呈批	出具竖向呈批单	1 日	复核会计	五级	100

续上表

序号	类别	内容	要求	责任人	严重等级	罚款金额（元）
3	合同呈批	出具审计意见	1日	审计	五级	100
4	合同呈批	完成逐级审批	5日	档案会计	五级	100
5	合同呈批	发放合同并录入系统	2日	档案会计	五级	100
6	合同呈批	复核系统信息	2日	复核会计	五级	100
7	日常报销	出具《费用审批单》（一次性提供不足7张《费用报销单》时）	当日	日常报销会计	五级	100
8	日常报销	复核《费用审批单》（一次性提供不足7张《费用报销单》时）	当日	复核会计	五级	100
9	日常报销	出具《费用审批单》（一次性提供超过7张（含）《费用报销单》时）	2日	日常报销会计	五级	100
10	日常报销	复核《费用审批单》（一次性提供超过7张（含）《费用报销单》时）	2日	复核会计	五级	100
11	日常报销	以现金或银行转账方式报销	2日	出纳	五级	100
12	日常报销	以公务卡方式报销	2日	日常报销会计、复核会计、出纳	五级	100
13	日常报销	移交《费用审批单》（附银行回单）	5日	出纳	五级	100
14	日常报销	出具会计凭证	3日	日常报销会计	五级	100
15	日常报销	复核会计凭证	3日	复核会计	五级	100
16	大额付款	接收整理资料	1日	资产会计	五级	100
17	大额付款	出具横向呈批单	1日	合同付款会计	五级	100
18	大额付款	出具竖向呈批单	1日	复核会计	五级	100
19	大额付款	完成逐级审批	5日	档案会计	五级	100
20	大额付款	出具会计凭证	1日	合同付款会计	五级	100
21	大额付款	复核会计凭证	1日	复核会计	五级	100
22	大额付款	以银行转账方式付款	2日	出纳	五级	100
23	零星大额	接收整理资料（字体一致）	1日	资产会计	五级	100

续上表

序号	类别	内容	要求	责任人	严重等级	罚款金额（元）
24	零星大额	出具横向呈批单	1日	合同付款会计	五级	100
25	零星大额	出具竖向呈批单	1日	复核会计	五级	100
26	零星大额	出具审计意见	1日	审计	五级	100
27	零星大额	完成逐级审批	5日	档案会计	五级	100
28	零星大额	出具会计凭证	1日	合同付款会计	五级	100
29	零星大额	复核会计凭证	1日	复核会计	五级	100
30	零星大额	以银行转账方式付款	2日	出纳	五级	100
31	工薪福利	出具《计发代职聘用人员工资呈批件》	当月1日前	工薪会计	五级	100
32	工薪福利	复核《计发代职聘用人员工资呈批件》	2日	复核会计	五级	100
33	工薪福利	完成逐级审批	1日	档案会计	五级	100
34	工薪福利	出具会计凭证	1日	工薪会计	五级	100
35	工薪福利	以银行转账方式付款	1日	出纳	五级	100
36	工薪福利	出具《计发自聘人员工资、全院人员补助呈批件》	当月1日前	工薪会计	五级	100
37	工薪福利	复核《计发自聘人员工资、全院人员补助呈批件》	2日	复核会计	五级	100
38	工薪福利	完成逐级审批	1日	档案会计	五级	100
39	工薪福利	出具会计凭证	1日	工薪会计	五级	100
40	工薪福利	以银行转账方式付款	1日	出纳	五级	100
41	工薪福利	依据《计发奖金呈批件》或《计发单项奖励呈批件》出具会计凭证	2日	工薪会计	五级	100
42	工薪福利	复核会计凭证	2日	复核会计	五级	100
43	工薪福利	以银行转账方式付款	1日	出纳	五级	100
44	工薪福利	下发工资条、奖金条、单项奖励条	15日前	档案会计	五级	100
45	资产挂账	出具横向呈批单	次月5日前	资产会计	五级	100
46	资产挂账	出具竖向呈批单	2日	复核会计	五级	100

续上表

序号	类别	内容	要求	责任人	严重等级	罚款金额（元）
47	资产挂账	完成逐级审批	2日	档案会计	五级	100
48	资产挂账	出具会计凭证	1日	资产会计	五级	100
49	资产挂账	复核会计凭证	1日	复核会计	五级	100
50	收入挂账	依据《医疗收费报表》出具会计凭证	次月5日前	成本会计	五级	100
51	收入挂账	复核会计凭证	2日	复核会计	五级	100
52	成本分摊	依据《成本分摊报表》出具会计凭证	次月5日前	成本会计	五级	100
53	成本分摊	复核会计凭证	2日	复核会计	五级	100
54	会计归档	移交会计凭证（附银行回单）	次月15日前	出纳	五级	100
55	会计归档	装订会计凭证	次月底前	档案会计	五级	100
56	出具报表	复核库存现金余额	当月底	复核会计	五级	100
57	出具报表	出具《银行对账单》	次月10日前	出纳、复核会计	五级	100
58	出具报表	核对HRP系统与财务系统的一致性	次月15日前	总账会计	五级	100
59	出具报表	出具会计报表	次月20日前	总账会计	五级	100
60	业务责任	违反财经纪律		各财务人员	一级	解除劳动合同
61	业务责任	泄露财务信息、丢失财务资料		各财务人员	一级	解除劳动合同
62	业务责任	多付、错付款项，造成损失的		会计、出纳、复核会计	二级	停发工资奖金，扣完为止
63	业务责任	多付、错付款项，未造成损失的		会计、出纳、复核会计	二级	扣发一个月奖金
64	业务责任	无预算、超预算、不符合审批权限规定开支的		日常报销会计合同内付款会计复核会计	三级	300

续上表

序号	类别	内容	要求	责任人	严重等级	罚款金额（元）
65	业务责任	各类审批单、呈批单因复印粘贴计算错误等原因被退回		日常报销会计、合同内付款会计	四级	200
66	业务责任	记错账		各财务人员	五级	100
67	行政责任	态度不好、沟通不到位造成外单位投诉的		各财务人员	五级	100
68	行政责任	迟到、早退或不打卡		各财务人员	五级	100
69	行政责任	办公环境脏、乱、差		各财务人员	五级	100

第七节　固定资产管理精细化

一、督促参建单位配合财务处理

【缘由】

ABC 医院有些区域已投入使用，有些区域尚处于工程收尾阶段。按照计划，各参建单位需在完成全部合同外价格确认后，及时上报结算资料。同时因工程完工所形成资产也需尽快挂账。但目前部分参建单位仍有较多认价工作未完成，绝大部分参建单位未按要求时限上报结算资料，所有参建单位尚未配合启动资产挂账，急需进行处理。

【过程和做法】

为积极推动认价、结算、资产挂账等一系列工作，抓住有利时机，变被动为主动，建议从即日起，由财务科通过财务支付手段，对除服务保障区尚未完工区域和未完成抵消借款外的所有参建单位（含医疗设备），一律要求需在完成价格确认（或同意未确认价格待审计事务所审核时一并确认）、上报结算资料、配合启动资产挂账三步骤后，才能办理各自工程款支付。

【经验与点评】

基建工程从制度上要求在验收完毕的三个月内完成竣工手续。但往往由于参建单位未能及时提供相关的结算资料，导致很多单位无法及时转增固定资产和结账。本案例提供了一种在参建单位在建设过程中强势的环境下，尽快解决处理挂账的办法，这过程也督促了参建单位对单位的配合和支持。

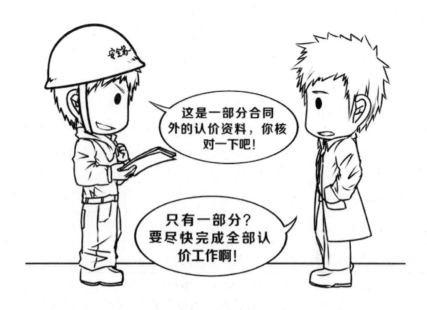

二、开展对全院固定资产的清查和确认

【缘由】

为做好 ABC 医院全成本核算工作基础，在已启动库存物资清查的同时，为做好下一步固定资产清查，现需结合工程结算，开展对全院固定资产的清查和确认，通俗来讲，就是挂账工作。

【过程和做法】

医院的固定资产涵盖三个区域，主要由四类组成：一是工程需结算部分的固定资产；二是工程不需结算部分的固定资产；三是医院价拨及捐赠部分的固定资产；四是医院试运行后所购固定资产。其中第一类是挂账的重点和难点。

（1）工程需结算部分固定资产的挂账。

工程需结算部分固定资产按两类进行挂账：一类是单独计量，独立使用的医疗设备、机电设备、办公设备等；另一类是只能作为整体计量，通过工程形成的其余建筑资产。

针对第一类固定资产，采取挂账程序与结算程序在三个环节相配合的方式进行：一是结算资料经监理、指挥部专业组审核后移交咨询公司前，要求结算单位提交结算资产明细表，先由财务科对固定资产与库存物资进行类别区分、分摊归集，后交由各职能部门进行总量与各使用部门用量的核对；二是咨询公司出具结算初审意见后移交审计事务所前，由财务科根据咨询公司初审意见校对各职能部门核对结果，由各职能部门对固定资产打印、粘贴条形码，对库存物资清单存档备案；三是审计事务所出具结算终审意见后，由各职能部门据此完成固定资产及库存物资挂账。而第二类固定资产挂账程序较为简单，参照第一类第三环节，一次性完成挂账。

（2）工程不需结算部分固定资产的挂账。此部分固定资产分两类，均已按要求进行了挂账：一类是指挥部在用的办公设备；另一类是工程经费开支已交由医院使用的办公设备。

（3）ABC 医院价拨及捐赠部分固定资产的挂账。对上级部门配发或地方部门捐赠的通信设备、设备等固定资产，由各职能部门自估价值后挂账。

（4）ABC 医院试运行后所购固定资产均已按要求进行了挂账。

【经验与点评】

医院在快速建设时，会在短时间内形成大量的固定资产，由于管理和短时间大量建设，会使到医院在一段时间内大量的基建工程无法及时入账，使得报表无法及时反映医院真正的资产和价值。因此，有必要通过分析，将工程分类各种情形以便分别入账，也为下一步资产清查和成本核算打下良好的基础。

三、建立固定资产管理暂行办法

【缘由】

为配合 ABC 医院 2××2 年度预算编制，做好各类实物资产新购入后，一次性摸实家底、核清资产、明确产权，夯实即将展开的全成本核算基础，加强对"钱变物、物入库、物流转、物消耗"后的管理，纠正"重管钱，不重管物"的观念，财务部门制订了涉及整个实物资产的固定资产管理暂行办法。

【过程和做法】

主要做法如下：

（1）将上级调拨、奖励，本级自购、接受捐赠等各类实物资产全部纳入管理范围。固定资产指一般设备在一定金额以上，耐用时间一年以上，并在使用过程中保持原有实物形态的资产；库存物资指除固定资产以外的各类消耗性资产。

（2）明确了医务部（科研科、药剂科、医工科、信息科）、院务部以及下属招待所管理公司等单位各自分管实物资产的范围。

（3）按照系统财务条例要求，采用财务系统作为对实物资产主要管理手段。并结合医院实际，采用 HRP 精细化管理系统作为对实物资产管理的重要补充手段。对于固定资产，HRP 进行产权确认、折旧分摊、通过条形码管理确保账实相符；对于库存物资 HRP 进行流转监控、存量分析、消耗末端确认。对涉及的价拨物资、未列入预算收支的库存物资由财务系统归口管理。

具体如下：

第一，固定资产增加的管理流程。

医院固定资产的计价：新购入和调入的固定资产分别按购入价、调拨价和相应发生的税费、运杂费、保险费、安装费等核算；改扩建的固定资产（如房屋、建筑物改扩建等），按改扩建过程中发生的实际支出减去变价收入的净增加额计价；上级奖励和接收捐赠的固定资产，按同类固定资产的市场价格计价；盘盈的固定资产，无法查明原因的，按同类固定资产的市场价格计价。根据工作或医院建设的需要，向地方或友邻单位租赁的固定资产，只反映租金支付，不核算其固定资产价值。

固定资产职能部门批量采购固定资产增加的核算流程：由库房采购员、保管员组织对固定资产验收，录入 HPR 系统。对大型、贵重仪器设备，还应会同申请购买的单位共同验收签章。验收必须根据订货合同和发票内容验质验量。对验收合格的固定资产，使用单位领用时，库房统计员根据发票、固定资产入库单，录入 HRP 系统出库模块，打印固定资产条形码，并移交库房保管员，由库房保管员移交使用单位领用人，并做好登记。由使用单位领用人负责将条形码按要求粘贴到相应资产。固定资产职能部门将按审批权限签字后的发票、购买审批件、固定资产入库单报财务科，经审核并逐级报批后办理支付。

各单位自行零星采购的固定资产增加的核算流程：由各单位人员将按审批权限签字后的发票、购买审批件报财务科，经审核并逐级报批后由会计录入 HRP 系统，打印固定资产条形码，并移交给报销人，并做好登记。由报销人负责将条形码按要求粘贴到相应资产。

第二，医院固定资产减少的核算流程

固定资产的报损、报废、调出、变卖应有报告制度和审批手续，并根据相应手续冲减固定资产账。凡申请报损、报废的固定资产，使用单位必须详细说明报损、报废原因，提出书面申请报告，按经费审批权限批准后，将报告原件连同填写的"固定资产增（减）报告单"报财务科进行会计固定资产账、HRP 系统的销账处理。其固定资产残值变卖收入必须上缴。对于经过完备审批手续批准后捐出、赠送的固定资产，各管理部门和使用单位应及时上报财务科，进行销账处理。

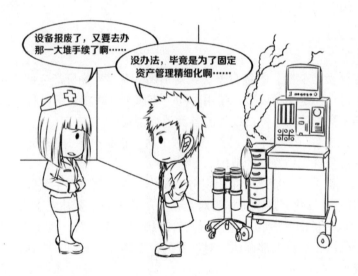

第三，固定资产的清查核对

建立固定资产清查核对制度。每半年组织一次自查，由财务科牵头组织所有固定资产使用单位，安排固定资产管理专人通过固定资产自动扫描仪手段摸清实际固定资产使用情况，并与 HRP 系统内的固定资产台账核对。对盘盈盘亏的固定资产，待查明原因并按规定经单位主管领导和固定资产职能部门领导批准后，上报固定资产职能部门和财务科，调整使用单位的账面记录；不定期组织抽查，由财务科采取抽样抽查方式对各固定资产使用单位抽查情况进行复查。

第四，固定资产管理工作的处罚。固定资产管理工作应纳入使用单位的目标考评范围，对管理不善，玩忽职守或违反操作规程，情节较轻未造成资产流失的给予批评教育，情节较轻造成资产流失按原价处罚资产管理科室的当月奖金，情节严重造成资产重大流失的给予相关单位和个人行政处分及追究刑事责任。

【经验与点评】

万事开头难，对于新设立医院来说，各种制度还尚未建立。固定资产和库存物资是精细化管理当中重要的部分。通过制订制度，明确了固定资产管理界定范围，各个职能部门的职责，以及固定资产管理的管理手段，并以 HRP 精细化管理系统作为支撑，以完善这两者的全面精细化管理。

四、优化固定资产管理

【缘由】

为配合对固定资产的管理，在实际工作中有必要时随时对固定资产的管理不断地进行优化和改进。

【过程和做法】

主要做法如下：

1. 固定资产管理

经过调研后更改的流程为：入库作为物资进行库存管理，再出库转为固定资产。固定资产管理须先做物资采购订单，入库时以物资入库，发票校验时不产生资产价值，只挂账。出库时形成资产卡片，产生资产价值。改变了过去直接入库就增加固定资产，可能使资产价值和发票数据不一致的情况，同时也使到真正使用时才开始计提折旧。

2. 固定资产报销

更改后流程为：

（1）集中采购的固定资产：

挂账：次月初提供上月过账的固定资产清单和发票校验清单交至财务科挂账；

报账：提供需报账资产的入库单和发票校验单进行报账。

（2）零星采购的固定资产：

挂账：①有库房能进行 HRP 管理的职能部门录入流程同集中采购。②无库房、无法录入 HRP 的零星固定资产交由资产会计直接创建资产卡片，待月末过账形成资产价值；

报账：有库房的零星采购固定资产需在原有资料的基础上提供待转固定资产入库单、发票校验单，无库房的零星采购固定资产需在原有资料的基础上由资产会计出库录入 HRP 单据，其他同集中采购。改变了过去分散进入固定资产，产生数据不准确或月末资产的实物数和账上数不一致的情况。

3. 固定资产卡片修改权限

更改后流程为：各职能部门在 HRP 系统中使用"×××"代码无权限修改固定资产卡片。这样做的好处是，避免了各职能部门可以随意在系统中修改固定资产卡片，导致账实不符的情况。

【经验与点评】

通过优化管理，明确了固定资产入库、报销的各种具体流程，明确职能部门无权限修改固定资产卡片，从而有效地保障账实、账账相符，有利于固定资产的精细化管理。

第八节 物资和药品管理精细化

一、建立库存物资管理制度

【缘由】

对于新设立的医院来说，尽快制订相应的管理制度尤其重要。同样的，制订库存物资制度是相当重要的，对于库存物资管理是一个重要的基础。

【过程和做法】

通过制订库存物资管理流程，对于库存物资加以规范。

1. 库存物资采购

库存物资采购由医院主管业务机关根据科室需求制定采购计划，经主管部领导审批后，报财务科备案。

2. 库存物资入库的管理

（1）库存物资入库的计价。调入或购入库存物资，按上级明确的调入价格或取得时的发票金额计价。采购物资开支的运杂等费用，直接列事业经费支出。上级奖励和接收捐赠的物资按同类物资的市场价格计价。

（2）库存物资入库的管理流程：

库房保管员严格执行库存物资验收程序，凭发票或随货同行联验收入库；

库房统计员根据库房保管员签字确认的发票或随货同行联，输入 HRP 产生并打印入库单（一式二联）；

库房保管员、统计员对入库单签字认可（入库单第一联由保管员留存，第二联连同发票随货同行联交统计员）；

统计员定期将发生的入库单编制库存物资入库汇总表，经物资管理负责人审批签字，送财务科入账并按规定进行应付款的挂账处理，月底前当月所有新入库的物资必须挂账。

（3）财务科对库存物资入库的账务核算：

实物资产会计根据报送的库存物资入库单汇总表登记库存物资总账，并挂欠物资供应商的往来款项；

实物资产会计根据发票、入库单和批准支付的文件，查询供应商的往来情况，审核报账单据的真实、完整，按要求办理付款手续。

3. 库存物资职能部门出库的管理

（1）库存物资的出库价格：发出的库存物资，根据种类、实际需要可分别采用先进先出法、后进先出法、加权平均法、移动平均法和个别计价法进行计价。对同类库存物资应采用同一计价方法，计价方法一经确定，在一个会计年度内不得随意变更，以保证各期核算资料的可比性。

（2）库存物资出库的管理流程：

库房保管员严格执行库存物资消耗领用出库程序，凭领用科室负责人签字的库存物资领用申请单出库；

库存统计员根据库房保管员签字确认的库存物资领用申请单，输入 HRP 系统产生出库单（一式二联）；

库房保管员、统计员对出库单签字认可（出库单第一联由保管员留存，第二联交领用科室）；

库房统计员每月将出库单编制库存物资出库汇总表经库存物资职能部门负责人审批签字，报送财务科进行账务处理。

（3）财务科对库存物资出库的账务核算财务科根据库存物资出库汇总表进行库存物资的出库，计入相关部门经费的会计账务处理。

4. 库存物资报废的管理

（1）库存物资职能部门每季度对库房进行盘点一次，对盘出需报废的物品列出明细清单，包括名称、规格、型号、数量、厂家、价格，并说明报废理由。经财务科审核后，按照经费审批权限报请相关领导审批后，并报送财务科备案销账，由库存物资职能部门负责销毁处理。

（2）财务科对库存物资报废的账务核算实物资产会计根据库存物资职能部门报送的经批准后的报废物品报告原件进行库存物资的报废、减少相关经费的会计账务处理。

5. 库存物资盘盈、盘亏管理

库存物资职能部门必须在年度终了进行一次全面盘点清查。对盘盈、盘亏的库存物资，实物资产会计应根据查明原因并按规定经部门（单位）领导和上级机关批准后，作相应处理。

【经验与点评】

库存物资是医院管理的重要组成部分。尽早制订相应的制度，对于医院来说，是一个良好的开端。通过对库存物资的采购、入库、出库、报废都加以明细和规范。为以后推进物资管理的精细化管理奠定基础。

二、物资财务闭环管理

【缘由】

通过一年多物资财务管理，财务科制定了一系列库房管理制度，采取了一系列措施，先后物资管理的各个流程，实现了闭环管理。

【过程和做法】

财务部门将物资管理的环节分为库房制度、库房流程、库管职责、库房盘点、库房品名及物资类型、库房 HRP 系统操作、物资挂账与付款联动、物资账与会计账核对等八项内容，取得了阶段性成果。具体情况如下：

1. 规范了库房制度

目前全院已制定了××类××项物资库管制度，解决了对 HRP 软件取数事务码的确定；对消毒供应室账务处理的定价；对出、入、移库在选择"HRP 移动类型"正负数据串联问题；对 HRP 打印的汇总表与各职能部门打印出、入、移库附件单存在金额差异；

HRP系统对"物资类型"出错，实行无库存后冻结停用，再重新生成新物料编码；对需录入HRP系统物资范围进行了梳理。

2. 规范了库房流程

从原来职能部门打印原始单据与汇总表的一一对应表格到现在由各职能部门打印汇总表挂账，简化了流程，使挂账数据与HRP系统统一；对科室录错进行冲销核对；对"账期"进行及时关闭，以确保两系统数据的统一；对应开通库房而未开通的科室进行开通；对应录入未录入的品种进行补充；对错录入物资进行更正；对赠送物资在HRP系统中进行估价录入。

3. 规范了库管职责

各库房必须分设录入员和库管员两个职位，分别由本院人员担任。录入员负责所管库房HRP系统录入操作，库管员负责所管库房实物资产管理，两人相互协作、监督，确保账实相符。经由科室领导指定录入员和库管员交财务备案，备案后财务严格按照各职能部门上报的库房资产管理人员职责分工和签字笔迹审核。

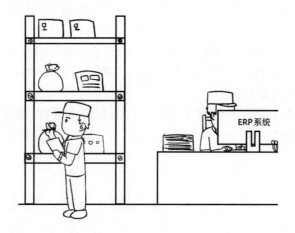

4. 规范了库房盘点

确定了库房周期的方法；各库房盘点后盘盈、盘亏及报废的呈批流程及理由。对各职能部门对盘出需报废的物品及盘盈、盘亏的库存物资按照经费支出审批权限对因个人赔偿、部门承担、医院负责三类情况进行调账处理。

5. 规范了库房品名及物资类型

目前××个科室××个库房所有物资均已规范录入；物资组有××类、×××种子类，已达××种物资；各库房物资类型及物资组按月报财务审核备案，备案后各库房物资录入HRP系统须按目录表录入，不得对入库名称和物资类型任意更改。

6. 规范了库房HRP系统操作

HRP系统操作复杂，医院前期人员不稳定，多数部门录入员从未接触过HRP系统，同时新建医院很多制度和流程未制定，从而加大了操作复杂性，同时因操作不规范、效率低、出错率高在系统中出现反复冲销等情况。通过为期两周普及性的HRP实务操作练兵活动，理论讲解与重点实务上机操作相结合，使各职能部门能够了解HRP系统，对系统操作能更准确、更熟练，为下一步按要求准确、及时归集成本做好业务准备。

7. 规范了物资挂账与付款联动

每月物资挂账后，由资产会计确认各物资库房所在供应商每月应付款金额和时间（具体到日），付款会计按物资挂账进行核对付款。在日常报销中涉及公务卡或未使用公务卡但属于特殊紧急事项的，由资产会计审核后可先付款后挂账。

8. 规范了物资账与会计账核对

通过对全院××个科室的××个库房进行物资清查及对全院××个科室××个库房××个护理单元的 HRP 数据与报送财务出、入、移库单据挂账情况进行了对账后，针对清查的结果，根据财务账实核对、账账相符的原则，经过反复核对，最终达到 HRP 系统物资数据录入与财务软件数据对账的准确性，保证了在工作中物资录入的信息与会计记账的信息对应真实。

9. 物资财务管理方向

（1）尽快实现全成本核算，领用物资与效益挂钩，杜绝各科室随意领用物资，无成本意识现象。

（2）尽快实现全院物资实行采购计划，出库使用请领平台，实现零库存管理。

（3）尽快实现部分（油料）纳入 HRP 系统管理。

（4）尽快解决药剂科因 HRP 系统与 HIS 系统接口原因，不再需要通过后台核对大量数据问题。

解决后物资财务将可实现闭环管理。

【经验与点评】

物资管理是个复杂的过程，特别是医院各类物资类型众多，需要通过精细化管理才能达到理想的状态。本案例通过规范物资八大内容，实现物资的闭环管理。同时，物资的精细化管理还体现内部的内部控制管理上。比如不得对入库名称和物资类型任意更改。以保证数据的完整性、规范性和严谨性。通过规范各种制度的表格、职责的表格、盘点的表格和品名及物资类型的表格，实现真正的物资的闭环性管理。

三、利用信息系统盘点库存物资

【缘由】

为进一步规范 ABC 医院库存物资管理，确保库存物资账实相符，按照 HRP 实施计划，在完成了 HRP 系统库存物资盘点功能的研发和调试准备之后，准备启用该项功能。在启用该系统之前，需要进行首次系统盘点。

【过程和做法】

1. 盘点方法

（1）职能部门自盘。

首先，通用物资（出入库均通过 HRP 系统管理的库存物资），由库房管理员在系统创建盘点凭证并打印盘点清单，到库房清点库存物资，将实际盘点的数量录入系统。如账实存在差异，须查实原因，涉及盘亏、盘盈、报废等情况，还需呈报《库存物资盘点报告表》，经逐级审批后交财务调账。

其次，药品入库通过 HRP 系统管理，出库通过 HIS 系统管理的库存物资。由库房管理员在 HIS 系统打印盘点清单，到库房清点库存物资，将实际盘点的数量录入系统。如账实存在差异，须查实原因，涉及盘亏、盘盈、报废等情况，还需呈报《库存物资盘点报告表》，经逐级审批后交财务调账。

（2）财务部门抽盘：各职能部门完成各自分管库房的系统盘点后，财务部门对于系统确认账实相符的库存物资，按照库存数量最多、单价最高、总价最高三类标准，对系统提供的各库房实际盘点物资分别抽取两种规格型号物品，进行实地核查。对于盘亏、盘盈、报废的库存物资，进行实地逐一核查。

（3）个别部门复盘：财务部门对抽盘中发现账实不符或盘亏、盘盈、报废情况存在问题的库房，通知主管职能部门限期完成二次盘点，财务部门再进行二次抽盘，直至符合要求为止。

2. 盘点情况

本次使用系统盘点，是开院以来统一组织的针对库存物资的第一次全面盘点。共涉及××个职能部门所分管的××个库房。由于同种物资采购时间、地点不同会导致相应的价值差异，而库存的数量随时更新，因此盘点只能针对某一时刻的库存数量，无法统计某一时刻的库存金额。盘点时间统一定为一个明确的时间点。

①列出账实相符的库房。

②列出未及时办理出库手续造成盘亏的库房。

③列出因各自不同原因导致盘亏或盘盈的库房。

3. 盘点周期

ABC 医院在完成首次使用系统盘点功能盘点后，自 2××4 年×月起正式按照各自上报的盘点周期进行系统盘点。

通过此次系统盘点，也暴露出了一些系统研发的缺陷，一些人员业务操作的不熟练、不规范、不严谨，同时，一些新业务、新情况还需要职能部门与财务部门密切配合，寻求解决的办法。

【经验与点评】

本次系统盘点较原有盘点方式存在四方面优势：一是系统可以按各职能部门要求预制盘点周期，实现了盘点时间的人性化提醒；二是系统可以统一制式打印盘点表格，实现了盘点结果的标准化展示；三是系统可以关联入库物料编码，实现了盘点物品的追根溯源；四是系统可以按财务部门要求提取抽查样本，实现了盘点监督的科学准确。通过此次盘点，测试了系统，摸清了情况，整改了问题，达到了预期效果。

四、对库存物资的关键环节进行优化

【缘由】

随着库存物资管理的推进，在实践中发现库存物资在出入库、核对和付款环节存在着需要进行改进的环节。经过向先进单位调研见习，通过不断的分析和诊断，提出建议，对原来的流程进行对比和优化整改。

【过程和做法】

1. 物资出（入）库挂账

优化为其他科室的物资出库单每月挂账，入库单如有需要按实际需求挂账。

2. 物资出库汇总表打印与核对

优化为各职能部门自行从 HRP 系统中打印汇总表，核实出入库单据与汇总表是否一致，核对正确后由经办人、库管、科室主任三人在汇总表签字确认后移交财务科。物资会计按如下程序和要点复核：①查询各职能部门打印的出、入、移库单汇总表是否与 HRP 系统一致；②核对出、入、移库单附件金额与出、入、移库单汇总表总金额是否一致；③核对入库单附件与各供应商金额是否一致，再查询冲销及退库单据的具体明细；④核对出、移库单据主要通过抽检半月或一个月总金额的一定比例单据进行抽查及半月或一个月成本中心出库至少三个科室以上明细单据进行抽查。物资会计核实如发现信息不符，则退回职能部门重新核对，并将核对正确后的单据和《出、入、移库信息更正单》报送财务挂账。

3. 物资出、入、移库挂账单据报送

优化为各职能部门只需移交由经办人、库管、科室主任三审三签的汇总表移交财务挂账，其他附件由各职能部门留存，财务科、审计将不定期进行抽查后附单据是否齐全，单据签字是否存在。

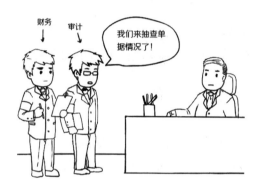

4. 物资报账单据报送

优化为提供发票明细表，供应商明细表做附件、由经办人及库管两审两签。同月同供应商多次供货且未签订合同的，经办科室应在每月 30 日前，汇总一次到财务科报销。

5. 付款环节

优化为：（1）货票同行。在提交入库单时，将付款所需资料（发票，红、黄联入库单，发票缴验单）一并提供，物资会计审核无误后将红联挂账，付款资料移交付款会计，付款会计将按如下程序和要点审核付款材料：①核对发票金额与入库单是否一致，检查签字是否齐全、是否有截图、查询发票真假（此步骤由物资会计在审核入库单据完成）。②通过 HRP 系统输入事务码进行资产发票审核；输入事务码核对入库金额是否与报账金额一致（此步骤由物资会计在审核入库单据完成）。③查询上级所挂账情况是否与报账一致。经审查合格后填制《请款呈批单》，办理款项支付，经审查合格后填制《请款呈批单》，办理款项支付。发票缴验及签名按原程序不变；付款申请函在第一次请款时由职能部门签名送财务备案，每次请款时付款会计将复印件作为附件。

（2）货票不同行。原则上应尽量做到货票同行，确实不能货票同行的参照原流程执行，付款会计审核要点与货票同行一致，审核程序由付款会计完成。但应按财务科约定时间（医工科暂定为 3 个月）提供付款材料，交由付款会计（材料审核程序和要点按上述不

变）办理请款事宜。

（3）即购即付（药品和医用耗材即购即付的同样适用）。由职能部门提供发票、入库单（红、黄两联）及 HRP 发票缴验单，物资会计审核无误后将红联办理挂账，发票、入库单黄联、发票缴验单作为付款呈批资料，审核程序由付款会计完成并填制呈批单（审核要点参照货票同行执行），办理款项支付。

6. 严格管理 HRP 系统供应商目录

优化为自本规定批准之日前 HRP 内的供应商由各职能部门自行清理；之后如有需求增加，由经办科室填制单据负责人签字后，送审计核对办理增加。

7. 规范管理应录入 HRP 系统物资范围

优化为对于有库房的事项所购买的物资应按相应流程录入 HRP 系统；对于没有库房单次单事项采购金额××××元以上的物资建库录入或找有相应库房的物资录入 HRP 系统，其他物资由财务科按实际管控需求确认是否需录入 HRP。

8. 医工科、消毒供应室、手术室出、移库挂账

优化为只按库房、成本中心进行出、移库挂账，不需要区别物资类型。

【经验与点评】

通过对库存物资在出入库、核对和付款环节有待完善的环节进行对比、分析、优化和整改，使得库存物资的采购、出入库和付款各个环节更加严密，节约了成本，控制风险。

五、对药品耗材的关键环节进行优化

【缘由】

精细化管理是一个不断推进持续发展的过程，在管理中通过分析诊断，提出建议，对药品耗材的相关流程进行优化和整改。ABC 医院开展了药品器材采购监察清理专项检查工作，查出相关的薄弱环节，并进行改进。

【过程和做法】

先是评估药品等管理的弱点，先发现存在的问题后，进行了优化。具体的弱点为：月底盘点采用"非盲盘"的方式，即盘点表上已显示药品账面数目，存在影响盘点效果的风险。建议采取"盲盘"的方法，即盘点表上不显示账面数目。建议可采取减少盘点次数，重点盘查存在差异药品的方法以提高盘点效率。具体的优化过程如下：

1. 库存盘点

要求：①通用物资（出入库均通过 HRP 系统管理的库存物资），由库房管理员在系统创建盘点凭证并打印盘点清单，到库房清点库存物资，将实际盘点的数量录入 HRP 系统，在 HRP 系统产生财务凭证；②药品入库通过 HRP 系统管理，出库通过 HIS 系统管理的库存物资。由库房管理员在 HIS 系统打印盘点清单，到库房清点库存物资，将实际盘点的数量录入 HIS 系统，通过接口 HRP 系统抽取 HIS 系统盘点差异产生财务凭证。

财务科资产会计抽查盘点情况，要求盘点不一致的库房进行复盘。如账实存在差异，须查实原因，涉及盘亏、盘盈、报废等情况，还需呈报《库存物资盘点报告表》，经逐级审批后交财务调账。

同时要求，财务科资产会计现场监督盘点并签字确认，其余流程不变。

2. 库房对账

要求：①货票同行，指药剂科库房，每月 10 日前上报上月药品出入库情况，药品出入库情况随出库单、入库单、出库明细表、入库明细表、发票明细表一起上报财务科，发票明细表金额与入库明细表金额不一致的应提供说明，由科室负责人签字确认；②货票不同行，原流程不变。

3. 药品、耗材请款呈批

要求进度款请款应在账户资金充足、请款资料提交完整的情况下予以发起，因资金不足、提交请款资料不完整等原因导致的付款滞后，应在请款呈批单中列明资料提交时间、审核时间、退回时间等要素，报院领导审批。

4. 药品、耗材付款审批节点

要求职能部门对金额或供应量较小的供应商进行合并、压缩药品、耗材的付款节点一律按×个月账期办理支付。

5. 核查药品、医用材料采购供应商目录

优化为职能部门给财务科出具一份药品、医用材料采购供应商的目录，信息截图做法及付款会计单据审核流程不变，付款会计不再通过现场查看，而是通过目录核查确认后在截图信息上签名。

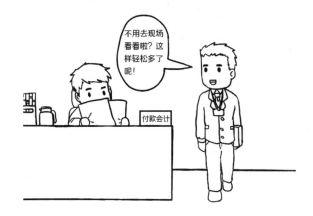

6. 明确药品、医用材料付款与挂账时间

为保证延期付款的数据及时挂账，财务科将按软件所挂账的时间及延期的期间启动付款呈批单，并在《请款呈批单》明确在延期付款到期月份的 15 – 20 日办理完支付（节假日顺延）。月底挂账须在次月的 3 日前报送，职能部门应保证月底结账数据的及时、准确性。

【经验与点评】

药品器材采购是容易出现问题的环节。通过将药品器材采购的各个环节，包括盘点、对账，请款、付款审批节点和入账各个流程进行重新梳理，列出原流程和更改后流程，并以制度的方式固定下来，便于各级管理人员的对比、理解、运用和实操。同时，对于金额小或供应量小的供应商进行合并压缩，每年更新采购供应商目录便于适应实际情况进行操作。通过明确约定挂账的及时，避免了很多经常不及时确认账务的情况，使得账实一致，提高了管理水平。

六、建立采购管理审计制度

【缘由】

各职能部门采购管理任务量增多，为进一步规范采购管理程序，提高采购管理效益，特别是解决审计前期发现的问题，需要加强采购方面的审计管理。

【过程和做法】

财务科结合已出台的《ABC 医院审计暂行管理办法》，拟定了《ABC 医院采购管理审计暂行实施细则》。该办法主要特点如下：①明确审计介入的采购管理范围。将采购事项分为集中采购事项、不便集中采购的零星采购事项、药品和医用耗材采购事项三类。②明确选择集中采购事项形式的方式。通过资格预审入围单位数量结果，确定招标、竞争性谈判、独家议标任一形式。③明确不便集中采购的零星采购事项的情况。包括在已集中采购清单中没有又确需采购的少量事项和临时性保障任务紧急采购的事项。包括两种情况：第一，在已集中采购清单中没有又确需采购的少量事项，采取由主管职能部门填写《询价任务申请表》交咨询公司询价，三天内出具《询价成果表》交由主管职能部门酌情选择性采购。第二，临时性保障任务紧急采购的事项，可采取职能部门先采购，咨询公司后询价完善手续，询价方式同上。④明确了招标的各种流程，包括资格预审前的环节的报名、专家选定，资格的预审环节明确法定必要的条件，特殊附加条件的审查、发布采购文件的具体规定等。⑤明确药品和医用耗材采购事项的情况。以按行业规则只能从上级主管部门通过统一招标采购确定价格的规定供货厂家中选择采购进行区分。⑥明确在采购管理中主管职能部门、审计、咨询公司三方的职责分工，并通过一系列制式表格对重点监控环节进行规范。

【经验与点评】

通过明确三类采购事项的情况以及在采购管理中主管职能部门、审计、咨询公司三方的职责分工，规定相应的流程和规矩，为采购工作的顺利开展以及医院的事业的发展打下牢固的基础。明确不便集中采购的零星采购事项在此过程中，产生了大量的流程和表单，也为以后建立下"制度＋流程＋表单"体系打下良好的基础。

后附：

《资格预审记录表》；

《采购文件发布记录表》；

《采购文件答疑表》；

《开标前投标保证金到账情况表》；

《投标人员签到表》；

《评标专家声明书》；

《技术标评审会专家签到表》；

《竞争性谈判人员签到表》；

《询价任务申请表》；

《询价成果表》。

《资格预审记录表》

日期：

名次	参加资格预审单位		采购形式	备注
	资格预审入围单位	资格预审未审入围单位		

承办部门：

监督人：

《采购文件发布记录表》

日期：

序号	发布形式	接收采购文件单位	联系人	联系方式	备注

承办部门：

经办人：

《采购文件答疑表》

日期：

序号	投标人疑问	回复	备注

经办人：

《开标前投标保证金到账情况表》

序号	投标项目		招标采购部门	
	投标厂家	保证金金额（元）	到账情况	备注

截至时间

制表人：

制表日期：

《投标人员签到表》

采购单位：项目名称：时间：

序号	投标项目名称	投标人名称	被委托人姓名	身份证号	联系电话/手机

监督人员签名：

《评标专家声明书》

本人已接受招标人邀请，担任 ABC 医院＊＊＊采购的评审专家。

本人声明，本人在评标前未与招标人、招标代理机构、投标人发生可能影响评标结果的接触，在中标结果确定之前，不向外透露对投标文件的评审、中标候选人的推荐情况以及与评标有关的其他情况，不收受招标人超出合理报酬以外的任何现金、有价证券和礼物，不收受有关利害关系人的任何财务和好处。

本人无国家或本市有关规定需要回避的情形。作为评标委员会专家，一经确定参加工程评标，成为评标委员会的成员，就应该独立、公正地对投标文件进行评审。本人保证：将按照《中华人民共和国招标投标法》、《ABC 医院疗设备招标文件》的规定，独立、客观、公正地履行评标专家职责。

特此声明

评标专家签名：

《技术标评审会专家签到表》

项目名称：

评审时间：2012 年月日时分

序号	单位名称	到会专家签名	联系电话
1			
2			
3			
4			
5			
6			
7			
8			
9			
10			
11			
12			
13			
14			
15			
16			
17			
18			
19			
20			

监督人员：

《竞争性谈判人员签到表》

采购单位：

项目名称：

时间：

序号	投标项目名称	投标人名称	被委托人姓名	身份证号	联系电话/手机

序号	投标项目名称	投标人名称	被委托人姓名	身份证号	联系电话/手机

监督人员签名：

《询价任务申请表》

	任务主题	
	报送单位	
	要求完成任务时间		任务编号	
任务下达		
任务接收	接受任务日期	
	接受人签字	
任务完成	完成日期	
	是否按时完成		拖延天数	
	拖延完成或未完成原因说明	

（备注：此表一式两份，由委托方和接收方各保存一份。）审批人：日期：

《询价成果表》

品牌名称				
认价报审单位				
使用区域/楼宇				
使用部位	室外			
已提供合格样品	是		规格型号/技术参数	见附表
	是/否			
已施工	否			
	是/否			
现场查看时间				
询价方式	厂家询价			
	市场调研/电话调研/厂家来访询价/查相关单位合同		合同约定品牌范围	无
厂家名称			销售模式	经销
厂址				直销/经销
联系人			供货周期	见报价表
联系电话			付款方式	见报价表
报价（元）	计量单位	见附表	估算采购用量	见附表
	按总价方式报价		估算采购造价（元）	
	合计	见附表		
	按单项组价方式报价	材料价	含	否
		卸载、运杂费	含	是/否
		税金	含	估算整个工地采购用量
		损耗	含	（含本区域）	/
		加工费	含	估算整个工地采购造价
		其他	含	（含本区域）	/

备注：1. 如所询材料（设备）为系列规格时，附表应以规格对应报价的形式填写。

七、细化采购管理审计具体操作事项

【缘由】

针对开业以来 ABC 医院采购管理审计中遇到的具体问题，为简化流程，方便办事，提高效率，需要在原来的基础上有必要对细则加以规定和明确。

【过程和做法】

在已出台《采购管理审计暂行实施细则》基础上，对零星采购事项界定，零星采购的审计方法，签订合同的事项范围，投标单位无法现场参加投标或谈判的情况，合同呈批和付款需提供的资料等五方面作进一步解释说明。比如，零星采购事项的界定对已列入年度预算、追加预算或上级经费拨款达到集中采购的事项（《事项审批权限管理规定》、《ABC医院采购管理审计暂行实施细则》），不应再以呈批件报批的形式进行零星采购，如以呈批件报批的形式进行零星采购的，财务将以《零星采购呈批单》的形式列示呈报。在咨询公司未引进之前，暂由各职能部门履行零星采购中咨询公司询价职能（除紧急情况外须先询价后采购），原则上需询价3家，报价单（含网络截图）须加盖公章，谈判记录表、由职能部门经办人和负责人签字），审计对零星采购确定的过程、价格和单位等重要内容进行监督，对零星采购的程序出具审计意见。需签订合同的事项范围为：对已列入年度预算或追加预算达到集中采购的事项，进行集中采购后须签订合同（药品和医用耗材采购除外）。对于投标单位无法现场参加招标或谈判的情况进行明确。如对通过资格预审又无特殊情况，有一家（含）以上未能现场参加招标或谈判的导致参加投标或竞争性谈判厂家总数少于3家的，应择日另行组织招标或竞争性谈判；对独家议标又不能参加谈判的，参照无咨询公司情况下，零星采购的审计方法执行。合同呈批需提供的资料进行明确：经过招标或竞争性谈判签订的合同：包括符合审批权限签字齐全的两套复印资料：中标单位报价文件（副本）、评委专表打分表、谈判记录表、呈批件或招标情况说明、合同初稿、开标前投标保证金情况核对表。单一来源类还须提供"单一来源呈批单"；医疗设备类还须提供"专家打分表"。凡列入年度预算或追加预算达到集中采购的事项办理付款时需提供的资料：第一，实物资产类：①请款申请函（如提供复印件的应由职能部门负责人签名确认）；②三级三审签名确认的购货发票（如发票无明细应提供销售方确认（盖章）的销货清单）；③职能部门签名确认的HRP入库单HRP资产发票审核表；④合同或呈批件（未签订合同）复印件（药品、医用耗材还需提供采购的单价依据）；⑤汇总单号及标明资产类别编码（含赠送及价拨）；⑥应提供履约保函（或保证金）未提供的，职能部门应提供取消履约保函（或保证金）的说明；结算价格采用外币进行结算的，职能部门需提供兑换率及付款比例函件。服务类：①请款申请函原件；②由科室领导及经办人签名确认的购货发票（如发票无明细应提供销售方确认（盖章）的销货清单）；③合同或呈批件（未签订合同）复印件；④应提供履约保函（或保证金）未提供的，职能部门应提供取消履约保函（或保证金）的说明。合同付款节点规定的其他资料。

财务科将初稿与涉及采购较多的药剂、医工、信息等职能部门进行了反复沟通，并达成一致意见。

【经验与点评】

制度制定后，如果制度不够完善，则在实际操作中就会出现问题。发现问题后，结合实际及时地完善制度，对采购管理审计工作顺利开展提供制度依据。同时有个经验是，各项制度的推出，需要和其他部门进行反复沟通，达成一致意见，才有利于下一步制度的落实。

八、医用耗材审计

【缘由】

为规范医用耗材库建立和维护管理，加强审计监督，有必要拟制《医用耗材审计管理办法》。

【过程和做法】

主要明确如下事项：一是对耗材库建立管理。各科室选择所需耗材，科室领导签字确认后，医工科整理成产品目录，审计对其过程及相关文件审核；耗材库中产品均有唯一编码，重点核查生产厂家、价格、规格型号等。二是对生产厂家和供应商资质管理。对生产厂家、供应商及承办单位产品资质进行审计，明确了已供货供应商、未供货供应商及供应商变更三类情况的审查办法。①已供货供应商。抽查医工科提供的已供货供应商名单、生产厂家及供应商经年检的《企业法人营业执照》、《税务登记证》、《组织机构代码证》、《医疗器械经营许可证》、《授权书》及该产品有限期内的《医疗器械注册证》。②未供货供应商。每次新增时，审查医工科提供的资质证明，所需资料同上。③供应商变更。医工科对变更后的企业资质进行审核，填制《医用耗材供应商变更申请表》，审计复核后，报领导审批。三是请款管理。规范请款时审查流程及提交资料。审计据医工科备案的耗材库，重点核查供应商、价格、规格型号等。

【经验与点评】

通过明确对产品目录、供应商资质、请款等的审查办法，对审计工作开展提供更具体的指导，有较强的操作性，降低审计风险。

第九节　招投标管理精细化

一、制订《评标专家库管理办法》

【缘由】

随着医院招标采购工作日益增多，为进一步加强对医院评标工作的监管、健全评标专家库制度、规范评标行为、提高招标质量、保证招标工作的公平、公正、公开，特别是落实总医院财经纪律核查意见，财务科与各职能部门共同拟制了《评标专家库管理办法》。

【过程和做法】

ABC医院通过《评标专家库管理办法》，主要明确了如下事项：

一是评标专家库的组建。明确了评标专家库管理办法的适用范围以及专家库组建的方式、流程、分类及评标专家的入选条件。比如涉及工程类的金额大、重要招标，需外请评标专家的，应当从海南省或北京市标办专家库中抽取，参照当地专家库评标方法执行。

二是项目使用专家库的具体流程。包括判断是否需抽取专家、申请抽取专家、抽取方式、抽取人员、评标专家组成、专家使用情况反馈等内容。比如，参加评标小组的专家由承办部门在审计和纪委的监督下从评标专家库中随机抽取。审计根据《专家抽取申请表》，于开标 1 个工作日随机抽取专家，并填制《专家抽取登记表》，每次抽取完评标专家后，另行抽取二人作为备选专家。逐一通知抽取的专家，因故不能参加评标的由备选专家代替。评标专家抽取确认完毕后，经办人和审计、纪检部门共同在《评标专家抽取登记表》上签字存档备查。

三是评标专家库的管理。明确了专家库和专家的管理方式、专家应享有的权利和应负的义务。对专家库实行动态管理、实时调整，每年对专家库中现有专家进行年度审核。在管理上，承办部门对评标专家进行及时的反馈，建立评委专家信息反馈制度，每次评审结束后填制《评标专家使用情况反馈表》。评标专家库实行动态管理，对不适宜继续承担评标工作的专家名单进行实时调整，并及时补充更新。实行年审制度。各专业类相关职能部门、纪检部门、审计、咨询公司每年对专家情况进行综合评价，根据每次招标结束后的《评标专家使用情况反馈表》汇总，填制《年度评标专家评价表》，合格的即可继续担任评标专家，否则取消其评标专家资格。

【经验与点评】

评标专家的公平、公正是保证招标项目公平公正的前提以及必备条件，评标专家的专业水平、自身素质、工作态度都影响着评标结果的质量。评审专家水平的差异性、素质高低不齐和评审专家法定独立性有很大的联系。因此，评标专家库的管理办法成为控制评估结果质量的一个重要因素。

后附：

《评标专家登记申请（推荐）表》；

《评标专家使用情况反馈表》；

《评标专家评价表》；

《评标专家抽取登记表》。

评标专家登记申请（推荐）表

姓名		性别		出生年月	
身份		政治面貌		健康状况	
毕业院校及时间				所学专业	
最高学历		学位		参加工作时间	
现工作单位				从事专业技术岗位及时间	
现任职务		专业技术职称		专业技术职称时间	
联系电话		手机		邮箱	
专业类别					
推荐部门					

续上表

工作简历	
预审意见	负责人签字（单位盖章）： 　年　月　日
评审意见	负责人签字（单位盖章）： 　年　月　日
说明	1、填表人原则上需具有本科（含）以上学历或副高以上职称，从事相关专业领域四年以上； 2. "专业领域"填写，不受科室归属限制，可按照研究专长领域填写。

年度评标专家评价表

满分：100 分

考评项目	考评内容	本项满分	得分	备注
工作态度	1. 每迟到或早退一次扣 5 分 2. 中途不请假外出的扣 5 分 3. 未请假无故不参加评审活动的，扣 10 分 4. 在评审现场使用手机等通信工具，且不听劝阻的，每次扣 5 分	10		
职业道德	1. 被抽中参与评审活动后，应当回避而不声明回避的，一经查实，扣 20 分 2. 对外透露中标候选人的推荐情况及评审有关的其他情况，一经查实，扣 40 分，并取消评标专家资格 3. 接受投标方礼品及礼金致使评审不公正的，一经查实，扣 40 分，并取消评标专家资格	40		
业务水平	1. 被依法吊销招标评审内容相关资格证书或职称的，扣 10 分	10		
评审质量	1. 在评审过程中未发现投标文件中存在的偏差，造成评审结果无效的，扣 20 分 2. 评审后，中标方在实际履约过程中不能满足技术要求无法履约的，扣 20 分	40		

注：考评项目不涉及扣分内容的，该考评项目的满分；每项分数扣完为止，不填写负分。

评标专家使用情况反馈表

承办单位：　　　　　　　　　　　　　　　　　　　　　　　填表时间：

项目名称		采购方式		专家人数			
专家姓名	工作单位	登记内容					
		按时参与评审情况（15分）	专业技术权威性（20分）	市场行情掌握情况（20分）	评审客观公正性（20分）	遵守评审纪律情况（15分）	其他情况（10分）
说明	1. 此表由承办单位在每项招标项目完成后，根据评标专家参与项目咨询和评审活动情况填写，及时报送审计存档。 2. 登记内容根据每位专家实际情况进行打分，满分为100分。						

二、规范招标立项制度，完善审计监督制度

【缘由】

经研究分析发现，ABC 医院招标采购立项主要通过呈批件、呈批单、办公会会议纪要三种方式进行呈批，方式还不十分统一规范。根据上级《关于关于进一步规范招标采购立项呈批的实施意见》通知精神，提出规范招标立项制度，完善审计监督制度。

【过程和做法】

经院办公研究，有关规范招标立项制度，完善审计监督制度基本内容如下：

1. 规范招标立项制度

参照上级要求和呈批格式，今后凡超过××万元集中采购限额的基建工程、医疗设备、物资与服务等未经指定采购平台采购的各项招标采购，招标采购立项统一要通过制式呈批单完成，制式呈批单在院部领导审批前，要增加审计监督前置环节。

2. 完善采购审计监督

此次将招标采购立项纳入审计监督范围后，医院已初步实现了非指定采购平台采购的全范围、全流程、全业务的审计采购监督。当前，医院审计监督是通过职能部门、审计部门、咨询公司三个独立部门的相互稽核、制衡，实现对"招标采购、合同签订、结算定案、询价采购、物资报废、供应商变更"等六类业务的监督管理。

【经验与点评】

招投标制度是为了规范各种招投标行为，是一项重要的管理制度。对于医院来说，除

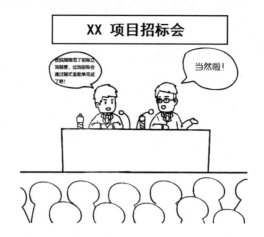

了指定采购平台还有很多类型的其他采购，而这些往往处于管理的盲区。对于非指定采购平台的方式，需以特殊的规定加以规范。同时呈批件在上报领导审批前，需要有前置审计，以达到事先审计，防患于未然的效果。同时通过加强采购审计监督，形成职能部门、审计部门、咨询公司相互制衡，完善监督管理。

三、规范投标单位各种规范名称和做法

【缘由】

为进一步规范合同招投标管理，降低财务资金风险，经请示上级有关专家，结合以前的上级的审计意见，对各投标单位各种名称和做法进行规范。

【过程和做法】

经研究，需对以下三种情况进行有效规避：

（1）投标单位缴纳保证金时，以持有加盖公章的单位授权委托函的个人名义或其他公司名义将保证金汇入 ABC 医院指定账户。

（2）投标单位中标后，实际签订合同单位与原中标单位不一致。

（3）履行合同约定中，合同签订单位以持有加盖公章的单位授权委托函的名义，将款项汇至其他单位账户。

为此，制订《关于进一步规范投标单位交纳保证金账户名称、中标单位签订合同单位名称及执行结算账户名称的通知》，以规范合同招投标管理，降低财务资金风险，现就有关事宜明确如下：

（1）投标单位投标时，缴纳的保证金必须从投标单位名称账户打入医院指定账户。

（2）中标单位签订合同单位名称及合同约定结算账户名称，必须与投标时所用投标单位名称一致。同时要求请各职能部门在拟定招标文件中对上述内容明确约定，避免合同履行中发生分歧。

【经验与点评】

实际上，中标单位为了自己的便利，经常要求对方做出各种配合。如其他单位或个人汇款、签订合同的单位和中标单位不一致等，所有的这些，将造成管理混乱和法律上的纠

纷。医院在对照检查中发现，经研究请示，明确了各种规范，从而降低了财务资金风险，也避免了以后各种不必要时的分歧。

四、招标询价、合同签订、大额付款审计实施要点

【缘由】

为使各供应商报送资料、各职能部门准备资料、各会计人员初审资料规范标准，尽量降低因资料不全不对造成的审计退回的概率。结合实际情况，财务科经调研出台《优化ABC医院现有财务制度办法》。

【过程和做法】

财务科对涉及招标询价、合同签订、大额付款三类审计实施要点进行逐条梳理，并广泛征求各职能部门意见后，拟定了《招标询价、合同签订、大额付款审计实施要点》。具体如下：

1. 招标询价

（1）后勤物资类、服务类资格预审时报价单位需提前3天提供以下资料：

第一，《企业法人营业执照》（必须在年检范围内）、《税务登记证》、《组织机构代码》、近三年相关业绩证明资料、资质证明资料等复印件（需加盖公章）。

第二，特殊附加条件（如有）。

（2）医疗设备类资格预审时报价单位［必须为二级代理（含）以上］需提前3天提供以下资料：

第一，总代须有生产厂家对总代理的授权委托书、《企业法人营业执照》（必须在年检范围内）、《税务登记证》、《组织机构代码》、《医疗器械经营许可证》、《医疗器械注册证》、《个人授权书》。

第二，二级代理须有总代理对二级代理的授权书（须使用公章或授权专用章、对项目授权须明确ABC医院）。《生产经营许可证》、《医疗器械注册证》（有效期内）、总代需提供《医疗器械经营许可证》、《企业法人营业执照》、《税务登记证》、《组织机构代码》。

第三，对《医疗器械注册证》过期的、无生产厂家或总代理授权书的一律不得参加投标。

2. 合同签订

（1）《审计采购管理办法解释说明》中合同呈批需提供的资料是否齐全。

（2）中标单位投标文件、谈判记录与拟签订合同条款是否一致（含项目名称、合同签订形式与期限）。

（3）合同签订的时间、合同末页双方账户、联系方式、地址。

（4）有预付款时，需提供等额预付款保函、是否有履约保证金或保函、付款合同全额之前是否办理结算。

3. 大额付款

（1）签订合同的大额付款（含药品、耗材），须检查：

第一，《审计采购管理办法解释说明》中进度款呈批需提供的资料是否齐全。

第二，是否已签订合同、如未签订合同是否有呈批件。

第三，请款金额、累计付款次数、累计付款金额（除药品、耗材）。

第四，药品、耗材请款时需提供不少于该批次药品、耗材种类的 5% 采购的单价依据（截图签字或查询平台端口）。

（2）未签订合同付款的，必须有以下步骤：

首先，原则上需询价 3 家（少于 3 家附情况说明），报价单须加盖公章，网络截图需询价人签字，谈判记录表由职能部门询价人和负责人签字。

其次，采用跟标的，以呈批件的形式报领导审批并提供原跟标单位合同文件中相关依据。

所有的这些流程和实施要点，提高了效率，也方便今后的工作。①

【经验与点评】

实际工作中，供应商、职能部门、会计人员等因为不能很好理解各类相关制度，经常造成资料准备不齐全导致审计退回的结果，这样就大大降低了各部门人员的工作效率。通过审计视角，制定一份明确的准备资料指引，促进招标询价、合同签订、大额付款等工作的顺利开展。同时简化了流程，提高了效率，收到较好效果。

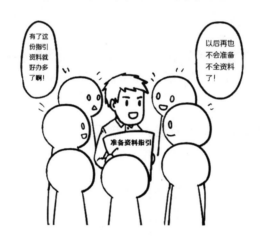

五、开发招投标系统，全面实现网银支付

【缘由】

ABC 医院经调研发现招标询价环节没有实现过程管理，有必要建立联结，与银行合作，研发外网招标询价与网银结算两个子系。

【过程和做法】

财务部门通过对医院财务管理系统现状与需求进行了深入分析，医院财经管通系统除医疗收入 HIS 系统接口尚在组织实施前的论证阶段，其余全部业务均已实现在 HRP 系统的信息管理。系统管理的最终目标是要由信息管理过渡到过程管理，当前 HRP 系统已实现对"办公门户、人力资源、会计核算、预算管理、成本核算、合同管理、物资管理、决策支持"8 个子系统的过程管理，只有招标询价环节还没有实现过程管理，受客观条件所

---

① 注：医院各自有特点，各个医院要结合适合自己的特点来进行。

限只做到了在合同签订时才将招标公告、资格预审、招标文件、系统询价报价等过程内容一次性录入到合同管理子系统的信息管理。可以尝试在 HRP 系统前端嫁接，经研发适应医院实际的招标询价子系统；另一方面，医院资金支付现仍采取系统自动打印支票或汇票，银行取票结算的方式，转账时间长、效率低。而在全系统已经出台允许网上结算的政策；银行网银结算技术成熟、使用广泛。可以尝试在 HRP 系统末端嫁接，经研发适应医院实际的网银结算子系统。据此，通过银行协助医院研发招标询价与网银结算两个子系统，对医院财务制度的规范性、招投标管理流程的稳定性给予了充分肯定，开展系统研发的战略合作，要点内容如下：

一是研发安全，在医院内网 HRP 系统基础上，研发外网招标询价与网银结算两个子系统，内外网物理隔离。二是研发资金，招标选择厂家后一次性投入系统研发。三是研发时间，×月×日项目组进场，×月底系统测试使用。四是医院权益，系统研发成功后，医院拥有系统使用权和所有权。五是研发创新，经系统研发，招标询价管理可实现每步工作都能及时录入系统，各部门信息共享。也可实现网上报名、标书下载、网上缴纳保证金，提高招标效率；网银结算管理可实现在确保资金安全的前提下，内控分级管理，拨付当日到账。

【经验与点评】

优质的招投标管理工作是控制费用的重要举措。利用信息系统，前端嫁接，经研发适应医院实际的招标询价子系统和网银结算子系统，对于医院财务制度的规范性、招投标管理流程的稳定性以及费用的严格控制管理，都有很大的帮助。

六、对招投标管理的关键环节进一步规范

【缘由】

招投标管理不可能一步到位，在不断改进管理的过程中，ABC 医院不断地发现问题，解决问题，不断地规范投标管理的流程。

【过程和做法】

1. 对目前现行招投标管理进行评估

优势：

（1）合同的签订由第三方专门机构草拟，而不是由供应商等乙方草拟，减少了一些不必要的风险。

（2）合同拟定时，由第三方公司直接在系统中拟制合同。

主要建议：

（1）合同和招投标过程的录入由第三方公司输入，最后作为财务支付和执行的重要直接依据，通过增加一个岗位，对招标过程和合同进行原文核对以及领导审批的核对，加强内部控制牵制。实际上审计人员采纳了该做法，已经多年通过核对加强管理。

（2）对于一些长期使用的项目明确的规定内容。目前国家虽没有相关明确的规范，建议定期进行对这些项目考核或定期地询价，并完善跟标项目的流程和程序。

其他建议：

（1）合同合并邮寄到总部进行审核，增加合同时间流程。建议采用网上合同审批或委

托授权签订合同的方式。

（2）招投标管理方面，建议成立招投标办公室，集中专业管理。建议成立招投标中心，专门负责有关招投标工作。

2. 对招投标各个环节进行优化

（1）明确集中采购的采购方式

各职能部门列入集中采购的事项，须进行招标谈判、签订合同后，才进行采购；

各科室与财务科协调，编制年度预算，在预算中明确采购方式；预算时需确定是否需要询价，且职能部门在预算中提供型号、价格，提供不了则列为集中采购。

（2）明确零星采购付款程序

要求：各职能部门进行 3 家以上询价、3 轮谈判，经审核后方可采购、付款。但对于 ××××元以下的小额零星采购（医工耗材、药品除外），可以直接进行日常报销，审批权限依照《ABC 医院事项与经费审批权限管理规定》执行。（2）对有固定 3～4 家供应商的常用易耗品（医工耗材、药品除外），可在首次采购时提供呈批件、供应商报价单、价格对比表交审计备案，以后再进行相同货物采购时则自行选择供应商中该规格货物报价最低者，不需再次提供上述资料。职能部门需根据相应货物市场价格波动及时更新备案材料。

（3）明确零星采购谈判记录要求：零星采购须进行三轮询价，将最终报价填写入《询价记录表》。

询价记录表

序号	报价单位	最终报价（元）	询价形式	联系电话或 网址
	项目名称：			
1				
2				
3				

注：1. 询价单位原则上不少于 3 家。

    2. 如有明细需列出明细清单。

    3. 报价单位以传真形式报价的，询价人需在传真件上签；以网络截图方式询价的截图内容需有网址并签字确认。

询价人：

（4）明确投标保证金截至时间。明确开标前 5 个工作日内交投标保证金，截至时间为开标前一个工作日的 17：00，过期则视为自动弃权。

（5）退还投标保证金。要求中标单位投标保证金转为履约保证金须在中标通知书上注明，同时报送一份给财务科，作为账务处理的依据，会计及审计在付款时核查专门的会计科目，由办理投标保证金转履约保证金的会计在合同管理软件中登记该合同的履约保证金事项；未中标单位的保证金退还需单独启动程序、单独审批，在明确中标单位（即发中标通知）后，由职能部门填制退还保证金申请，交财务科审核，审核通过后职能部门逐级报院长审批后方可办理退还

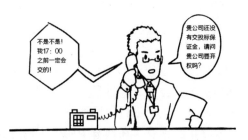

（6）招标采购呈批单填写。分别规定：1. 采购立项呈批单，应列明立项原因；2. 招标公告呈批单，应列明招标范围、公告发布媒介、报名方式；3. 资格预审方案呈批单，应列明对投标单位的主要资质要求、资格预审评审办法；4. 资格预审情况呈批单，应列明报名单位数量、参加资格预审单位数量及各单位名称、通过资格预审单位数量及各单位名称、未通过资格预审单位数量、各单位名称及未通过原因；5. 招标文件呈批单，应列明确定中标单位方式、拟签订合同期限、合同价格方式（总价合同、固定单价暂定总价合同）、投标保证金金额（如无须缴纳投标保证金应在呈批单中注明）；6. 最高投标限价，应列明最高投标限价编制方法、价格来源、取价原则、确定最终价格方式。

（7）合同签订。规定单次采购在一定金额以上项目必须签订合同。

【经验与点评】

招投标环节也是容易医院管理当中很重要的环节。通过对招投标管理中最关键的各个环节加以对比分析和规范，使得招投标管理工作更加适应实际情况，环节更加严密，降低了风险，提高了管理水平。

第十节　合同管理精细化

一、制订咨询公司合同模板

【缘由】

目前 ABC 医院签订的合同主要是以各职能部门自行拟定、供应商提供、参照前期已签合同、互联网下载等方式制定的，存在着各种各样的问题，需要制订相对固定或标准的模板来进行规范。

【过程和做法】

经研究分析，ABC 医院合同主要存在以下问题：

（1）合同条款不完整，用词不准确。一旦发生合同纠纷，可能给医院带来损失。

（2）职能部门撰写合同困难。合同从撰写到正式签订需经过长时间的论证，合同签订效率低下。

（3）合同条款种类复杂。主要是各职能部门之间签订的同类合同条款不一致，同一职能部门不同经办人撰写的合同条款不一致，同一职能部门不同期间撰写的合同条款不一致，导致合同实施过程中出现众多难以预料的问题，解决起来需耗费大量不必要的人力、物力。

咨询公司作为专业的咨询机构，对合同条款的把握具有明显优势，为降低合同签订风险，提高合同签订效率，方便合同管理，经财务科组织咨询公司与各职能部门多次讨论，由咨询公司依据医院实际情况拟定医院施工项目类、小型施工项目类、维保项目类、采购类，共计4类合同模板，具体如下：

（1）施工项目类主要针对基建办承办的大型建设项目。

（2）小型施工项目类主要针对总务科、××中心承办的小型施工项目。

（3）维保类主要针对总务科、××中心承办的零星修缮、售后维保等项目。

（4）采购类主要针对信息科、总务科承办后勤物资采购项目。

合同模板主要从货物种类、合同金额、供货产品要求、交货日期、交货方式及交货地点、付款方式、质保期及售后服务要求、安装与调试、验收、违约责任与损失赔偿、争议的解决、不可抗力、税费、合同生效条件、采购货品的规范和技术说明、采购货品的价格组成、其他要求等16个方面规范了合同内容。

水电收费、银行服务、网络使用等具有垄断性质的行业项目采购，将使用相应公司成熟的合同模板；医疗设备、耗材类采购使用上级合同模板，不再采用咨询公司出具的模板签订合同。

【经验与点评】

咨询公司是医院聘请的专业公司，在专业管理和合同的草拟和审核具有优势。如何将这种优势运用出来，是管理者需要考虑的问题。通过在制度上进行约定，要求由咨询公司统一和规范各类合同模板。同时采取逐个完善的原则。在体制上要求各职能部门参照咨询公司出具的合同模板签订合同，并对如保洁、垃圾清运等服务类合同进行整理，制定一个合同模板，达到以点到面，以小及大的效果。

二、自我检查与规范合同管理

【缘由】

ABC医院在新设立的医院，在过去的合同管理中，没有旧的经验可以传承。经过一段时间的运作，经过不断的自我检查和规范，不断地排查和发现原来做法的不足，不断地规范合同管理。

【过程和做法】

此次规范合同管理，重点是规范合作协议签订、合同变更、跟标采购、保函管理等审批程序。

（1）合作协议签订。规定所有涉及医院经济利益的合作协议签订，均需按照制订的合同呈批格式，经审计审核后逐级审批。

（2）合同清单变更。规定对合同清单内容、清单数量、清单时间的变更，均需按照制订的合同清单变更格式，经审计审核后逐级审批。

（3）跟标采购。规定ABC医院招标管理中原则上无跟标采购形式，跟标采购归并单一来源采购相关规定执行。

（4）保函管理。规定预付款保函及履约保函应由国有四大商业银行提供（中国银行、农业银行、工商银行、建设银行），预付款请款需提供等额的预付款保函。

（5）保证金退还账号问题。规定收入会计提前核对账号，原则上采取"原路返还"的办法，对于付款信息有变更的，应由职能部门填制制式《退还保证金信息变更申请单》并报相关领导阅示后，方可办理款项支付。

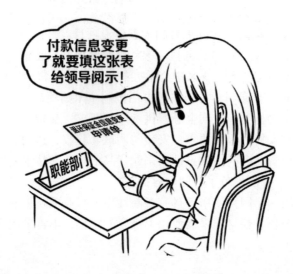

（6）强化合同条款与实际付款的核对。规定财务档案员将已签订的合同货物清单扫描到财务科合同软件中存档，付款会计在制作《付款呈批单》时将请款材料与合同软件逐一核对后方可办理请款。

【经验与点评】

通过合同签订、合同变更、保函管理等管理环节的加强，大大提升了医院的管理水平。

第十一节 内部控制管理精细化

一、网银查询功能的内部控制

【缘由】

ABC 医院开设账户按照"集中管理，单一核算"设立，为满足业务需求，财务部门在基本账户下开设并绑定了若干子账户。目前，账户查询功能普遍采取两种方式通过网上银行实现，普通网银（只限网上查询功能）和高级网银（兼有网上查询和转账功能）。医院试运行后，财务科反复与开户银行沟通，但目前银行还暂不能实现基本账户绑定子账户后，单独查询某一子账户功能。一旦为某单位或部门开通普通网银后，将相当于授权其查询基本账户下所有子账户，查询权限存在安全风险。因此需要对网银查询功能的权限进行控制。

【过程和做法】

经研究，ABC 医院开通高级网银查询功能，并采取三个层次的防范措施，严禁转账功能使用：一是禁用转账功能。高级网银初始设置时，只设置查询功能，不启用转账功能；二是分级设置权限。财务科科长、总账会计、出纳三人均享有所有子账户查询权限，各职能会计享有分管子账户查询权限，其他科室和下属公司经逐级审批确定的专人享有相应子账户查询权限；三是密钥密码分管。针对高级网银转账功能必须在插入密钥并核对密码后才能实现，财务科拟购置密钥存放专用保险柜，保险柜钥匙由出纳保管，保险柜密码由档案员保管，密钥的密码由财务科长保管。只有三人共同操作才能实现高级网银转账功能，最大程度防范资金风险。

【经验与点评】

网银查询功能事项虽不大，但却影响到资金的保密和安全。通过设置三层次的防范措施，严禁转账功能，保证了资金的安全。分级设置权限，密钥密码分管，互相牵制，保护医院的权益。这做法值得学习和借鉴。

二、财务的内部控制的设置

【缘由】

医院财务工作具有经手资金量大、业务专业性、经验性、持续性要求特殊等特点。因此，财务部门采取一系列措施，充分发挥骨干的作用，加强了对财务人员的内部控制。

【过程和做法】

关于对财务人员的内部控制主要有以下几个方面：

（1）把住选聘录入关。财务科所聘人员都要经过严格的审核，并与医院签订廉政与保密两个保证书，起到对其终身追索的控制。

（2）把住内部稽核关。财务科按照业务流程，在重要环节均设置双岗以上稽核，达到相互复核，相互制约。对日常报销款项审核流程是，报销单据由各职能会计初审，财务科长复核；会计凭证由各职能会计填制，总账会计复核；支票由出纳签发，总账会计复核；归档凭证由财务档案员调阅，财务科长审批。而对签订合同的大额款项审核，则均由财务档案员录入合同管理系统并归档管理合同，职能会计初审制单，总账会计复核，财务科长审定后逐级呈批。

（3）把住定期轮岗关。按照"担任财务重要岗位两年以上要进行轮岗"的规定，财务科针对所属聘用人员多的特点，建立了聘用人员一年轮岗机制。这样既满足熟悉某项业务的时间需要，又能防范可能产生业务舞弊周期。

同时按照 ABC 医院"标准化建设年"要求，财务科将每个岗位的工作职责、操作规范以文字化、表格化、流程化的形式装裱上墙。业务上做到公开、透明、利于相互学习，既做到各司其职、各负其责，又防止各自为政。杜绝离职无人顶替，"离了某人转不了"；只熟悉分管岗位业务，"换个岗位干不了"；为办某事只能找某人，办事人员"长时等一人"和"一事跑多次"等现象发生。

（4）把住涉密防范关。财务科将日常业务与涉密业务剥离，对涉及秘密的业务，以及票据收发等重要工作统一纳入干部管理。同时财务科长通过不定期对现金库的抽查，定期对银行对账单、财务报表、预算执行情况的审签达到监控目的。

（5）把住行政管理关。财务科通过会计账务系统，设立业务通报制度，将各岗位财务业务的计量和绩效通报讲评；通过门禁指纹录入系统，设立工作时间稽查制度，通报晚到早退人员；通过摄像监控系统，设立窗口服务调查制度，一旦发生纠纷或外单位投诉，调阅录像，分析原因，查找问题，追究责任。三种制度均与超额劳务补贴计发挂钩。

通过把住上述关口，使财务科真正建立起高效廉洁的内控机制，营造严谨、服务、学习、和谐的财务科氛围，将聘用财务人员多的建科特点和对聘用财务人员的内控特殊做法办成管理特色。

【经验与点评】

财务人员的内部控制是财务管理的重要内容。本案例通过把好聘用关、稽核关、定期轮岗关等各种方法，全面地把控住财务的内部控制。通过人员的选用，培训，标准化管理，达到财务精细化管理的效果。

三、明确财务科会计、复核、审计岗位审核要点

【缘由】

为进一步优化财务科内控流程、提高效率、明确职责，为 HRP 三期上线做好准备，现将财务科会计、复核、审计三类岗位审核要点做进一步区分，避免审计和复核、复核和会计工作内容交叉重叠、重复手工填录，需要进一步进行明确。

【过程和做法】

财务科会计、复核、审计三类岗位审核要点具体明确如下：

（1）会计审核要点。厘清大额付款、合同呈批、资产、工薪四岗位会计的审核要点全面展示，主要包括：一是梳理了需掌握的信息，前期由财务档案或事业部门将所需要点录入 HRP 系统，实现后续所需信息的自动提取。二是规范了需提供资料及其排列顺序，达到同类同序。三是明确了各岗位会计的全部审核要点，下一步系统将自动引导逐一核对控制点，保证会计工作高效、精准、全面。

（2）复核审核要点。复核着重对金额、付款进度及相关单据进行审查。主要针对各单据金额，关联单据间的相符性，与会计账的一致性，发票的真实性、会计科目、是否超预算等重要财务要素进行把关。

（3）审计审核要点。审计着重对程序、权限进行审查（大额请款不再出具审计意见）。主要针对该事项是否符合程序，各程序所需资料是否合格，是否按照预算规定的执行方式，相关单据是否按照审批权限签章等进行控制。

【经验与点评】

会计审核、复核审核和审计审核是三种不同的审核，但在实际工作中经常混淆，交叉重叠，不但没有效率，还容易存在着空挡和漏洞。怎么避免这三者既不越位，也不缺位，需要尽快明确，规范，并加以培训。本案例提供了很好做法供大家参考。

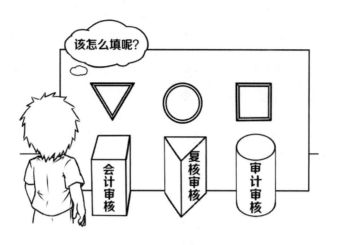

复核及审计审核要点

项目	复核要点	审计要点
合同呈批	1. 投标保证金核对表，表上是否签字齐全，是否经财务盖章确认。再次查账确认投标保证金是否入账或退还。	1. 资料是否齐全：中标通知书、中标单位报价文件（副本）、谈判记录表、呈批件或招标情况说明、合同初稿、开标前投标保证金情况核对表，单一来源或不足三家类还须提供"单一来源呈批单"或"不足三家来源呈批单"；医疗设备类还须提供"专家打分表"（单一来源除外）。 2. 合同内容与供应商投标文件内容核对，查看配置清单是否与投标文件相符，是否有相关科室领导签字 3. 合同内容与供应商投标文件内容核对，查看技术偏离表（若有）是否与投标文件相符，签字盖章的单位和被授权人是否与投标文件一致。 4. 复查资质文件是否符合要求且经过年检（包括营业执照、组织机构代码证、税务登记证、医疗器械还需医疗器械经营许可证、注册证等）。 5. 查看拟签合同条款是否合法合理。 6. 谈判记录是否经过了三轮报价谈判。"单一来源采购"可以是两轮谈判。 7. 合同上列示的附件是否齐全。 8. 合同起止日期是否填列。 9. 投标文件授权签字盖章是否齐全，授权是否与合同中相关人员签字相符。 10. 付款条件是否符合规定。 11. 付款账户信息是否在合同中列示。 12. 仲裁条款规定应由仲裁委员会仲裁。

续上表

项目	复核要点	审计要点
大额请款	查看会计账中是否与凭证记录相符。 查看会计科目是否正确。 查看合同软件中当期及累积付款数是否正确，是否有截图。 用会计结算单及摘要查看相应项目或公司的累积付款数。 查看供货清单与 HRP 入库单是否一致，相关签字手续是否完善。 查看发票查询截图。 查看所附资料是否完整，领导签字是否完整，包括是否有请款申请函或账户信息、科室领导及经办人签字确认的购货发票 [如发票无明细应提供销售方确认（盖章）的销货清单]、提供发票明细表；打印供应商明细表或入库单黄联做附件，由经办人及库管两审两签（实物资产类）、是否有合同或呈批件（未签订合同）复印件（药品、医用耗材还需提供采购的单价依据）。 查看合同是否与合同软件中扫描件一致。	
集中采购—零星类集中采购—网上询价类集中采购—异地询价类	查看预算内容是否正确，是否超预算开支。 发票金额与呈批单金额是否一致。 发票开具的收款单位名称与发票专用章名称是否一致。 发票开具项目是否符合报销事项，金额是否与原始送货单合计一致。 查看是否有加盖公章的账户信息或经办人签字的复印件。 物资类要核对财务挂账是否与录入 HRP 汇总表一致。 查看发票校验单是否有录入员和库管员签字，是否与系统录入一致。 固定资产类查看 HRP 录入是否符合要求（含折旧率、折旧年限、折旧类型等）。 在会计账中查看是否有记录。 查看会计科目是否正确。	查看是否按照 2××× 年预算列入网上询价或异地询价。 是否进行询价 3 家或以上，报价单须加盖公章、填列单位座机及联系人；网络截图需有网址及商家信息，报价单或网络截图需由询价人签字，询价记录表由职能部门询价人和负责人签字确认。 查看由科室领导及经办人签名确认的购货发票 [如发票无明细应提供销售方确认（盖章）的销货清单]、入库单（发票明细表；打印供应商明细表或入库单黄联，由经办人及库管两审两签）、验收单、加盖公章的账户信息。 查看发票查询截图。 核对送货清单或服务统计表、询价记录表、报价单、HRP 入库单是否一致。 预算外的还需提供呈批件。

续上表

项目	复核要点	审计要点
集中采购—零星类（生活服务中心、保障性伙食）	发票金额与呈批单金额是否一致。 发票开具的收款单位名称与发票专用章名称是否一致。 发票开具项目是否符合报销事项，金额是否与原始送货单合计一致。 查看发票查询截图。 查看是否有加盖公章的账户信息或经办人签字的复印件。 在会计账中查看是否有记录。 查看会计科目是否正确。	查看是否与物价局或其他购物官网核对、比价，并抽查。 查看是否有价格截图。 查看单据是否齐全，签字是否符合规定。

四、对内部控制进行整改

【缘由】

为了加强内部管理，及时发现内部控制存在的问题，ABC 医院组织行业有经验的人员对采购及付款、销售及收款、存货管理及成本核算等业务流程相关制度的有效性进行评估。

【过程和做法】

本次评审的主要目的是检查和评价内部控制设置的合理性和日常执行的遵循性。评审过程中采取了调查内部控制制度建立和执行情况、查阅制度汇编、抽查了相关业务的处理文件、实地观摩和考察信息化系统等评审程序，并与相关药品、总务、财务等部门人员进行了面谈。评审重点以财务科为主，药品、供应为辅。

1. 财务内控与会计核算方面

医院在完善财务管理制度、明确岗位职责、细化业务流程、加强内部控制、规范会计核算等方面做了大量的工作，及时修订和规范制度，较好地执行财务管理及会计规章制度，扎实基础管理，财务管理工作取得较大成效。医院出台财务管理制度汇编，结合医院HRP 系统实现信息内部控制管理，财务开支实行逐级审批制度，各项经费的支出能够按照医院规定和审批权限执行。建议可以对有关流程进行优化，更加合理地分配人员工作。

2. HRP 系统管理情况

医院引入 HRP 系统后，将药品科、医供科和后勤等各部门有机地结合在一起，做到计划、采购、验收、入库、出库和盘点 HPR 全流程管理，实现真正的全成本核算。提出相关建议，如尽快完善财务系统接口所反映的凭证；设计本医院药品自己的条形码，自动产生各种药品的进销存，实现计划与实际采购挂钩，减少人员的干扰因素、增强医疗方面的质量安全因素。

3. 招标和合同管理方面

评估的意见认为，招标和合同管理严密，合同的签订由第三方专门机构草拟，而不是

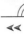

由供应商等乙方草拟，减少了一些不必要的风险。合同上系统时，由第三方公司直接将合同的原件的电子文档剪贴复制到系统中，保证不出错。建议将招标和合同管理业务流程进行梳理，使得能通过系统自动提醒业务的流程，对各个环节超出时限的能够自动提醒，自动形成一些招标公告，招标中标通知书，避免招投标文件和合同不一致；建议重点盘查存在差异药品的方法，以提高盘点效率情况等一系列的建议。

【经验与点评】

内部控制不是一次性的行为，需要不断地持续地改进和发展。通过借用外部专业知识和职业判断，可以帮助医院发现内部控制需要更新和改进之处。通过评审，更加明确各个环节的亮点，强项和弱点，从而得到更好，更健康的发展。

第十二节　审计管理精细化

一、审计工作启动

【缘由】

为严格落实财务条例有关的规定，切实担负起对医院经费收支、招标采购、物资管理和工程建设的监管，确保医院经济活动的合法、真实、完整，全面推行医院全成本核算管理，始终能够经得起上级财务、审计部门检查，需尽早启动 ABC 医院审计工作。结合医院实际，财务科拟采取各职能会计负责日常报销审核和专职审计员负责事前、事中、事后审计相结合的方式履行审计职责。

【过程和做法】

1. 日常报销审核

对在财务科日常报销的经费收支，采取严格的内控审核，保留会计凭证的形式替代审计，并在上级财务、审计部门检查时予以配合。审核方式主要为：一是单据审核。采取各职能会计根据分工进行初审（包括票据的真实、完整、规范，签字手续完备、审批权限落实、固定资产登记、物资库存手续、预算执行等事项），科长复核的方式完成；二是账务审核。采取各职能会计根据领导批示进行会计记账，总账会计复核的方式完成。

2. 计划执行审计

当前，医院以管理标准化为目标，正在逐步建章立制。财务科拟通过有计划的审计各项经济运行内控管理机制的科学性、合理性、效益性以及落实情况的方式，抓住规范医院各项经济运行管理的绝佳契机。结合医院实际，开展医院两年审计计划。首年审计目标为摸清家底，规范收入。计划 4～6 月，安排库存物资审计，7～9 月，安排医疗收费专项审计，10～12 月，安排固定资产审计；第二年审计目标为专项督导，规范核算。计划 1～6 月，安排下属招待所专项审计，7～12 月安排全成本核算审计。审计计划经批准后，按计划执行审计。

3. 事项过程审计

对《ABC 医院事项与经费审批权限》中规定需纳入集中采购事项，财务科要参与监督报名、资格预审、招标或询价评审、谈判等全过程。事项的过程、单位、价格一经确定，组织合同撰写并审核合同条款签订。

4. 工程跟踪审计

沿用 ABC 医院工程建设指挥部成熟做法，财务科对医院大小修工程的变更洽商、现场签证、认价、结算进行跟踪审计。如工作需要，负责协调组织咨询公司咨询和审计事务所审计。

5. 专项突击审计

因根据各级领导指示要求，核实财务日常报销审核事项，工作需要需延伸审计介入等原因，对医疗收费、实物资产管理（含价拨物资）、预算外经营（含委托经管单位）、科室经费管理、合同履约情况（含社会化经营管理）、工休人员反映有问题等专项事项进行突击审计。

【经验与点评】

计划执行审计按照编制审计计划、做好审前准备、开展审计实施、生成审计报告、进行审计处理、组织审计回访的步骤实施监督工作。工程跟踪审计和专项突击审计根据工作需要，可适当简化审计程序。

二、结算审计

【缘由】

为规范采购、工程及服务管理，最大限度节约经费，加强合同履约过程的审计监督。

【过程和做法】

参照院本部结算审计相关规定，结合医院实际，财务科反复征求各职能部门意见，制定了《ABC 医院结算审计管理办法》。

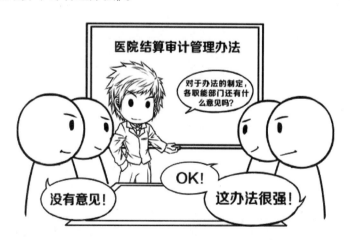

结算审计既做到严格审核，又力求简化流程，主要内容包括：明确了凡签订合同都须办理结算，合同或供货价款剩余5%都须办理结算后支付；区别说明了采购和服务、工程两类结算审计方式；在结算程序方面，结算前由职能部门组织验收，由使用部门对承包单位履约的质量和数量审核。由承包单位上报结算资料（一式两份）至职能部门，承包单位对结算的完整性、真实性负责，职能部门对承包单位履约的质量、数量、价格审核后交财

务部门，由财务部门全面复核（如涉及工程类财务部门根据实际情况，选择委托专业机构审核结算或由财务部门自行结算）。经与承包单位达成一致意见后，由财务部门出具"结算审核定案表"（一式三份），由承包单位盖章后，经职能部门、财务部门负责人签字确认，交医院统一盖章，最终完成结算。"结算审核定案表"承包单位、职能部门、财务部门各保存一份。这种程序的规定分清了结算管理审计中财务部门、职能部门、使用部门和承包单位四方职责。

【经验与点评】

通过明确结算的范围、节点、程序，区分结算管理审计中财务部门、职能部门、使用部门和承包单位四方职责，定下做事的流程和规矩，为结算工作的顺利开展以及医院的事业的发展打下牢固的基础。

材料（设备）收货验收单

项目名称：

序号	设备（材料）名称	规格型号	单位	数量	单价（元）	合价	验收情况	备注
1								
	合计							

承包单位：　　　　　　　　职能部门：　　　　　　　　使用部门：

注：1.职能部门、使用部门、承包单位三方签字确认方能生效。2.注明对应的收货验收单日期、编号等。

结算审核定案表

基本情况	合同名称			合同编号	
		审定金额			承包单位
结算内容概述	依据合同约定，合同总价为　元，承包方式　，　年　月　日经过验收，相关资料已提供给业主，变更应增加或扣减的款额　元（详见附件），奖罚款额　元，结算金额为　元，即人民币：				
ABC 医院（甲方）： 负责人： 职能部门： 负责人： 　　年　　月　　日	（盖章） 　　年月日 财务部门： 负责人： 　　年　　月　　日		承包单位（乙方）： （盖章） 负责人： 　　年　　月　　日		

三、审计档案管理

【缘由】

为进一步规范医院审计档案管理，提升审计工作质量，改变医院审计档案归档被动、不及时的现状。

【过程和做法】

财务科拟制了《ABC 医院审计档案管理办法》。本办法进一步规范了招标、合同签订、请款、结算四部分审计档案管理，同时对零星采购、发票或公务卡不符事项、突击审计等方面的审计档案管理也一并进行了明确，特别是详细列示了具体资料范围，具有较强的操作性。具体的情况是：需纳入审计档案管理的审计资料主要分为四类：一是列入并进行集中采购的招标、合同签订、请款、结算等资料，二是列入集中采购的零星采购部分的资料，三是发票或公务卡不符事项的资料，四是突击审计部分的资料。审计资料应分项目按招标、合同签订、请款、结算的先后时间顺序编号，与台账对照无误后装订成册，再由审计人员按照编号顺序逐一向财务档案员移交。财务档案员要按照财务档案管理要求，规范、严格、妥善地保存审计档案。

第一，列入并进行集中采购部分

（1）开标前职能部门须向审计提供以下资料：

《投标保证金情况核对表》、《单一来源呈批单》、《不足三家呈批单或呈批件》、《企业法人营业执照》、《税务登记证》、《组织机构代码》、《法人授权书》以及近三年相关业绩证明、资质证明等各一份复印件。

医疗设备类还须提供：《医疗器械经营许可证》、《医疗器械注册证》、《专家抽取结果记录表》（如有）、生产厂家对总代理的授权委托书（如总代理）、总代理对二级代理的授权书（如二级代理）等各一份复印件。

（2）开标后职能部门须向审计提供的资料：

中标单位报价文件、谈判记录表、呈批件或招标情况说明、合同初稿等各一份复印件。医疗设备类还须提供《专家打分表》一份复印件。另外，财务档案员须向审计提供《招标、保证金、合同呈批单》、《审计意见》等各一份复印件。

（3）办理请款前职能部门须向审计提供的资料：

药品、医用耗材须提供采购单价依据、呈批件等各一份复印件。医疗设备还须提供履约保函（或保证金）说明、兑换率及付款比例函件等各一份复印件。另外，财务档案员须向审计提供审批齐全的《大额请款呈批单》、《审计意见》等各一份复印件。

（4）结算后财务档案员须向审计提供的资料：

《审计结算定案表》及附件一套原件；工程类还须提供《工程结算书》一份原件。

第一，列入集中采购进行零星采购部分

职能部门须向审计提供的资料：报价单、少于3家情况说明、谈判记录表等各一份复印件。采用跟标的，须提供呈批件一份复印件。

第二，发票或公务卡不符事项

由审计登记台账，每年年终打印台账，装订成册，移交档案员存档。

第三，突击审计的资料按审计意见及附件存档。

【经验与点评】

在实际工作中，职能部门对什么时候需要向审计部门提供什么资料、是要原件还是复印件、资料份数的概念不明确，就会导致审计工作效率低下，审计档案归档不齐全不及时。通过明确各个业务流程和事项需向审计提供的具体资料，可以极大提供审计工作质量。

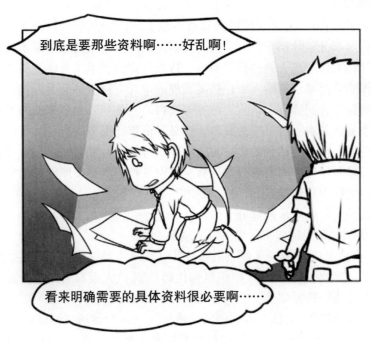

第十三节　财务检查精细化

一、聘请会计师事务所

【缘由】

为贯彻落实上级关于加强医院财经管理的有关指示精神，结合财务工作大清查、新修订的《××系统医院会计核算管理办法》及其新研发的信息平台上线，针对账目账务审查、新制度新系统切换、财务各类报告等问题需要进行梳理和整体整改。

【过程和做法】

财务科及时进行针对性辅导和全面把控，共梳理出需领导及其他部门协调解决、财务大清查财务账目、财务管理整改及优化三个方面××条问题及具体建议。部分问题和建议举例如下：

1. **需领导及其他部门协调解决的问题及建议**

（1）旧账"预收医疗款"中未回款应该转入新账的应收医疗款。由于收费部门未能分别提供预交金及出院病人结算收入单据，财务部门无法对预收医疗款进行正确核算，造成内部控制缺失，为了进一步加强收费结算管理，应尽快解决此问题。解决方案：一是由收费科按月提供预交金和出院病人结算收入汇总表，并签字确认；二是 HRP 增加接口，由系统自动抓取数据后记账，月底由主管部门提供汇总报表，签字确认。

转入新账时，需做以下清理工作：一是统计预交金当中的未回款金额，转入应收医疗款，若未回款超过三年，应当按照坏账损失的审批权限和流程做坏账处理；二是统计截至转账时的地方门诊病人预交款、地方住院病人预交款金额及医疗保险机构的预拨款，财务进行初次挂账，之后按制度规范进行正常核算；三是上述数据与旧账预收医药款的差额说出详细原因，报领导批准后做转账处理。

（2）按照制度要求，住院病人出院时要区分医疗保险机构医疗款，建议收费科提供信息，否则新制度无法处理。在新制度核算时，要将期初数挂账。

2. **财务大清查财务账目问题及建议**

（1）所有预算、预算外经费收支原则上应按照预算年度来区分记账账套，12 月 31 日以后发生的资金收付，除少数结算报销上年度业务外，原则上计入新年度账套，旧年度预算未消耗指标原则上撤销预算、重新列入新年度预算，确保预算年度经费收支配比，准确反映预算执行情况。

（2）及时清理在建工程科目。一是对于已经竣工并交付使用的工程项目及时办理决算核销，将金额转入建设性经费相关账户，并作固定资产挂账；二是凡是属于债权不应在在建工程科目核算，没有发票的都应计拨出建设性经费，拿发票报销时再计在建工程，决算时再转入支出同时挂固定资产；三是应当对在建工程中所有往来款项的借款金额、时间、项目进行清理，及时转入工程费用或拨出建设性经费账户。工程往来无余额，在新年度不再设置。核实××科目罚款对象及记账方式（为了真实反映历史原貌，暂时不做调整，但应当抓紧办理竣工决算，全部竣工决算后，在建工程账户余额应当为零）。

3. **财务管理整改及优化问题及建议**

（1）对银行存款基本账户、一般账户进行清理（核查子账户有无上级财务部审批单，若无审批单且是虚账户建议撤销，若有审批单且是实账户建议保留），凡是不再使用的分户建议撤销，建议只保留医院账户、医疗账户、单位结算及定期存款。

（2）"拨出建设性经费—拨出基本建设费"应当按承办部门设三级明细科目、按供应商设四级明细科目。对现有房屋建筑物进行普查，已决算完成的要进行固定资产挂账并一次性补提折旧（新系统中初次挂账功能）。

建议分析报告按照阅读对象层次分为：精华版（院部领导），反映总体收支、收益规模，管理费用占比，家底规模，大项支出；简洁版（各科室领导），反映各科室自己的收益率、预算执行情况及院里总体水平的平均数；完整版（财务科领导、院领导），反映综合账务分析。形成制度，每月固定时段发放，年末出具年度分析报告。建议协同 HRP 系统绘制曲线图，包括医疗收入、医疗费用、收益，反映每月数据及总体趋势。调整结构：按照财务状况、预算执行、成本效益、审计合同、现金流量五部分进行分析。对决算报告结构进行合理调整。

各财务人员将根据核查问题及整改建议及时调整，规范财务账目账务，促使新制度新系统尽快上线，实现按时提交上级部门要求的各类报表报告、保持财务工作领先水平。

【经验与点评】

通过不断的优化工作对账目账务审查、新制度新系统切换、财务各类报告等问题进行全面梳理，并从需领导及其他部门协调解决、财务大清查财务账目、财务管理整改及优化三个方面归纳问题并提出整改建议，能更有效地利用审计成果并达到最终整改目的。

二、财经纪律自查自纠

【缘由】

根据上级《关于开展财经纪律专项检查的通知》精神，ABC 医院须在×月××日前完成财经纪律自查自纠，上报实施报告，并全力做好迎接财经纪律专项检查组的各项准备工作。

【过程和做法】

根据通知精神，开展财经纪律专项检查，在党委统一领导下，纪检、财务部门密切协同。院长任医院财经纪律自纠自查领导小组组长，一名副职院领导具体主抓此项工作，医务部、院务部均有人参加。涉及的科室主任为第一责任人，积极配合，认真落实。

1. **动员部署**

开展财经纪律自纠自查工作获批后，由财务科立即通知相关单位和重点科室（卫生经济科、医工科、住院管理科），展开自纠自查。并由院领导在当周周会做动员部署。

2. **自纠自查**

各相关单位和重点科室根据通知精神，在×月××日前完成各自自纠自查。

3. **现场核查**

（1）从×月××日起×名财务人员对××项检查项目通过查阅账簿、调取凭证、翻看

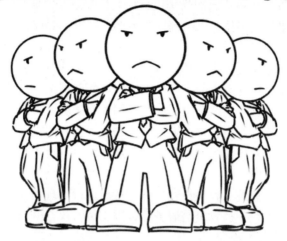

记录、核对预算、校验系统等方式展开自查，既关注账户使用、资金安全、票据监管、会计信息等财务基础工作，也重点解决了财务预算执行、奖金分配发放、专项经费使用、经费报销审批等方面存在的问题。每一检查项目在自查后都有复查，确保自查自纠中有内控，不走形式、不留死角。工作中每7天召开一次碰头会，边查边改，每周上报《财经纪律自查自纠分工进程表》，及时根据自查进度调整人员分工和工作时间。

（2）由纪委、财务联合从×月××日起，分别对下属招待所、住院病案管理科、器械库、生活服务中心、水电收费室、食堂等财经管理重点单位进行了自查自纠督导检查。主要通过查阅制度、询问了解、实地检查等方式，按要求对预算执行、经费使用、资金安全、奖金分配等自查自纠的效果，与各单位交换了督导意见。

4. 总结整改

由各单位对核查发现的问题进行整改，财务科汇总情况，撰写实施报告。并对督导后的落实情况组织了"回头看"检查，确保自查自纠落实到位，凡是整改不到位或组织不力的，要予以问责处理。

（1）落实财经纪律的一些做法：

第一，采取总账户绑定子账户的方式，实现了全院一个账户核算，一个口袋管钱，为财经纪律的规范管理夯实了基础。

第二，采取财务管理、审计介入、成本核算三位一体管理的方式，实现了多种职能手段齐抓共管，形成合力，为财经纪律的科学管理提供了抓手。

第三，采取审批单与报销单分离的方式，实现了财务先审核，领导后审批，为财经纪律的严格管理搭建了平台。

第四，采取取消职能部门二级会计做法的方式，实现了财务对资产管理一竿子插到底，通过财务科管理的财务系统会计账、职能部门管理的HRP物资账和库存实物三者核对，确保了库房账实相符，为财经纪律的实物管理打通了渠道。

第五，采取在出纳付款前，设专人专职担任前置复核岗位的方式，实现了财务管理中各项业务、各个环节、各种审批都能够反复稽核，为财经纪律的内控管理优化了流程。

第六，采取预算编制前就明确集中采购、库存管理等事项要求的方式，实现了预算执行的事前监督、介入、沟通，为财经纪律的预算管理提高了效率。

（2）整改建议。以此次自查自纠为契机，加大整改力度，加紧完成整改，高标准、严要求做好医院财经纪律各项工作。以工程资金为例，有以下建议：

第一，按规定程序支付。

第二，要对所管辖的各类工程结算、变更等情况进行清理汇总，对尚未编报结算的，应督促施工单位限期编报；对发生的变更尚未按规定办理审批的，应按程序限期补办，并逐一说明原因和理由；对已竣工结算的，应及时编报财务决算，限期办理决算核销手续。

第三，医院工程结算审核组，要加大力度协调事务所和咨询公司，严格执行结算工作计划，加强审核力量落实人员分工和责任。加快推进结算审核工作，确保时间节点和投资控制目标。

第四，财务部门要组医院工程建设经费开支情况进行清理，制订计划；对全院医疗设备、耗材、药品、基建工程、后物资与服务等各类支付协议与开支情况进行专项清查，并写出专题报告。

第五，从严控制新上项目。基建办公室以及各专项建设办公室均应严格落实工程建设管理的有关法规制度，对新上项目要加强前期规划论证，处理好当前需要和长远发展的关系，从严控制建设规模和投资，确保规模适度、投资可控。

【经验与点评】

通过组织专人对自查自纠发现问题整改情况进行"回头看检查"，并对整改组织不力的予以问责处理，确保各个单位对自查自纠中发现问题采取合适的行动，充分自我纠正自我排查的作用。

第十四节　培训与交流

一、"请进来"

【缘由】

20××年5月29日至31日，上级财经纪律检查组对 ABC 医院预算执行、资金安全、工程及预算外经费收支等财经管理情况进行了全面检查，财务科根据检查情况及时邀请专家于6月9日至11日来院进行业务培训。

【过程和做法】

1. 财经纪律检查情况

检查组通过翻阅凭证资料、查看会计账目和内控制度建设，对医院党委理财、依法理财、规范理财、科学理财、严格理财和精细理财等方面所取得的成绩给予了充分肯定和较高评价，但检查过程中也发现了一些不足。

2. 财务业务培训情况

财务科针对发展的问题，利用集中的时间对医院会计账务管理和账目设置进行全面把脉和针对性辅导，共梳理问题××条，并针对不同问题的特点分类制定了解决方案，明确了责任人、完成时限、实现效果：

一是可以立即解决的。对没有历史关联信息、不需其他部门配合、可在年中改变记账方式的问题，由业务会计按照专家人士提供的更改方案在账务处理时立即改正，如固定资产记账顺序、拨入经费转记收入等问题。

二是因业务原因，只能在以后解决的。对已有会计历史数据、年中记账时系统无法更改的项目，利用 HRP 三期上线、2××4 年开设新账和年度转账的时机改正，如前期工程建设费科目设置、科室协作费会议费记账、科研费账目调整等 4 个问题。

三是由相关部门配合解决的。对应收医药款明细区分、住院病人收入按照权责发生制记账及票控系统规范操作等涉及相关事业部门的 4 个问题，需按照检查组和专家的要求由收费科等业务部门配合尽快解决。

3. 下一步打算

此次财经纪律检查和财务业务培训，对医院财务实现完全标准化管理具有重要促进作用，财务人员业务上有了较大收获。为进一步提高财经管理水平，在咨询专家和分析论证后，对下步财经管理工作提出以下建议：

一是"重落实"。根据检查组和专家提出的问题制定整改计划，明确时限和人员分工分阶段落实整改计划。特别是与收费科、信息科召开协调会，商定解决方案。

二是"练内功"。开展岗位练兵比武活动，每周利用两个晚上组织制度学习和业务交流，每月组织一次财务理论和业务实操考核，并将考核结果与超额劳务补贴挂钩，奖优惩劣，不断提高财务人员业务水平。

【经验与点评】

对财经检查的问题进行认真梳理，及时邀请专家授课解决，为进一步提高财务人员业务水平、医院财经管理水平起到很大作用。

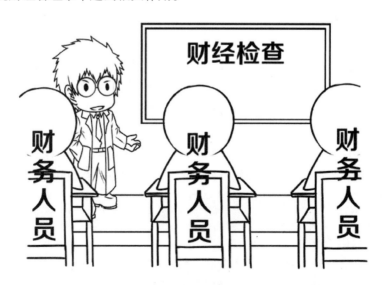

二、"走出去"——赴先进单位调研

【缘由】

根据年度财务工作计划安排和财经纪律检查结果，为进一步提高医院财务规范化、科学化、精细化管理水平，改进管理方法，开阔视野，实现"十二五"期间达到全系统财务管理先进单位的目标，为 HRP 三期上线和召开医院财经工作会议做充分准备。

【过程和做法】

经研究，拟赴医院系统成本核算、财务信息系统建设、资产管理、经费标准一体化管理先进单位参观见学，对管理情况进行调研。经咨询总部和院校专家，拟定如下调研方案：

在医院党委高度重视和支持下，医院财经管理在科学理财、预算管控、制度建设、财务监督、成本核算等方面取得了初步成果，探索了一些创新做法。但在财务信息系统建设、固定资产管控及标准经费管理方面正处于重点建设和攻坚阶段，经验相对不足，为促进医院成本核算、HRP 三期财务信息系统建设、固定资产挂账和编制下达后标准经费管理顺利推进，在咨询总部和相关专家后，选取具有代表性的医院系统财务管理先进单位参观调研。

【经验与点评】

到财经管理先进单位进行调研学习，对改进财经管理方法，开拓视野有极大帮助。

三、邀请专家来院进行财务整改培训

【缘由】

为贯彻落实上级关于加强医院财经管理的有关指示精神，强化医院成本核算，规范医院财经秩序，自2××4 年 1 月 1 日起施行新修订的《××医院会计核算管理办法》，同时配发新研发的信息平台。

【过程和做法】

为更好贯彻执行新办法、掌握新系统，结合 HRP 系统服务医院运营，财务科针对新制度切换、HRP 三期验收及四期强化、财务业务管理及账务处理等问题，及时邀请相关医院财务权威专家教授来院，对相关财务进行针对性辅导和全面把控。

1. 整体情况

经培训辅导和反复讨论，共梳理问题 36 项，包括 HRP 系统问题、网上报销平台问题、财务账务及流程管理问题、新旧制度切换问题，针对不同类型问题分类制定了解决方案，明确了参与部门、责任人、完成时间。

2. 整改计划

（1）财务科科内整改。

对财务报表数据异常、会计记账不准确、科目设置不恰当、财务流程不严谨、财务账务冗杂的问题，财务科相关业务人员及时根据整改计划进行清理、调整。如应收医药款出现贷方余额、维持性经费下设"上年度结转"科目、发票校验过程出具会计凭证造成账务冗杂等 8 项问题。

（2）HRP 项目组整改。

对系统报表尚不能满足业务发展需求、系统财务核算存在漏项、凭证格式不规范、信息管理维度不全面、现金流量数据稽核控制未建立、网上报销平台不够友好的问题，HRP 项目组根据财务科整理的业务需求进行系统开发和整改。如物资移库无财务核算、合同管理及报表信息不能多维度管理和任意时点可查、网上报销平台凭证退回时缺少提示信息等 18 项问题。

（3）相关科室整改。

对物资在不同系统间存在数据差异、汇总表缺少部门领导签字、职能部门提交财务科缺少原始单据、职能部门未按财务要求区分款项的问题，财务科沟通相关部门查找问题并整改处理。如物资出入库明细未按新制度规定提交财务审查备案、个别库房物资在 HIS、HRP 系统中显示不一致、未清楚区分门诊和住院应收医药款导致账务异常等 4 项问题。

（4）制度切换及管理优化整改。

一是对新制度执行及新系统上线做准备工作，包括重点差异科目的整改和测试，按照新制度要求先行清理固定资产、新旧制度切换时间及程序 4 项问题；二是对管理优化整改，包括网上审批及签章功能开发，增设文档管理系统并将财务档案与文书档案整合管理 2 项问题。

本次财务整改培训既是对年中业务培训效果的验收，也是对 HRP 三期及网上报销平台上线后财务业务及管理新问题的把关，更为新制度执行、新系统切换指明了方向。财务科将协同相关部门及时整改完善，提高医院财经管理水平。

【经验与点评】

结合 HRP 系统，对医院财务管理、账务处理的问题进行梳理，并针对不同类型问题分类制定了解决方案，明确了参与部门、责任人、完成时间。为进一步提高医院财经管理水平起到很大作用。

四、举办财经一体化建设研讨会

【缘由】

在参加卫生经济学会举办的财务内控与审计监督培训班上得知，鉴于 ABC 医院品牌和建院、办院质量，能够代表地区最高水平，提出了由医院举办此次会议的意向。

【过程和做法】

经了解，此次会议有 120 家医院的近 300 名与会代表参加。

会议主题为"新医改条件下的医院财经一体化建设"，时间定于 6 月下旬，会期 1 天。会议内容：上午与会领导发言、各省（区）代表发言，下午由 ABC 医院进行经验交流、演示和现场观摩。

此次活动影响大，参与单位多，人员规格高，将极大地提升医院在地区的影响力，也是对医院两年来 HRP 建设成果的一次集中展示。

【经验与点评】

　　医院参与主办大型会议将极大地提升医院的地区影响力，也是对医院 HRP 建设成果和精细化管理的一次集中展示。

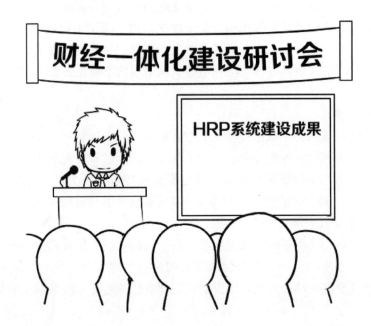

第八章　医院运营精细化管理的成果

ABC 医院秉承现代医院精细化管理理念,依托信息化平台,实现业务的倒逼,流程的再造,环节的整合,真正实现运营精细化管理,经验做法得到总部和行业的高度认可。

第一节　运营精细化管理系统成果展示

业务管理的时间或部门不同,大多各管其事,互不关联。而多种业务手段同时共用于同一点,就会形成合力。往往一个人或部门管理的业务,数据就容易出错,必须通过多方共同对业务进行监督校验。业务管理留不下痕迹的地方,往往最易出现管理上的盲区。对业务的关键环节留有痕迹,就能起到监督业务管理的效果。利用信息手段,使每种业务数据由唯一部门负责维护,其余部门均通过系统自动提取使用,实现数据同源共享。ABC 医院在上述方面,采取多种措施以共同实施运营精细化管理。

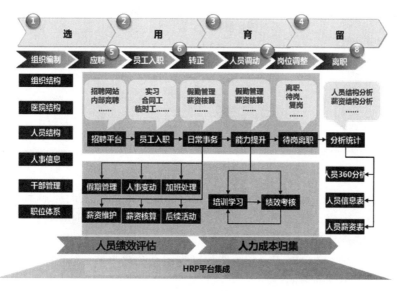

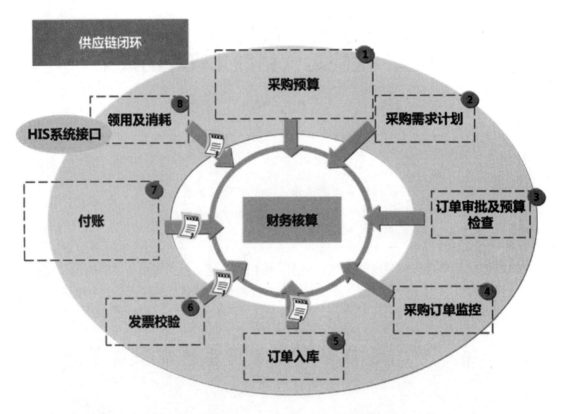

下面列出各种运营精细化管理平台产生的各种分析报告图表。

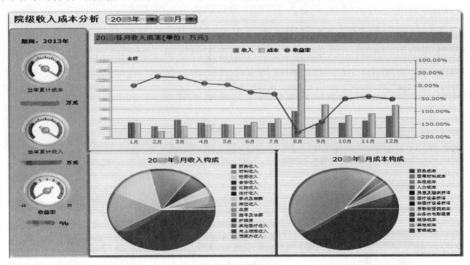

运营收支管理

从 ABC 医院院级收入成本分析图可以看出，借助此图能实时了解到医院每月收入、成本的变化趋势、构成比例等情况，为医院收益分析提供了实时预警；同时收入构成比例，为医疗业务效益分析提供了支持。

通过图表能全面了解全院的定额经费和以收定支经费两类预算的执行情况，可追溯到原始凭证，实现了预算的透明管理。

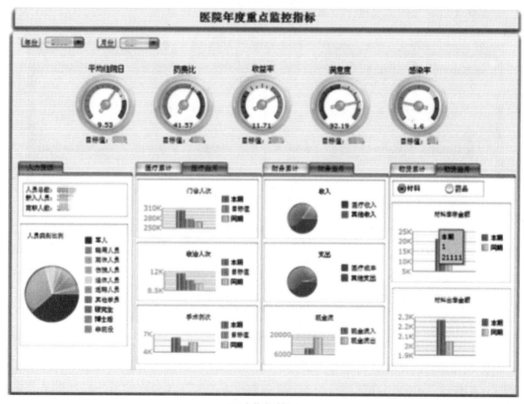

成本核算管理

院科核算收支统计表，能分别得到院科两级核算收支分析，实现了院级与科级数据同源、口径一致、结果一致。

医疗指标管理

从年度重点指标监控图可以看出，借助此图能对门诊量、手术量、平均住院日、感染率等重点指标进行实时监控，为医院医疗质量控制提供了快捷准确的管理手段，针对性地

进行诊室布局及资源配置，方便患者就诊

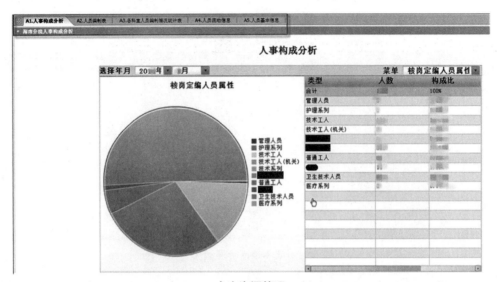

人力资源管理

医院人员组成分析图，借助此图能清晰地了解到医院人员按各种分类所构成比例及人数，为医院人员科学配备提供了决策参考，提高全院医疗质量

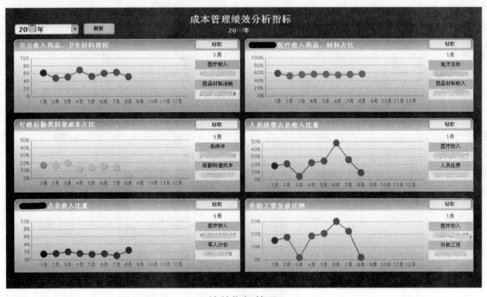

绩效指标管理

由医院成本管理绩效分析指标图可以发现，借助此图能对药费比、人员经费占比等制式指标实时统计，并可追溯到原始业务，为医院成本绩效及各科室效益分析提供了先进的管理路径。

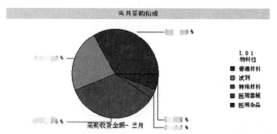

物资采购管理

医院医用耗材采购量统计表，通过此图能全面了解医用耗材当月的采购量、同比、环比、当前库存情况，为医用耗材的采购优化提供支持。

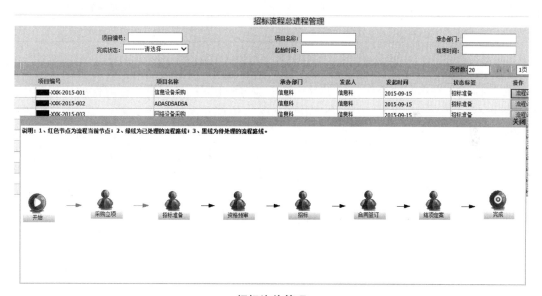

招标询价管理

招标流程总体进程的展现图，通过此图可以清楚查阅到每项招标负责的科室、办理的时间、采购的项目以及所处审批环节。

第二节 运营精细化管理指标成果展示

医院运营精细化管理指标成果

指标类型	指标名称	同比
医疗指标	门急诊量	增长＊％
	住院人次	增长＊％
	手术例	增长＊％
	卫生技术人员占比	增长＊％
成本指标	咨询询价压减成本	压减＊％
	百元收入药品、卫生材料消耗	压减＊％
	行政后勤类科（室）成本占比	压减＊％
综合指标	资产负债率	压减＊％
	药费比	压减＊％
	预算执行率	增长＊％
	对外医疗收益率	增长＊％

　　医院运营精细化管理的最终目的是实现效益最大化，ABC 医院开展运营精细化管理两年来最终体现各类指标的变化，将 20×5 年与 20×4 年同期数据进行针对性的比较业务指标显著提高：患者满意率××％，药费出××％，预算支出执行率××％，行政消耗性支出××％，核算准确率××％。这些成绩的取得，得益于医院领导的英明决策和全力支持，得益于上级机关的指导帮带，得益于十八大以来厉行节约严格管理的新风正气，得益于医院白手起家、没有包袱的客观因素，还得益于各级人员团结协作、大局为重、勇于钻研、甘于奉献的勤勉工作。

第九章　医院运营精细化的效益和体会

一、运营精细化实施后的效益和收获

思考：

1. ABC 医院运营精细化实施效益有哪些？

2. ABC 医院运营精细化管理实施后的变化最大是哪些方面？

3. 从 ABC 医院运营精细化管理的实战过程您有什么体会和经验？

通过几年的医院运营精细化管理，ABC 医院管理层聚焦创新、聚合资源、聚力推进，全院人员群策群力、献言献策、上下发动，确保精细化管理工作得到顺利推进，取得预期成效，患者满意率××％，收益率××％，药费比降至××％，预算支出执行率控制在××％，行政消耗性支出控制在××％，人员、库房物资、固定资产核算准确率保持在××。

经过两年的努力，搭建了覆盖全院的网络平台，核对了各类财物等基础数据，实现了业务的联网化虚拟化运行，提供了动态实时的决策支持信息，精细化管理已经在 ABC 医院落地生根。但精细化管理不是简单的静态模式建构，而是一个永续精进的过程，是自上而下的积极引导和自下而上的自觉响应相结合的常态式管理模式。医院以中南六省医院运营管理高峰论坛为契机，进一步转变观念、加强管理、规范流程、细化核算，力争将业务流程 100％纳入 HRP 系统管理，经费支出 100％纳入合约管理，行政消耗性支出 100％纳入定额管理，物资支出 100％纳入库房管理；并探索按照病种和床日诊次进行核算的成本管理模式，将精细化管理与医院各个部门有机结合起来，充分调动医护人员的积极性，使大家各司其职而又紧密配合，实现人人都管理，处处有管理，事事见管理，以精确提高管理的效率，以创新实现管理的升级，以"个性"体现管理的实用，以实践推动管理的进步。

二、运营精细化实施后的改变

ABC 医院运营精细化管理实施后，经过总结，全院主要有以下变化：

第一，员工观念发生了改变。在开展初期，相当一部分员工对精细化管理有抵触情绪，认为是吹毛求疵，不理解。通过系统的理论培训，大家明确了越忙越需要精细化，精细化管理与繁忙的工作并不矛盾。通过职位分析，使全体人员明确了奋斗目标，提升了自身价值。医疗服务要出精品，就必须用精心的态度去完成每一项精细的管理过程。

第二，明细岗位责任。反复讨论强化了岗位职责在进行职位描述过程中，每一名员工

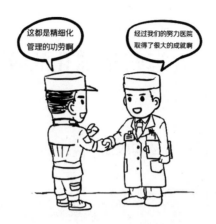

都对自己的岗位职责进行了认真总结，明确了岗位职责，以及相应的质量要求和考核标准。尤其是在讨论的过程中，将工作责任和工作量进行了科学分解，大部分员工普遍反映精细化管理的过程重于结果。

第三，流程优化，节省资源。按照精细化管理，推行精干、高效、增值的原则，合理安排劳动组合，使现有人力资源得到最有效的利用。使管理人员从日常琐事中解脱出来，将主要精力用于质量控制及管理方面，工作效率大幅度提高。有效利用时间，减少重复劳动，既节省了时间，又提高效率。流程不同于简单的工作程序流程的制作，不单单是一项工作的工作程序。在各项工作流程中，既体现了此项工作所涉及的具体岗位责任人及其在这项活动中所承担的职责，又体现了一项活动中多个责任人的相互协作。职位说明书为绩效考核奠定了基础。流程清晰、责任明确可减少推诿，杜绝盲点，便于考核。

第四，制定了一套便于操作且可量化的考核标准。重点突出对存在问题的追踪检查，使全院统一质量标准、统一检查方法、统一记录，抓住问题不断分析，定期追踪直至改进，使质量实现可持续改进。

第五，强化了成本意识。精细化管理不等同于经济管理，但精细化管理的最终目的也包含用最小投入获取最大效益。将管理责任具体化，使每一个人、每一个环节、每一个部门都能准确到位地履行自己的管理职责。控制成本从节约一张纸做起，减少浪费从身边的小事做起，每一项工作的开展都离不开成本的计算。各级管理人员由人人想运营到人人学会运营。

三、运营精细化实施的体会

ABC医院在实施运营精细化之后，管理人员深深地体会到：第一，系统管理是人思想的体现，系统不是万能，思想比系统更重要。第二，运营管理虽是一把手工程，但离不开各级管理人员的支持和配合。第三，精细化管理是慢工出细活，要做长线。

精细化管理不仅是一种办院理念，更体现为一种推进医院发展的实践过程。精细化管理是一种先进的办院指导思想，体现为医院的一种文化，体现为全院人员的精神风貌。梦想引领行动，精细化管理不能仅仅停留在方案、构思、设想上，要实现"强院梦"，必须以踏石留印、抓铁有痕的勇气和毅力抓好精细化管理的落地生根，必须落实在实实在在的行动中。

精细化管理不仅是顶层设计，更需要细节落实。精细化管理的推行必然需要医院领导的宏观谋划，执行部门制订规划计划，明确路径时间表，实施相应的检查落实，这都属于顶层设计的范畴。天下大事必做于细，细节决定成败，实施精细化管理更需要的是把设想、方案、计划落实在具体的运营过程和活动中，没有细节的精雕细刻、精益求精，精细化管理只会华而不实，成为为空中楼阁。

精细化管理不仅要抓在当下，更是一种常态运营。在医院全力推行精细化管理，绝不是短期行为，运动式管理只会造成短期行为和资源浪费，造成重复建设和管理上的反复。精细化管理在医院运营中的应用，必须落实到员工的个体行动上，使每个岗位、每名员工都自觉、自律、自然地落实精细化。

四、建立一套有指导意义的运营精细化理论

ABC 医院的运营精细化经过三个阶段：第一，运用精细化管理理论以及医院行业的精细化管理经验，通过一系列的实践工作，将精细化管理落到实处，并形成一套完整的范例。这个阶段可以说是从理论到实践。第二，经过精心的整理和归纳，运用已落地的精细化管理具体做法，对之前运用过的精细化管理理念进行提炼和升华，形成一套比较完整的精细化管理实践和理论。这个阶段可以说是从实践到理论。第三，将经过检验的精细化管理理论进行推广，用以指导下一步的具体工作，并可以供其他医院参考和学习观摩，这个阶段可以说是从经升华的理论用于指导和推广到实践中去。下面介绍 ABC 医院所形成运营精细化理论的几个要点。

（一）精细化管理是一个"四精四细"的工程

第一是精华，医院需要培育、创造、运用和输出医院文化精华、技术精华、智慧精华来引导医院的科学发展。

第二是精髓，医院要把精益管理的理论和思想凝练成医院管理的精髓，运行在医院的整体和系统之中。

第三是精品，医院要把打造技术优良和服务精品的体系作为医院发展的核心竞争力和品牌。

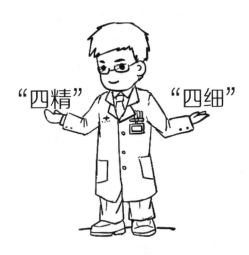

第四是精益，要将医院管理的每个环节、部分连接成整体的发展。

一细是分需求，根据医院发展的需求，管理的需求，医生的需求，员工的需求来设定目标。二细是分组织职能和岗位，健全医院的管理体系，使责权利明确到位。三细是分管理目标，使医院的每一项管理决策都落实到位到人到节点。四细是要细化激励奖惩措施，调动医院全员的积极性。

（二）精细化管理的目标

抓好精细化管理首先是要求真务实，真抓实干。推行精细化管理的根本目的是全面提升管理水平，提高经济社会效益，推动持续稳定。所以抓好精细化管理，不能只追求包装，不追求实效。必须求真务实，必须锲而不舍，必须真抓实干。

抓好精细化管理要重视的是管理实施精细化，建立健全管理体系，进一步落实医院的各项规章制度。同时要加大监督、检查的力度，及时排查和消除问题，认真分析各种情况，并从中吸取教训，举一反三，落实到位、扎扎实实地抓好工作，确保目标的实现。

抓好精细化管理，最后提高管理质量上。精细化管理是一项崭新的领域，与过去的一些管理既有相似之处，也有不同的地方，要求各级管理者，要不断提高管理素质，更新管理观念，转变管理作风，要有简单的管、卡、压、方式变为引导、激励、监督、检查、考核、提高的方式，切实提高管理质量，增强工作效率。

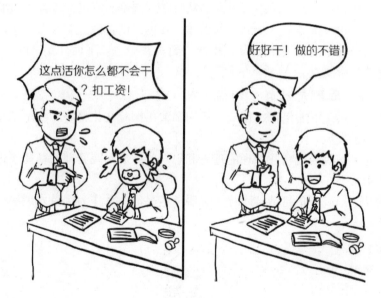

精细化管理，重点在强化管理权威，增强执行力。在推行精细化管理中，要强化管理权威，定下来的事就要坚决执行，制订出的措施就要坚决兑现，不能缩手缩脚，瞻前顾后。

精细化管理，成败在考核兑现。精细化管理运行机制的成败只有四个字——严格考核。所有的运作程序和流程，都是建立在严密完整考核平台上，这个平台是由若干个具体考核目标组成，一旦其中一个缺项，就会产生多米诺效应。因此，推行精细化管理中，每个环节都应该做到严密监督和控制，从而保证精细化管理的目的性和有效性。

精细化管理，目的是追求实效，全面推行各项工作上台阶。精细化管理，要有一定的氛围和环境投入。决不能把精细化管理变成理念炒作、感念堆砌、文字游戏、排板展览，决不能把精细化管理仅仅当作一项活动或一次运动。而是要在现在基础上，利用这个平台，以绩效为引导，把重点融合渗透日常管理工作中，要用先进理念指导管理，改造管理，深化管理，提升管理，使各项管理更标准、更理性、更规范。全面推进各项工作上台阶，才能收到推行精细化管理所要达到的最根本的目的。

（三）精细化管理的几个步骤

1. 注重宣传，提高认识

医院要加大对实施精细化管理的宣传力度，在整个医院内部要营造实施精细化管理的浓厚氛围。不仅要让医院的各级管理人员都能正确认识、全面理解，正确把握并积极参与精细化管理，而且要让全体员工都充分认同，做到全员参与，使精细化管理工作由少数人的推动变为全体员工的自觉行动。通过宣传引导、标杆引路与强制推行相结合，使广大员工在认识中行动，在行动中得到提升，不断把精细化管理推向深入。

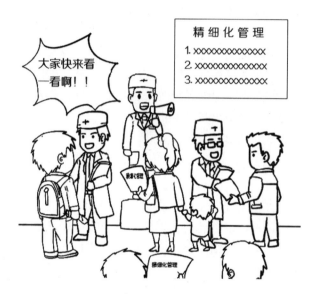

2. 制定规划，有序推进

医院各级领导要身先士卒，全力以赴地投入到精细化管理的工作中，组织并带领全体人员认真分析本单位管理现状，查找存在问题，在此基础上，结合医院的统一部署，进行系统思考，认真研究，找出推进精细化管理的切入点，制定出具体的行动计划，明确实施步骤和具体措施，做到再动员、再行动、整体推进、重点突破。

3. 加强交流，共同提高

医院在推进实施精细化管理过程中，要不断总结经验和做法，循序渐进，持续改进，不断向纵深推进。各医院之间、部门科室之间要进一步加强交流、沟通、协调，共同探讨精细化管理的有效路径，共享精细化管理的成果，实现共同提高。实现精细化管理，不能只靠单一学科或部门，而是需要跨学科或多部门合作。例如目前国际认可的肿瘤诊疗模式，是集内外科、放化疗等于一体的"一站式"服务系统。这是通过跨学科或部门合作，以提高精细化管理水平，达到提升肿瘤诊疗质量目的的有效方法。以往医院普遍重医疗质量而轻服务质量，认为前者才能解决问题。但服务质量对医疗质量的影响举足轻重。医院实现精细化管理的重大成果，就是实现全面质量管理，也就是既要管好医疗质量诸多要素，也要兼顾服务质量的诸多要素，包括服务环境、服务着装、服务语言等等。

4. 全程管理

医生做了一台成功的手术，但未必就表明"手到病除"。手术需要全程管理，包括术前、术中和术后管理。只有这三个阶段的管理均到位，才能说有望达到预期效果。同样，精细化管理也要全过程管理才有效。

5. 自上而下与自下而上式管理相结合

精细化管理，需要靠群众的力量，从他们那里得到更多的管理智慧和创新的方法，因为他们掌握第一手的信息，知道医院的问题出在哪里。现在许多医院组建了"品管圈"，这便是医院加强精细化管理的手段之一，旨在鼓励全体员工尤其是一线员工参与医院管理，为提高医疗和服务质量建言献策。另外，鼓励和重视患者投诉，让患者参与医院管理，也非常利于提高医院精细化管理的水平。

6. 要有精细化管理的意识和理念

医院高管转变观念，比能力本身更重要。高管们即便自身能力有限，但只要拥有一支强有力的执行团队，照样可以提高医院精细化管理的水平，使医院焕然一新。建立"以患者为中心、以优质的医疗和服务赢得好口碑、实现医患双赢"的医院文化。医院全体员工均有主动参与精细化管理的意识，他们思想统一、步调一致，相互配合，群策群力，人人都能为提高医院精细化管理水平做出自己的贡献。

（四）精细化管理的几点要求

1. 转变管理思维，培育精细化的土壤

医院院长和科室主任的定位首先是一位医学专家，然后才是医院的管理者，长期以来的习惯使管理者的做事方法和思维方式都带有医学的烙印，普遍存在"重临床、轻管理"的倾向。医学的思维方式是一种以自己的主观理性和经验作标准的思维方式，当遇到问题时，它强调的是经验判断而不是规则。在原来计划经济体制下，医院不用考虑成本和市场等因素、只强调自己的医疗作用，依靠这种"专家型"的思维方式来管理医院。但是在当前医疗纠纷频发、竞争日益激烈的医疗服务中，医疗质量、服务质量、运营成本和管理效能等已成为医院管理中关注的重点，随着医院的规模越来越大，医院的业务流程所牵涉的因素也越来越多，医院提供优质服务必须由各个科室的协同与合作。依靠传统的思维方式和工作方法来管理医院，已经远不能适应市场经济条件下现代化医院的管理要求，现代化医院管理需要的是"管家型"的思维方式，更强调医院运营中应用制度、规则和流程的管理，即精细化的管理。

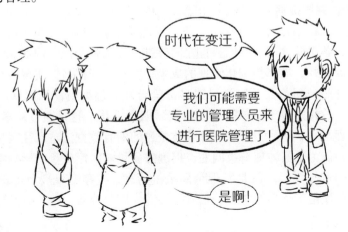

2. 改变"粗放管理"，强化细节管理

精细化管理对医院最大的贡献在于提高工作效率、提高服务质量、节约运营成本。比如病人抱怨比较突出的门诊挂号和收费问题，就可以用精细化管理来优化解决。首先要实行用"数字"说话，充分体现精细化管理对提高工作效率、提高服务质量和节约运营成本的功效。精细化管理是一种追求精益求精的努力，还可以通过让医院的收费和挂号人员熟练业务技能，缩短完成每笔业务的平均耗时，来进一步提高运营效能的目的。人人都知道管理可以出效益，但是只有靠精细化的管理才能真正出效益，为此必须改变原来"靠脑袋拍板"或"哭得响的孩子有奶吃"的粗放式管理模式，让"数字和规则"说话。在对有关事务的科学调查和分析后，列出影响该项事务运行的所有因素，通过实践精细化管理、完善精细化管理，来清除任何影响工作效率的因素，努力建立一个高效能的医院信息系统。

3. 进行流程整合与再造，强化流程中各环节管控

精细化管理的精髓就是减少相同的、无效的操作环节，这需要医院内部的统筹管理，具体说就是对业务流程的再认识和再分解，将业务流程要"做什么"不断地细分下去，并把其中相同的功能合并，再把优化后"怎么做"的各个子任务交给最适合的部门和岗位去完成。因此对医院的管理也提出了更高的要求，只有在医院业务运营规范化、标准化的基础上，通过管理创新，才有可能推动业务流程整合与再造的顺利实施，这也意味着医院需要对现有的众多工作流程和规章制度进行认真梳理，然后做出基于流程整合与再造上的调整和优化。要把数据信息、业务操作流程、审核流程、岗位设置、绩效考评等相关工作都规范化、进而标准化，明确流程中的每个岗位的工作范围和工作职责、提出具体的质量要求和考核指标，由此制订各类业务流程、操作规程和规章制度以及给病人阅读的流程指南，并且随着不断地实践、不断地优化改进，实现医院运作的精细化，以提高工作效率、提高服务质量、节约运营成本。

（五）开展精细化管理应注意的问题

（1）精细化管理不能急于求成，必须循序渐进任何一项工作的开展，都应因时因地制宜，与本单位实际情况相结合。态度决定行为。在开展工作的初期，重点要教育职工能给予充分的理解，摆正心态，以积极态度应对。

（2）增强执行力，避免形式化精细化管理是一种工作方法和先进管理理念，而不是一项阶段性的运动。只有不断强化职工的精细化管理意识，培养员工时时处处见精细的习惯，提升员工的执行力，与绩效考核有机结合，精细化管理才有生命力，才能持续深入地开展并收到应有成效。

（3）各层管理者的亲力亲为是精细化管理成败的关键。精细化管理能卓有成效地开展，高层管理者的重视，尤其是一把手的重视起到了决定性作用。院长要发挥自己的人格魅力，人格魅力形成的影响是无限的。同时中层管理者的积极参与和快速执行也非常关键，具有承上启下的作用。

（4）部门间精细化管理的开展要基本同步。部门和部门之间如存在较大差距，将阻碍精细化管理的进程，尤其是跨部门之间的流程难以完成。部门独立运行难以实现粗放式管理向精细化管理的转变。只有建立一个高效、运行良好的系统，才能确保组织目标的实现。

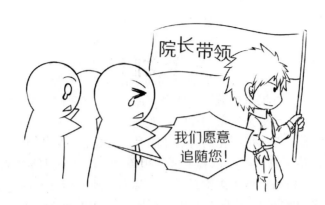

（5）精细化管理不是单纯的减员增效。注重细节质量，必须有相匹配的人力资源作保证。长期超负荷运转不利于医院科学、持续的发展。精细化管理培训要用理论指导实践，注重实效。

综上所述，精细化管理在医院开展是促进医院发展的有效途径，也是医院管理迈向现代化和科学化管理的必经之路。

参考文献

1. 李永生．医院管理思维范式的变革［J］．中国医院管理，2007，27（7）：8～9．

2. 吴涛．医院成本管理在物资管理中的作用及效果［J］．中国卫生质量管理，2007，14（4）：60～62．

3. 杨正夫，江震，陶永，等．新时期医院软环境建设思路［J］．中国医院管理，2007，27（6）：1～2．

4. 孙刚，周军，范春城．浅谈医院业务流程再造［J］．中国卫生质量管理，2007，14．

5. ［美］爱德华·布洛克，等．战略成本管理［M］．王斌，等，译．北京：人民邮电出版社，2005．

6. ［英］卢斯·班德，等．公司财务战略［M］．干胜道，等，译．北京：人民邮电出版社，2003．

7. ［美］杰弗瑞·莱克，等．丰田汽车：精益模式的实践［M］．李芳龄，等，译．北京：中国财政经济出版社，2006．

8. 胡泳．电信寡家：前沿市场的战略标本［M］．北京：机械工业出版社，2006．

9. 何瑛等．现代全面预算管理［M］．北京：经济管理出版社，2005．

10. 张晓铁，易先锋，等．全面预算管理——通信企业管理创新的突破口［J］．通信企业管理，2003，（11）～2004，（6）．

11. 汤谷良．为财务战略"正本清源"［J］．北京：新理财，2007，（1）．

12. 刘桂萍，于增彪，刘桂英．ABC电力公司全面预算管理的困境［J］．北京：新理财，2006（6）．

13. 汪鑫，施丹．精细化管理提升企业竞争力，作业成本法大有作为［J］．北京：通讯世界，2006（33）．

14. 川楼向平，金寒．建立精细化的作业成本管理体系［J］．北京：通信企业管理，2005（11）．

15. 瑚玉明，香海帆．打造高绩效财务［J］．北京：新理财，2006，（7）．

16. 薛琴，唐晓东．浅谈公立医院财务精细化管理［J］．财会通讯，2014，31：59～60．

17. 鲁波．关于公立医院财务精细化管理的探讨［J］．现代经济信息，2015，13：220．

18. 谌军．公立医院财务精细化管理实践与探索［J］．企业改革与管理，2015，18：146～147．

19. 谷秀平．对公立医院财务精细化管理探讨［J］．财经界（学术版），2015，15：290．

20. 陆加红．公立医院财务管理精细化之我见［J］．中国农村卫生，2014，06：

19～21.

21. 包晓焰. 精细化管理用于医院耗材监管的意义与建议 ［J］. 中国科技纵横，2014，（20）：274～276.

22. 安爱玲，王茜，马雯，等. 精细化管理在医院耗材管理中的探讨 ［J］. 中国管理信息化，2011（8）：75～76.

24. 周群. 试论医院耗材的精细化管理 ［J］. 行政事业资产与财务，2014，（11）：47～48.

25. 徐洪峰. 医院高值耗材精细化管理初探 1 ［J］. 中国医院建筑与装备，2012，（4）：88～89.

26. 靳萍. 利用条码技术设计高值医用耗材管理系统 ［C］//2008 年中华临床医学工程及数字医学大会暨中华医学会医学工程学分会第九次学术年会论文集. 2008.

27. 费晓璐，靳萍. 医用高值耗材管理信息系统的构建与实践 ［C］//中华医学会医学工程学分会第五届青年委员会第一次年会暨 2010 年《中国医疗设备》杂志社年会论文集. 2010.

28. 程赣中，王德胜. HRP 系统辅助医用耗材信息化管理平台的构建 ［C］//中华医学会医学工程学分会第五届青年委员会第二次年会暨《中国医疗设备》杂志社年会论文集. 2011 年.